国家卫生健康委员会"十三五"规划教材

全国中医药高职高专教育教材

供中药学、中药制药技术、药学等专业用

人体解剖生理学

第 4 版

主　编　刘　斌

副主编　杨　蓉　刘　杰　李宏伟

编　委　（按姓氏笔画排序）

马凤巧（南阳医学高等专科学校）

邓仁川（四川护理职业学院）

王　杰（亳州职业技术学院）

刘　斌（黑龙江中医药大学佳木斯学院）

刘　杰（山东中医药高等专科学校）

吕　昕（黑龙江护理高等专科学校）

汲　军（长春医学高等专科学校）

孙　琪（黑龙江中医药大学佳木斯学院）

李宏伟（浙江医药高等专科学校）

陈建华（江西中医药高等专科学校）

杨　蓉（湖北中医药高等专科学校）

杨　涛（肇庆医学高等专科学校）

姚伟红（大庆医学高等专科学校）

黄维琳（安徽中医药高等专科学校）

学术秘书　孙　琪（黑龙江中医药大学佳木斯学院）

人民卫生出版社

图书在版编目（CIP）数据

人体解剖生理学/刘斌主编. —4 版. —北京：
人民卫生出版社,2018
ISBN 978-7-117-26447-1

Ⅰ.①人… Ⅱ.①刘… Ⅲ.①人体解剖学-人体生理
学-高等职业教育-教材 Ⅳ.①R324

中国版本图书馆 CIP 数据核字(2018)第 115439 号

| 人卫智网 | www.ipmph.com | 医学教育、学术、考试、健康，购书智慧智能综合服务平台 |
| 人卫官网 | www.pmph.com | 人卫官方资讯发布平台 |

人体解剖生理学
第 4 版

主　　编：刘　斌
出版发行：人民卫生出版社(中继线 010-59780011)
地　　址：北京市朝阳区潘家园南里 19 号
邮　　编：100021
E - mail：pmph @ pmph.com
购书热线：010-59787592　010-59787584　010-65264830
印　　刷：北京市艺辉印刷有限公司
经　　销：新华书店
开　　本：787×1092　1/16　　印张：22　　插页：2
字　　数：507 千字
版　　次：2005 年 6 月第 1 版　　2018 年 7 月第 4 版
　　　　　2023 年 5 月第 4 版第 9 次印刷(总第 25 次印刷)
标准书号：ISBN 978-7-117-26447-1
定　　价：55.00 元
打击盗版举报电话：010-59787491　E-mail：WQ @ pmph.com
　　(凡属印装质量问题请与本社市场营销中心联系退换)

《人体解剖生理学》教材数字增值服务编委会

主　编　刘　斌

副主编　杨　蓉　刘　杰　李宏伟

编　委（按姓氏笔画排序）

马凤巧（南阳医学高等专科学校）

邓仁川（四川护理职业学院）

王　杰（亳州职业技术学院）

刘　斌（黑龙江中医药大学佳木斯学院）

刘　杰（山东中医药高等专科学校）

吕　昕（黑龙江护理高等专科学校）

汲　军（长春医学高等专科学校）

孙　琪（黑龙江中医药大学佳木斯学院）

李宏伟（浙江医药高等专科学校）

陈建华（江西中医药高等专科学校）

杨　蓉（湖北中医药高等专科学校）

杨　涛（肇庆医学高等专科学校）

姚伟红（大庆医学高等专科学校）

黄维琳（安徽中医药高等专科学校）

修 订 说 明

为了更好地推进中医药职业教育教材建设,适应当前我国中医药职业教育教学改革发展的形势与中医药健康服务技术技能人才的要求,贯彻落实《国家中长期教育改革和发展规划纲要(2010—2020年)》《医药卫生中长期人才发展规划(2011—2020年)》《中医药发展战略规划纲要(2016—2030年)》精神,做好新一轮中医药职业教育教材建设工作,人民卫生出版社在教育部、国家卫生健康委员会、国家中医药管理局的领导下,组织和规划了第四轮全国中医药高职高专教育、国家卫生健康委员会"十三五"规划教材的编写和修订工作。

本轮教材修订之时,正值《中华人民共和国中医药法》正式实施之际,中医药职业教育迎来发展大好的际遇。为做好新一轮教材出版工作,我们成立了第四届中医药高职高专教育教材建设指导委员会和各专业教材评审委员会,以指导和组织教材的编写和评审工作;按照公开、公平、公正的原则,在全国1400余位专家和学者申报的基础上,经中医药高职高专教育教材建设指导委员会审定批准,聘任了教材主编、副主编和编委;启动了全国中医药高职高专教育第四轮规划第一批教材,中医学、中药学、针灸推拿、护理4个专业63门教材,确立了本轮教材的指导思想和编写要求。

第四轮全国中医药高职高专教育教材具有以下特色:

1. **定位准确,目标明确** 教材的深度和广度符合各专业培养目标的要求和特定学制、特定对象、特定层次的培养目标,力求体现"专科特色、技能特点、时代特征",既体现职业性,又体现其高等教育性,注意与本科教材、中专教材的区别,适应中医药职业人才培养要求和市场需求。

2. **谨守大纲,注重三基** 人卫版中医药高职高专教材始终坚持"以教学计划为基本依据"的原则,强调各教材编写大纲一定要符合高职高专相关专业的培养目标与要求,以培养目标为导向、职业岗位能力需求为前提、综合职业能力培养为根本,同时注重基本理论、基本知识和基本技能的培养和全面素质的提高。

3. **重点考点,突出体现** 教材紧扣中医药职业教育教学活动和知识结构,以解决目前各高职高专院校教材使用中的突出问题为出发点和落脚点,体现职业教育对人才的要求,突出教学重点和执业考点。

4. **规划科学,详略得当** 全套教材严格界定职业教育教材与本科教材、毕业后教育教材的知识范畴,严格把握教材内容的深度、广度和侧重点,突出应用型、技能型教育内容。基础课教材内容服务于专业课教材,以"必须、够用"为度,强调基本技能的培养;专业课教材紧密围绕专业培养目标的需要进行选材。

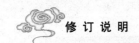

5. 体例设计,服务学生　本套教材的结构设置、编写风格等坚持创新,体现以学生为中心的编写理念,以实现和满足学生的发展为需求。根据上一版教材体例设计在教学中的反馈意见,将"学习要点""知识链接""复习思考题"作为必设模块,"知识拓展""病案分析(案例分析)""课堂讨论""操作要点"作为选设模块,以明确学生学习的目的性和主动性,增强教材的可读性,提高学生分析问题、解决问题的能力。

6. 强调实用,避免脱节　贯彻现代职业教育理念。体现"以就业为导向,以能力为本位,以发展技能为核心"的职业教育理念。突出技能培养,提倡"做中学、学中做"的"理实一体化"思想,突出应用型、技能型教育内容。避免理论与实际脱节、教育与实践脱节、人才培养与社会需求脱节的倾向。

7. 针对岗位,学考结合　本套教材编写按照职业教育培养目标,将国家职业技能的相关标准和要求融入教材中。充分考虑学生考取相关职业资格证书、岗位证书的需要,与职业岗位证书相关的教材,其内容和实训项目的选取涵盖相关的考试内容,做到学考结合,体现了职业教育的特点。

8. 纸数融合,坚持创新　新版教材最大的亮点就是建设纸质教材和数字增值服务融合的教材服务体系。书中设有自主学习二维码,通过扫码,学生可对本套教材的数字增值服务内容进行自主学习,实现与教学要求匹配、与岗位需求对接、与执业考试接轨,打造优质、生动、立体的学习内容。教材编写充分体现与时代融合、与现代科技融合、与现代医学融合的特色和理念,适度增加新进展、新技术、新方法,充分培养学生的探索精神、创新精神;同时,将移动互联、网络增值、慕课、翻转课堂等新的教学理念和教学技术、学习方式融入教材建设之中,开发多媒体教材、数字教材等新媒体形式教材。

人民卫生出版社医药卫生规划教材经过长时间的实践与积累,其中的优良传统在本轮修订中得到了很好的传承。在中医药高职高专教育教材建设指导委员会和各专业教材评审委员会指导下,经过调研会议、论证会议、主编人会议、各专业编写会议、审定稿会议,确保了教材的科学性、先进性和实用性。参编本套教材的 800 余位专家,来自全国 40 余所院校,从事高职高专教育工作多年,业务精纯,见解独到。谨此,向有关单位和个人表示衷心的感谢!希望各院校在教材使用中,在改革的进程中,及时提出宝贵意见或建议,以便不断修订和完善,为下一轮教材的修订工作奠定坚实的基础。

人民卫生出版社有限公司
2018 年 4 月

全国中医药高职高专院校第四轮第一批规划教材书目

教材序号	教材名称	主编		适用专业
1	大学语文(第4版)	孙 洁		中医学、针灸推拿、中医骨伤、护理等专业
2	中医诊断学(第4版)	马维平		中医学、针灸推拿、中医骨伤、中医美容等专业
3	中医基础理论(第4版)*	陈 刚	徐宜兵	中医学、针灸推拿、中医骨伤、护理等专业
4	生理学(第4版)*	郭争鸣	唐晓伟	中医学、中医骨伤、针灸推拿、护理等专业
5	病理学(第4版)	苑光军	张宏泉	中医学、护理、针灸推拿、康复治疗技术等专业
6	人体解剖学(第4版)	陈晓杰	孟繁伟	中医学、针灸推拿、中医骨伤、护理等专业
7	免疫学与病原生物学(第4版)	刘文辉	田维珍	中医学、针灸推拿、中医骨伤、护理等专业
8	诊断学基础(第4版)	李广元	周艳丽	中医学、针灸推拿、中医骨伤、护理等专业
9	药理学(第4版)	侯 晞		中医学、针灸推拿、中医骨伤、护理等专业
10	中医内科学(第4版)*	陈建章		中医学、针灸推拿、中医骨伤、护理等专业
11	中医外科学(第4版)*	尹跃兵		中医学、针灸推拿、中医骨伤、护理等专业
12	中医妇科学(第4版)	盛 红		中医学、针灸推拿、中医骨伤、护理等专业
13	中医儿科学(第4版)*	聂绍通		中医学、针灸推拿、中医骨伤、护理等专业
14	中医伤科学(第4版)	方家选		中医学、针灸推拿、中医骨伤、护理、康复治疗技术专业
15	中药学(第4版)	杨德全		中医学、中药学、针灸推拿、中医骨伤、康复治疗技术等专业
16	方剂学(第4版)*	王义祁		中医学、针灸推拿、中医骨伤、康复治疗技术、护理等专业

续表

教材序号	教材名称	主编	适用专业
17	针灸学(第4版)	汪安宁　易志龙	中医学、针灸推拿、中医骨伤、康复治疗技术等专业
18	推拿学(第4版)	郭翔	中医学、针灸推拿、中医骨伤、护理等专业
19	医学心理学(第4版)	孙萍　朱玲	中医学、针灸推拿、中医骨伤、护理等专业
20	西医内科学(第4版)*	许幼晖	中医学、针灸推拿、中医骨伤、护理等专业
21	西医外科学(第4版)	朱云根　陈京来	中医学、针灸推拿、中医骨伤、护理等专业
22	西医妇产科学(第4版)	冯玲　黄会霞	中医学、针灸推拿、中医骨伤、护理等专业
23	西医儿科学(第4版)	王龙梅	中医学、针灸推拿、中医骨伤、护理等专业
24	传染病学(第3版)	陈艳成	中医学、针灸推拿、中医骨伤、护理等专业
25	预防医学(第2版)	吴娟　张立祥	中医学、针灸推拿、中医骨伤、护理等专业
1	中医学基础概要(第4版)	范俊德　徐迎涛	中药学、中药制药技术、医学美容技术、康复治疗技术、中医养生保健等专业
2	中药药理与应用(第4版)	冯彬彬	中药学、中药制药技术等专业
3	中药药剂学(第4版)	胡志方　易生富	中药学、中药制药技术等专业
4	中药炮制技术(第4版)	刘波	中药学、中药制药技术等专业
5	中药鉴定技术(第4版)	张钦德	中药学、中药制药技术、中药生产与加工、药学等专业
6	中药化学技术(第4版)	吕华瑛　王英	中药学、中药制药技术等专业
7	中药方剂学(第4版)	马波　黄敬文	中药学、中药制药技术等专业
8	有机化学(第4版)*	王志江　陈东林	中药学、中药制药技术、药学等专业
9	药用植物栽培技术(第3版)*	宋丽艳　汪荣斌	中药学、中药制药技术、中药生产与加工等专业
10	药用植物学(第4版)*	郑小吉　金虹	中药学、中药制药技术、中药生产与加工等专业
11	药事管理与法规(第3版)	周铁文	中药学、中药制药技术、药学等专业
12	无机化学(第4版)	冯务群	中药学、中药制药技术、药学等专业
13	人体解剖生理学(第4版)	刘斌	中药学、中药制药技术、药学等专业
14	分析化学(第4版)	陈哲洪　鲍羽	中药学、中药制药技术、药学等专业
15	中药储存与养护技术(第2版)	沈力	中药学、中药制药技术等专业

续表

教材序号	教材名称	主编	适用专业
1	中医护理(第3版)*	王 文	护理专业
2	内科护理(第3版)	刘 杰 吕云玲	护理专业
3	外科护理(第3版)	江跃华	护理、助产类专业
4	妇产科护理(第3版)	林 萍	护理、助产类专业
5	儿科护理(第3版)	艾学云	护理、助产类专业
6	社区护理(第3版)	张先庚	护理专业
7	急救护理(第3版)	李延玲	护理专业
8	老年护理(第3版)	唐凤平 郝 刚	护理专业
9	精神科护理(第3版)	井霖源	护理、助产专业
10	健康评估(第3版)	刘惠莲 滕艺萍	护理、助产专业
11	眼耳鼻咽喉口腔科护理(第3版)	范 真	护理专业
12	基础护理技术(第3版)	张少羽	护理、助产专业
13	护士人文修养(第3版)	胡爱明	护理专业
14	护理药理学(第3版)*	姜国贤	护理专业
15	护理学导论(第3版)	陈香娟 曾晓英	护理、助产专业
16	传染病护理(第3版)	王美芝	护理专业
17	康复护理(第2版)	黄学英	护理专业
1	针灸治疗(第4版)	刘宝林	针灸推拿专业
2	针法灸法(第4版)*	刘 茜	针灸推拿专业
3	小儿推拿(第4版)	刘世红	针灸推拿专业
4	推拿治疗(第4版)	梅利民	针灸推拿专业
5	推拿手法(第4版)	那继文	针灸推拿专业
6	经络与腧穴(第4版)*	王德敬	针灸推拿专业

* 为"十二五"职业教育国家规划教材

第四届全国中医药高职高专教育教材建设指导委员会

第四届全国中医药高职高专中药学专业教材评审委员会

前　言

为了更好地贯彻落实《国家中长期教育改革和发展规划纲要》和《医药卫生中长期人才发展规划(2011—2020年)》,本教材在不断完善的同时,得到各院校师生的充分认可。为了更充分体现高职高专教育特点,强调基本知识、基础理论和基本职能,更好地服务于高职高专"高素质、技能型"的人才培养目标,进行本教材的第四轮修订,进一步实现教材内容的科学性、实用性、创新性,更好地为培养高素质应用型中药类人才服务。

本教材内容包括解剖学和生理学两部分。前者是研究正常人体的形态结构;后者是研究正常人体生理功能及其活动的规律。

根据第3版教材各使用单位的反馈建议,在教材编写中,强调教材内容务必符合高职高专中药学等专业的培养目标要求,体现"三基"(基本知识、基本理论、基本技能)、"五性"(思想性、科学性、先进性、启发性、适用性)和"三特定"(特定对象、特定要求、特定限制)的编写原则,注重突出中药类专业的特色。根据中药专业的本门课程课时少而教材内容多的特点,编写既要体现出中医药特色,内容少而精,还要增加其实用性和可读性,所以编写过程中我们一直秉承以学生为本注重学生能力的培养和教材内容与职业准入的有效衔接为宗旨。为了更好地适应中医药各专业学生的学习需求,此次编写对本套教材进行了更科学、精简的规划,更加注重基本理论知识和基本技能,促进学生个人整体素质的提高。

本教材在各章前提出了学习要点,章后设复习思考题;文中给出重要的专业英语单词。为增进教材的可读性和学生学习的兴趣,编写了配套的数字增值服务,方便学生进行学习。

本教材主要适应于中药学、中药制药、中药制剂分析、中药栽培、中药养护、中药商品经营与管理等相关专业专科学生人体解剖生理学课程的教学,也可用于药学、药品经营与管理等专业专科学生的教学、成人教育及执业培训与考试等。

教材中的专业名词、数据和单位名称,按国家规定标准编写。文中的插图多引用第3版教材用图,并略作适当修改。

本教材的编写得到了人民卫生出版社和各参编单位领导的大力支持和帮助,全体编写人员付出了辛勤的劳动,在此一并致谢。

在今后的教材使用过程中,也欢迎社会各界对本教材提出宝贵的意见和建议。

《人体解剖生理学》教材编委会

2018年4月

目 录

- - - - - - - - -

上篇　人体解剖学

下篇　生　理　学

上　篇

人体解剖学

绪　论

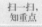

 学习要点

1. 人体解剖生理学的定义及其在医药学中的地位。
2. 解剖学常用术语。

一、人体解剖生理学的定义及其在医药学中的地位

人体解剖生理学是研究正常人体形态结构和生理功能的科学,其内容包括人体解剖学和人体生理学。

人体解剖学(human anatomy)主要包括大体解剖学、组织学和胚胎学。大体解剖学是通过持刀剖割、肉眼观察的方法,研究正常人体形态结构的科学,通常分为系统解剖学、局部解剖学等学科。系统解剖学(systematic anatomy)是按照人体各系统阐述各器官形态结构的科学。局部解剖学(regional anatomy)是以人体各部由浅入深描述其结构的形态与毗邻关系的科学。组织学(histology)是借助显微镜观察的方法,研究正常人体微细结构的科学。胚胎学(embryology)是研究人体在出生前发生发育过程中形态结构变化规律的科学。

人体生理学(human physiology)是研究正常人体生理功能及其活动规律的科学。

人体解剖生理学在医药学中占有重要的地位,是中药学各专业的一门重要的专业基础课程。学生在学习过程中,只有充分认识正常人体形态结构和生理功能,才能为学习医学微生物学、免疫学、药理学等专业基础课、专业课奠定基础;才能正确理解药物在体内的代谢过程及作用原理,进而指导临床正确、合理地用药;才能为药学工作者研究整理与发掘中药学遗产、研发新药与新剂型提供基础理论依据,为人类的健康作出贡献。

二、人体的组成和分部

(一)人体的组成

人体形态结构和功能的基本单位是细胞(cell),细胞之间存在一些不具细胞形态的物质,称细胞间质。

许多形态相似、功能相近的细胞借细胞间质结合在一起,构成组织(tissue)。人体

3

组织有4类,即上皮组织、结缔组织、肌组织和神经组织。

几种不同的组织有机结合,构成具有一定形态、完成一定功能的结构,称为器官(organ)。如心、肝、脾、肺、肾、脑等。

许多共同完成某一方面功能的器官联合在一起组成系统(system)。人体有运动系统、消化系统、呼吸系统、泌尿系统、生殖系统、脉管系统、感觉器、内分泌系统和神经系统。其中消化系统、呼吸系统、泌尿系统和生殖系统的大部分器官位于胸腔、腹腔和盆腔内,并借相应的孔道直接或间接与外界相通,故总称为内脏(viscera)。

人体各系统在神经体液的调节下相互联系,共同构成了一个完整统一的人体。

（二）人体的分部

根据人体外形上可分为头、颈、躯干和四肢四部分。头的前部称为面;颈的后部称为项;躯干的前面分为胸部、腹部、盆部和会阴,躯干的后部可分为背部和腰部;四肢分为上肢和下肢,上肢分为肩、上臂（臂部）、前臂和手四部分,下肢分为臀、大腿（股部）、小腿和足四部分。

三、解剖学常用术语

为了描述人体各部结构的位置关系,人体解剖学规定了解剖学姿势,方位、切面等术语（图上-绪-1）。

（一）解剖学姿势

身体直立,两眼向前平视,上肢下垂于躯干两侧,手掌向前,下肢并拢,足尖向前,这样的姿势称解剖学姿势。解剖学姿势也称标准姿势。在描述人体各部结构位置及其相互关系时,无论标本或模型处于何种方位,都应以解剖学姿势为依据。

（二）方位术语

以解剖学姿势为依据,常用的方位术语如下:

1. 上和下 近头者为上,近足者为下。上和下也可分别称头侧和尾侧。

2. 前和后 近腹者为前,近背者为后。前和后也可分别称腹侧和背侧。

3. 内侧和外侧 以正中平面为准,近正中矢状面者为内侧,远离正中矢状面者为外侧。

4. 内和外 凡有空腔的器官,以空腔为准,近内腔者为内,远离内腔者为外。

5. 浅和深 以体表为准,近体表者为浅,远离体表者为深。

6. 近侧与远侧 多用于四肢,距离肢体根部较近者为近侧,距离肢体根部较远者为远侧。

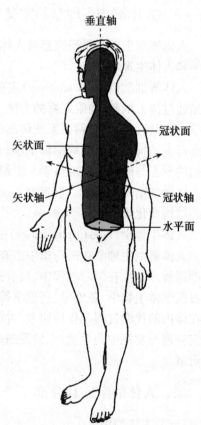

图上-绪-1 人体的轴和面

（三）切面术语

以解剖学姿势为依据,人体或其局部均可设置相互垂直的 3 个切面。

1. 矢状面　是在前后方向上垂直纵切,将人体分成左右两部分的切面。其中将人体分为左右对称两部分的切面,称为正中矢状面。

2. 冠状面　又称额状面,是在左右方向上垂直纵切,将人体分为前后两部分的切面。

3. 水平面　又称横切面,是在上下方向上将人体分为上下两部分的切面。

（刘　斌）

 复习思考题

1. 人体解剖生理学、大体解剖学、组织学、胚胎学的定义如何?
2. 简述解剖学姿势。

扫一扫,
测一测

第一章

细胞和基本组织

 学习要点

1. 细胞的结构。
2. 被覆上皮的分类及分布。
3. 疏松结缔组织的组成与功能。
4. 肌组织的分类及分布。
5. 神经元的形态结构、分类。

第一节　细　　胞

细胞(cell)是人体形态结构、生理功能和生长发育的基本单位。

 知识链接

细胞的发现与细胞学说

1665 年英国物理学家罗伯特·胡克将软木切成薄片放在显微镜下观察后,发现软木薄片有许多蜂房状小室,他把这种小室命名为细胞。当时胡克所观察到的仅是无活性的细胞,由于胡克的工作,使人们对于生物结构的认识进入到细胞领域。

此后,随着人们对显微镜的不断改进,用以观察各种生物材料,逐渐看清楚了生活细胞的结构。19 世纪 30 年代,德国植物学家施莱登和动物学家施旺对有关细胞的知识进行论证与总结,创立了细胞学说。

细胞学说认为,一切动物和植物都是由细胞构成的,细胞是生命的基本单位,新细胞是由原始细胞分裂繁殖而来。这个学说使千变万化的生物界通过具有细胞结构这个共同的特征而统一。这有力地证明了生物之间彼此存在着亲缘关系,从而为达尔文的进化论奠定了唯物主义基础。因此,恩格斯把细胞学说的创立,高度评价为 19 世纪自然科学的三大发现之一。

一、细胞的形态

构成人体的细胞,形态多种多样,有圆形、扁平形、多边形、立方形、长梭形、锥体形

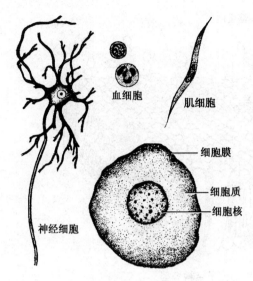

血细胞

肌细胞

细胞膜

细胞质

细胞核

神经细胞

图上-1-1 细胞的形态和结构

和不规则形等(图上-1-1)。

细胞的形态通常与其功能及所处环境相适应。如血液中的血细胞通常呈球形;输送 O_2 和 CO_2 的红细胞为双凹圆盘状;紧密排列的上皮细胞多呈扁平形、立方形或多边形;具有收缩功能的平滑肌细胞呈长梭形;具有接受刺激和传导冲动的神经细胞则具有长短不等的突起等。

构成人体的细胞大小不一,多数细胞的直径为 $6 \sim 30 \mu m$,必须借助于光学显微镜才能看到。

二、细胞的结构

在光镜下,细胞由细胞膜、细胞质和细胞核三部分构成(图上-1-1)。

（一）细胞膜

细胞膜(cell membrane)是细胞表面的一层薄膜,又称质膜,厚约 $7.5 \mu m$。细胞膜主要由类脂、蛋白质及少量糖类组成。

电子显微镜下细胞膜分为内中外 3 层结构,内外两层电子密度高,呈深暗色;中间一层电子密度低,呈浅色;通常将这三层结构的膜统称单位膜。它不仅存在于细胞表面,也存在于诸多细胞内的膜性结构。

关于细胞膜的分子结构,目前公认的是"液态镶嵌模型"(fluid mosaic model)学说。液态镶嵌模型学说认为:构成细胞膜的类脂分子排列成内外两层,呈液态状,并能移动;蛋白质分子有的镶嵌在类脂分子之间,称为嵌入蛋白质(mosaic protein),有的附着在类脂双分子层内表面,称为附着蛋白质(peripheral protein);少量的多糖是以糖链形式位于细胞膜的外表面,与膜上的类脂分子结合形成糖脂,与膜上的蛋白质结合则形成糖蛋白(图上-1-2)。

（二）细胞质

细胞质(cytoplasm)是细胞膜和细胞核之间的部分,由基质、细胞器和包含物三部分组成。

1. 基质　是细胞内的透明胶状物,为细胞的基本成分,主要由水、可溶性的酶、糖、无机盐等组成。

2. 细胞器　是细胞质内具有一定形态与功能的结构。细胞器包括线粒体、核糖体、内质网、高尔基复合体、溶酶体、中心体、微丝和微管等(图上-1-3)。

（1）线粒体:光镜下,线粒体呈颗粒状或杆状;电镜下是由双层单位膜构成的椭圆形小体。线粒体内含多种酶,能对细胞摄入的糖类、脂类和蛋白质进行氧化分解,释放出能量,供给细胞各种活动的需要。故线粒体有细胞内"供能中心"之称。

（2）核糖体:又称核蛋白体,主要由核糖核酸(ribonucleic acid,RNA)和蛋白质构成,是细胞内合成蛋白质的场所。

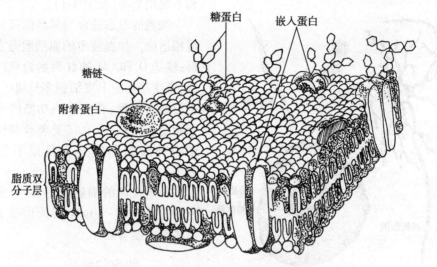

图上-1-2　细胞膜的分子结构模型

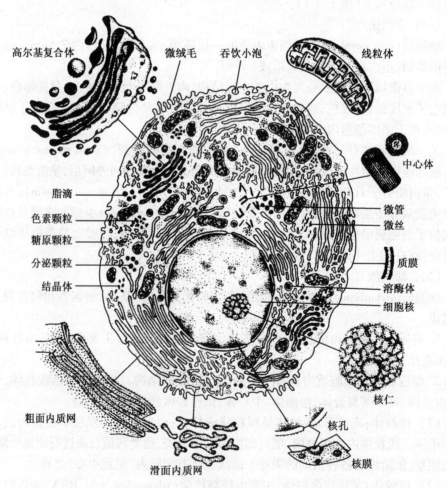

图上-1-3　细胞的电镜结构

（3）内质网：是细胞质中多功能的膜性管道系统,呈小管状或囊泡状,与核膜与质膜相连续。

根据内质网膜表面是否附着核糖体,将其分为粗面内质网和滑面内质网两种。粗面内质网多为扁平囊,表面附有核糖体,是细胞合成蛋白质的主要场所;滑面内质网多呈小管状,膜表面无核糖体附着,其功能主要是参与糖原、脂类和激素的合成及分泌。

（4）高尔基复合体：在光镜下是位于细胞核附近,呈块状或网状。电镜下是由单位膜构成的一些扁囊和大小不等的泡状结构。高尔基复合体的主要功能是与细胞的分泌、溶酶体的形成和糖类的合成有关。

（5）溶酶体：是由一层单位膜围成的大小不等的囊状小体,内含多种水解酶,能消化分解细胞吞噬的异物(如细菌等),称异溶作用;也能消化分解细胞自身衰老或损伤的结构(如线粒体、内质网等),称自溶作用。故溶酶体有细胞内"消化器"之称。

（6）中心体：位于细胞核附近,光镜下是由一团浓缩的胞质包绕着 1~2 个中心粒组成。电镜下中心体显示为两个短筒状小体,互相垂直排列。中心体与细胞分裂活动有关。

（7）微丝和微管：电镜下,微丝是实心的纤维状结构,微管是微细的管状结构。微丝和微管对细胞具有支持作用,是细胞的骨架;还与细胞的收缩、运动等功能有关。

3. 包含物　指聚集在细胞质中有一定形态表现的各种代谢产物的总称。如糖原、脂滴、蛋白质、分泌颗粒和色素颗粒等。

（三）细胞核

人体内的细胞,除成熟的红细胞外,均有细胞核(nucleus)。大多数细胞只有一个细胞核,少数细胞可为双核或多核。细胞核的位置多数位于细胞的中央。细胞核的形状,多与细胞的形状有关,呈圆形、椭圆形或不规则形,如马蹄铁形、分叶形等。

细胞核的基本结构包括核膜、核仁、染色质与染色体、核基质等(图上-1-4)。

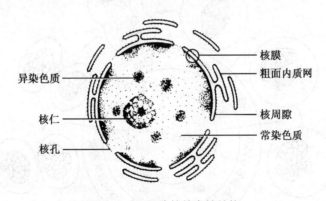

图上-1-4　细胞核的电镜结构

1. 核膜　是细胞核表面的一层薄膜,称核膜。电镜下观察,核膜由内外两层单位膜构成。两层单位膜之间的间隙,称核周隙。核膜上有许多小孔,称核孔。核孔是细胞核与细胞质进行物质交换的通道。核膜构成细胞核内微环境,包围核内容物,对核内容物起保护作用;并且控制细胞核内外物质的交换。

2. 核仁 光镜下呈球状小体,一般细胞有 1~2 个核仁,位置不定。核仁的化学成分主要是蛋白质和核糖核酸。核仁是合成核糖体的场所。

3. 染色质与染色体 是同一物质在细胞周期中不同时期的两种表现形式。在细胞分裂间期,光镜下观察,染色质易被碱性染料染成深蓝色,呈粒状或块状;在细胞分裂期,染色质细丝成为短棒状的染色体。染色体的化学成分主要是蛋白质和脱氧核糖核酸(deoxyribonucleic acid,DNA)。

人类体细胞的染色体数目为 23 对,其中 22 对为常染色体,1 对为性染色体。性染色体与性别有关,男性为 XY,女性为 XX。人类成熟生殖细胞的染色体数目为 23 条,其中 22 条为常染色体,1 条为性染色体,男性精子的性染色体为 X 或 Y,女性卵细胞的性染色体为 X。

染色体中的 DNA 是遗传基础,所以染色体是遗传物质的载体。

4. 核基质 是细胞核内透明的液态胶状物质,主要由水、蛋白质、各种酶和无机盐等组成。

三、细胞增殖

细胞增殖是通过细胞分裂的方式实现的。细胞分裂有无丝分裂、有丝分裂和成熟分裂 3 种形式。有丝分裂为体细胞的主要分裂方式;成熟分裂见于生殖细胞的分裂,无丝分裂是低等生物的繁殖方式。

(一)有丝分裂

在细胞分裂过程中,染色体向两个子细胞分离移动过程中有纺锤丝牵引,称为有丝分裂(mitosis)。

细胞从上一次细胞有丝分裂结束开始,到下一次分裂结束所经历的时期,称为细胞周期。一个细胞周期包括分裂间期和分裂期(图上-1-5)。

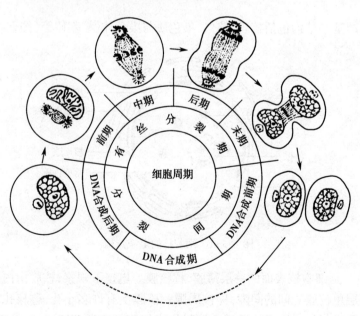

图上-1-5 细胞增殖周期

1. 分裂间期　细胞从上一次分裂结束后到下一次分裂开始的一段时间,称为分裂间期。该期主要进行 DNA 复制,分为 3 个阶段。

（1）DNA 合成前期（G_1 期）：此期的主要功能是两个刚形成的子细胞迅速合成 RNA 和蛋白质,为进入 DNA 合成期做物质和能量准备。

（2）DNA 合成期（S 期）：此期主要是进行 DNA 的复制,使 DNA 含量增加一倍,以保证将来分裂时两个子细胞的 DNA 含量不变。在 S 期,如果受到某些因素干扰影响到 DNA 的复制,就可抑制细胞的分裂。

（3）DNA 合成后期（G_2 期）：此期主要为细胞进入分裂期作准备。这一时期 DNA 的合成已终止,但合成少量 RNA 和蛋白质。

2. 分裂期　又称 M 期。该期的特点是复制的遗传物质平均分配给两个子细胞。分裂期一般分前期、中期、后期和末期。

（1）前期：中心粒复制为二,向细胞两极移动,中间以纺锤丝相连。染色质由细丝状缩短变粗成为染色体,核膜和核仁逐渐消失。

（2）中期：每条染色体纵裂成两条染色单体,每一条染色单体分别与两极中心粒发出的纺锤丝相连,在纺锤丝的作用下,染色体逐渐移向细胞中央,排列在细胞中央的赤道面上。

（3）后期：两条染色体单体分离,在纺锤丝的牵引下逐渐移向细胞两极,形成数目完全相等的两组染色体,同时细胞中部缩窄。

（4）末期：染色体到达细胞两极后,逐渐恢复成为染色质,新的核仁、核膜重新出现,细胞中部缩窄、断裂,形成两个子细胞。

整个细胞周期是一个不可分割的动态过程,若某个阶段受到干扰时,则细胞增殖发生障碍。临床上某些抗癌药物,就是针对癌细胞繁殖各期产生不同的效应,使之不能复制,导致细胞分裂停止或死亡。

（二）成熟分裂

成熟分裂（maturation division）是人体生殖细胞在成熟过程中所发生的一种特殊的细胞分裂方式。成熟分裂的特点是,整个分裂过程包括两次连续的分裂,而 DNA 只复制 1 次,结果子细胞中染色体数目比原来母细胞中的染色体数目减少了一半,故又称为减数分裂。

成熟分裂包括两次连续的分裂。第一次成熟分裂时,染色体的 DNA 虽已复制完成,但并不发生分离。所以,第一次成熟分裂产生的两个子细胞,染色体的数目减少了一半,成为 23 条。在第一次成熟分裂后,生殖细胞即进行第二次成熟分裂,第二次成熟分裂的方式与一般细胞的有丝分裂相同。所以,第二次成熟分裂产生的两个子细胞,染色体的数目仍然是 23 条（单倍体）。

成熟的两性生殖细胞染色体的数目为 23 条（单倍体）,为体细胞染色体数目的一半,它们在结合成受精卵后,染色体数目恢复为 46 条（双倍体）。成熟分裂的意义在于产生单倍体的生殖细胞,经过受精,子代可具有和亲代相同数目的染色体,使遗传物质世世代代在数量上保持稳定,使遗传特性代代相传。

细 胞 凋 亡

细胞凋亡是由一系列细胞代谢变化而引起的细胞自我毁灭,因其是在基因控制下通过合成特殊蛋白而完成的细胞主动死亡过程,又称程序性细胞死亡,是细胞重要的功能活动之一,与细胞坏死有本质的区别。凋亡对正常生命活动的维持具有重要意义,有助于及时清除机体内有害的物质和衰老的细胞,控制器官的细胞数量及细胞的自我保护等;免疫系统的细胞凋亡在淋巴细胞发育、分化、成熟和激活诱导等过程中起着重要作用;组织损伤的修复,血细胞生成、肿瘤发生、病毒致病等也与细胞凋亡有关。

第二节 基 本 组 织

根据组织(tissue)的结构和功能可分为上皮组织、结缔组织、肌组织和神经组织,这四类组织为组成人体形态结构的基本成分,称为基本组织。

一、上皮组织

上皮组织(epithelial tissue)简称上皮。上皮由大量密集排列的上皮细胞和少量细胞间质组成;上皮组织细胞朝向体表或有腔器官腔面的一面称游离面,朝向结缔组织的一面称基底面,基底面借一层很薄的基膜与结缔组织相连;上皮组织内一般无血管,有丰富的神经末梢。

上皮组织具有保护、分泌、吸收和感觉等功能。

上皮组织按其分布和功能,可分为被覆上皮、腺上皮和感觉上皮。

(一)被覆上皮

被覆上皮(covering epithelium)的细胞排列成膜状,广泛被覆于人体的表面和衬在体内各种管、腔、囊的内面。被覆上皮根据细胞的层数和形态不同,可分类如下(图上-1-6):

1. 单层扁平上皮 由一层扁平细胞构成(图上-1-7)。单层扁平上皮主要分布于心、血管、淋巴管的内表面和胸膜、腹膜、心包膜、肺泡壁及肾小管等处。

分布于心、血管和淋巴管内表面的单层扁平上皮,称为内皮。分布在胸膜、腹膜、心包膜等处的单层扁平上皮,称为间皮。

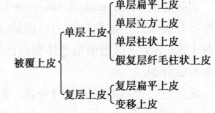

图上-1-6 被覆上皮的分类

2. 单层立方上皮 由一层立方形上皮细胞构成(图上-1-7)。单层立方上皮主要分布于肾小管、小叶间胆管等处,具有分泌和吸收功能。

3. 单层柱状上皮 由一层棱柱状细胞构成(图上-1-7)。单层柱状上皮主要分布于胃、肠、胆囊、子宫等器官的腔面,具有吸收和分泌功能。

4. 假复层纤毛柱状上皮 由一层柱状细胞、梭形细胞、锥体形细胞和杯状细胞等组成(图上-1-7)。假复层纤毛柱状上皮主要分布于呼吸道黏膜,具有保护功能。

5. 复层扁平上皮 又称复层鳞状上皮,由多层细胞组成。其中靠近表面的为数

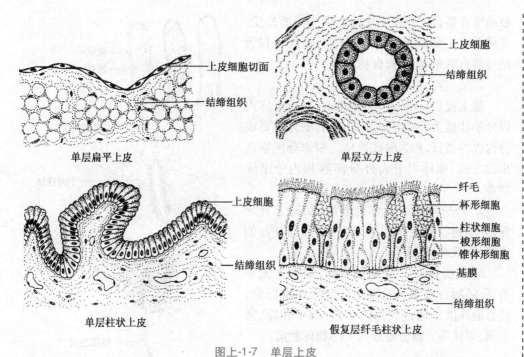

图上-1-7　单层上皮

层扁平细胞,中间为数层多边形细胞,靠近基膜的为一层立方形或矮柱状细胞(图上-1-8)。复层扁平上皮主要分布于皮肤和口腔、食管、阴道等处的腔面,具有耐摩擦和阻止异物侵入等功能。

6. 变移上皮　又称移行上皮,由多层细胞组成(图上-1-8)。细胞形态和细胞层

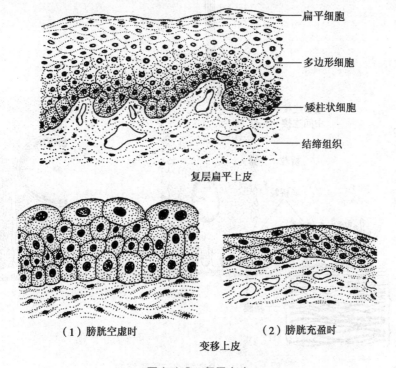

图上-1-8　复层上皮

数随所在器官的容积变化而发生相应的改变。变移上皮主要分布于肾盏、肾盂、输尿管和膀胱等器官的腔面，具有保护功能。

（二）腺上皮和腺

腺上皮（glandular epithelium）是指机体内以分泌功能为主的上皮。以腺上皮为主要成分构成的器官，称为腺或腺体。根据分泌物排出的方式，腺体可分为外分泌腺和内分泌腺两类。

1. 外分泌腺　又称有管腺，结构上有导管，分泌物经导管排到体表或器官的腔内，如汗腺、唾液腺、胰腺等。

2. 内分泌腺　又称无管腺，结构上无导管，分泌物直接渗入毛细血管或毛细淋巴管，经血液或淋巴输送到身体各部，如甲状腺、肾上腺、垂体等。内分泌腺的分泌物称激素。

（三）感觉上皮

感觉上皮是具有接受特殊感觉功能的上皮组织，如味觉上皮、嗅觉上皮、视觉上皮和听觉上皮等。

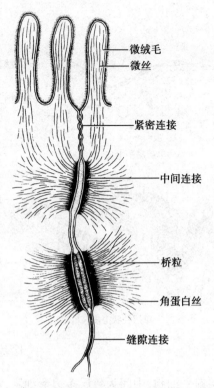

图上-1-9　单层柱状上皮的微绒毛与细胞连接超微结构模式图

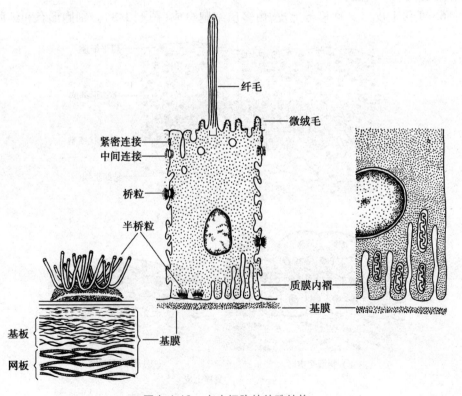

图上-1-10　上皮细胞的特殊结构

（四）上皮组织的特殊结构

上皮组织的游离面、侧面和基底面常形成一些特殊的结构,与其生理功能相适应（图上-1-9、图上-1-10）。

1. 上皮组织的游离面

（1）微绒毛:是细胞膜和细胞质形成的细小指状突起,内有微丝,可扩大细胞表面积,有利于物质的吸收。微绒毛主要分布于小肠和肾小管等处。

（2）纤毛:是由细胞膜和细胞质共同突起形成的指状突起,内有微管,可定向摆动。主要分布于呼吸道黏膜等处。

2. 上皮组织的基底面

（1）基膜:位于上皮基底面和深层结缔组织之间,对上皮具有支持、连接作用。

（2）质膜内褶:是细胞基底部的细胞膜向细胞质内陷而成,其附近胞质内有许多线粒体,扩大细胞表面积,有利于物质交换。

3. 上皮组织的侧面 上皮组织的侧面主要有紧密连接、中间连接、桥粒和缝隙连接。紧密连接,封闭细胞游离面的间隙,可防止大分子物质进入深部组织以及体液丢失;中间连接可传递作用力;桥粒可加强细胞间连接;缝隙连接可进行细胞间离子交换和信息传递。

知识链接

上皮化生

化生是指一种分化成熟的细胞因受刺激的作用转化为另一种分化成熟细胞的过程。化生主要发生在上皮细胞。化生有多种类型,如柱状上皮、移行上皮等化生为鳞状上皮（简称鳞化）,胃黏膜腺上皮化生为肠上皮（简称肠化）等。化生的生物学意义利弊兼有。如呼吸道黏膜的纤毛柱状上皮化生为鳞状上皮后,可一定程度增强呼吸道局部黏膜对刺激的抵抗力,但同时却减弱了黏膜的自净机制。化生的上皮可发生恶变,如支气管黏膜鳞化可发生鳞状细胞癌,胃黏膜肠化可发生肠型腺癌等。

二、结缔组织

结缔组织（connective tissue）由少量的细胞和大量的细胞间质组成,细胞间质包括基质和纤维。

结缔组织广泛分布于器官、组织和细胞之间。结缔组织内含有丰富的血管和神经末梢。

结缔组织具有连接、支持、保护、防御、营养和修复等功能。结缔组织形态多样,按其形态结构,分类如下（图上-1-11）:

（一）固有结缔组织

1. 疏松结缔组织（loose connective tissue）细胞种类多,数量少,间质丰富,充填于组织或器官之间,呈蜂窝状,又称蜂窝组织（图上-1-12）。

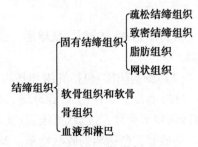

图上-1-11 结缔组织的分类

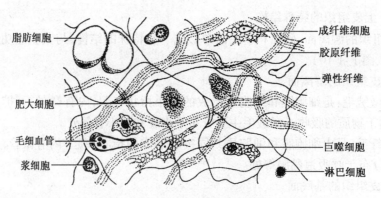

图上-1-12 疏松结缔组织铺片

（1）细胞：主要有成纤维细胞、巨噬细胞、浆细胞、肥大细胞和脂肪细胞等。

成纤维细胞：是疏松结缔组织的主要细胞成分，细胞扁平有突起。成纤维细胞具有合成基质和纤维的功能，在创伤修复过程中发挥较重要的作用。

巨噬细胞：形态不规则，随其功能状态不同而改变，常有短而粗的突起，功能活跃时常伸出伪足。巨噬细胞的主要功能是吞噬进入人体内的细菌、异物以及衰老、死亡的细胞，并参与免疫反应。

浆细胞：细胞呈圆形或卵圆形。浆细胞能合成和分泌免疫球蛋白，即抗体，参与体液免疫。

肥大细胞：细胞圆形或卵圆形。肥大细胞能释放肝素、组胺和过敏性慢反应物质。肝素具有抗凝血的作用；组胺和过敏性慢反应物质与过敏反应有关。

知识链接

荨 麻 疹

有的人在受寒或食进鱼虾等后，会发生全身瘙痒，随之在皮肤上出现红斑、风团等，临床上称为荨麻疹。这是一种常见的过敏性皮肤病，严重者可伴腹痛、腹泻、呼吸困难，甚至出现血糖降低、窒息等表现。荨麻疹的病因可能由多种内、外源性抗原引起有关，如食物、药物、感染、吸入花粉及理化因素（日光、冷、热）等。发病机制主要是由各种抗原引起的Ⅰ型变态反应。即某抗原进入人体后，导致机体产生相应的抗体，并与组织中肥大细胞和血液中嗜酸性粒细胞表面的特异性受体结合而使人致敏。当该抗原再次进入机体与相应的抗体结合后，就使细胞释放组胺和过敏性慢反应物质，引起毛细血管扩张、血管通透性增加、平滑肌收缩和腺体分泌增加等反应，从而使皮肤黏膜、消化管、呼吸道及循环系统等产生相应的临床表现。

脂肪细胞：胞体较大，呈球形。脂肪细胞具有合成和贮存脂肪、参与脂肪代谢等功能。

（2）细胞间质：包括纤维和基质。

纤维有以下3种：①胶原纤维，又称白纤维，韧性大，抗拉力强；②弹性纤维，又称黄纤维，富有弹性；③网状纤维，分支多，相互连接成网，主要分布于造血器官。

基质是无色透明的胶状物质。基质的化学成分主要是蛋白多糖和糖蛋白。基质具有一定黏稠性，可限制病菌入侵和毒素扩散，具有防御功能。

基质中含有从毛细血管渗出的液体,称组织液。组织液是细胞与血液进行物质交换的媒介。

2. 致密结缔组织(dense connective tissue) 由大量胶原纤维、弹性纤维和少量的成纤维细胞构成。致密结缔组织主要分布于皮肤的真皮、器官的被膜、肌腱、韧带和骨膜等处,具有连接、支持和保护等功能。

3. 脂肪组织(adipose tissue) 由大量脂肪细胞构成,常被结缔组织分隔为许多脂肪小叶。脂肪组织主要分布于皮下、肾周围、网膜、肠系膜和黄骨髓等处。

脂肪组织具有贮存脂肪、维持体温、缓冲机械性压力和参与脂肪代谢的功能。

 知识链接

瘦素(leptin)

近年研究证明,脂肪组织也具有内分泌功能,可产生一种称为瘦素(leptin)的激素。19世纪90年代初,人们在对小鼠和人类相应肥胖基因进行克隆定位研究时,发现由脂肪细胞6号染色体的肥胖基因表达的146个氨基酸构成的肽,可降低体重,因此,将其命名为瘦素。瘦素由脂肪分泌入血后,作用于外周和中枢的瘦素受体,增强机体内的能量消耗并抑制饮食,使体重降低。瘦素转运入中枢神经系统后,抑制下丘脑与摄食有关的神经肽Y的合成与释放,从而控制食欲。

4. 网状组织(reticular tissue) 是由网状细胞、网状纤维和基质构成。网状组织主要分布于骨髓、淋巴结、脾和淋巴组织等处,参与构成这些器官的支架结构。

(二)软骨组织和软骨

软骨组织(cartilage tissue)由软骨细胞和细胞间质构成。软骨组织和软骨膜共同组成软骨。

1. 软骨细胞 形态不一,与其发育的程度有关,靠近软骨表面的软骨细胞扁而小,较幼稚;深层的软骨细胞圆而大,趋向成熟。软骨细胞合成软骨组织的基质和纤维。

2. 细胞间质 包括基质和纤维。软骨基质呈凝胶状,主要由水和软骨黏蛋白构成,具有韧性。纤维包埋于基质中,主要是胶原纤维和弹性纤维。

3. 软骨膜 由致密结缔组织构成,被覆在软骨的表面。软骨膜富有细胞和血管,对软骨有保护、营养和生长的作用。

按软骨内所含纤维成分的不同,可分为透明软骨、弹性软骨和纤维软骨3种。

(三)骨组织

骨组织(osseous tissue)由骨细胞和细胞间质构成。

1. 骨细胞 是一种扁椭圆形的星形细胞,有许多突起,细胞之间借突起相连。骨细胞对骨基质的更新和维持有重要作用。

2. 细胞间质 由有机质和无机质组成。有机质包括大量的胶原纤维和少量的基质;无机质主要是大量的钙盐。

三、肌组织

肌组织(muscle tissue)主要由肌细胞构成。肌细胞细而长呈纤维状,又称肌纤维。

肌细胞的细胞膜称肌膜,肌细胞的细胞质称肌质。

肌组织根据结构和功能不同,可分为骨骼肌、心肌和平滑肌 3 种。

（一）骨骼肌

骨骼肌(skeletal muscle)主要由骨骼肌纤维组成。骨骼肌纤维呈细而长的圆柱状。细胞核呈扁圆形,数量较多,位于肌纤维周边,靠近肌膜。肌质内含有大量的肌原纤维,与肌纤维长轴平行,每条肌原纤维上都有明暗相间的带,所有肌原纤维的明带和暗带互相对齐,排列在同一水平面上,使整个肌纤维呈现明暗相间的横纹,故又称横纹肌(图上-1-13)。

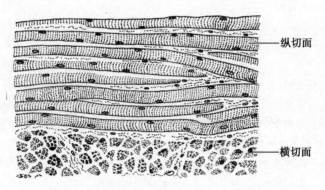

图上-1-13 骨骼肌

肌原纤维上着色较浅的部分称明带,又称 I 带;着色较深的部分称暗带,又称 A 带。暗带中间色淡的区域称 H 带。在 H 带中央有一薄膜称 M 膜(M 线)。在明带中央有一薄膜称 Z 膜(Z 线)。两个相邻两 Z 线之间的一段肌原纤维称为一个肌节。每个肌节包括1/2明带+暗带+1/2 明带。肌节是肌原纤维结构和功能的基本单位(图上-1-14 ~ 图上-1-16)。

骨骼肌纤维受躯体运动性神经支配,收缩迅速而有力,其收缩受意识支配,是随意肌。

骨骼肌一般借肌腱附着于骨骼上,主要分布于头部、颈部、躯干和四肢。

（二）心肌

心肌(cardiac muscle)主要由心肌纤维组成。心肌纤维呈短柱状,有一个细胞核,呈扁椭圆形,位于肌纤维的中央。心肌纤维的相互连接处,有一着色较深的带状结构,称闰盘(图上-1-17)。

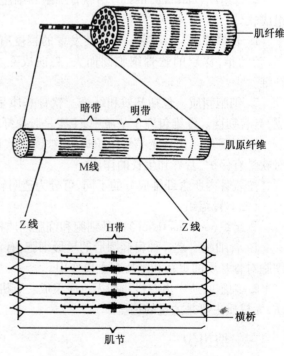

图上-1-14 骨骼肌纤维逐级放大模式图

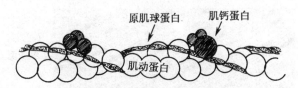

图上-1-15　细肌丝分子结构模式图

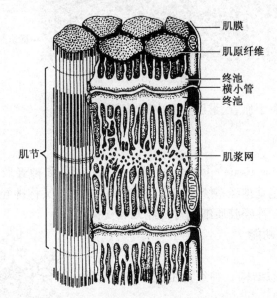

图上-1-16　骨骼肌纤维超微结构模式图

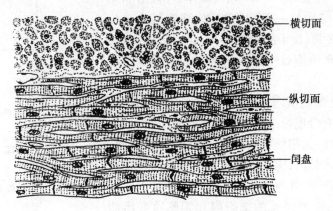

图上-1-17　心肌

　　心肌纤维受内脏运动性神经支配,收缩有节律性,不易疲劳,其收缩不受人的意识支配,是不随意肌。

　　心肌分布于心壁和邻近心的大血管根部。

　　(三)平滑肌

　　平滑肌(smooth muscle)主要由平滑肌纤维组成。平滑肌纤维呈长梭形,有一个细胞核,呈椭圆形,位于细胞的中央(图上-1-18)。

　　平滑肌纤维受内脏运动性神经支配,收缩缓慢而持久,有较大的伸展性,是不随意肌。

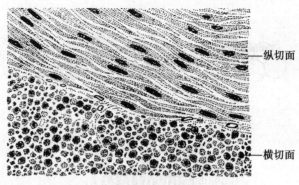

图上-1-18　平滑肌

平滑肌主要分布于血管、淋巴管和内脏器官的壁上。

四、神经组织

神经组织（nervous tissue）由神经细胞（nervous cell）和神经胶质细胞（neuroglial cell）组成。神经细胞是神经系统结构和功能的基本单位，又称神经元，具有感受刺激和传导冲动的功能。神经胶质细胞对神经元有支持、营养、绝缘和保护等功能。

（一）神经元

1. 神经元的形态结构　神经元由胞体和突起两部分组成（图上-1-19）。

（1）胞体：形态不一，有球形、锥体形、梭形和星形等。胞体的结构与一般细胞相似，细胞膜为单位膜；细胞核大而圆，位于细胞的中央，核仁大而明显；细胞质内除一般细胞器外，还有丰富的尼氏体和神经原纤维。

尼氏体：是细胞质内一种嗜碱性物质，又称嗜染质。尼氏体具有合成蛋白质和神经递质的功能。

神经原纤维：为细丝状结构，在胞体内交织成网，并伸入突起的末梢内，构成细胞支架。神经原纤维对神经元起支持作用，并与物质的运输有关。

（2）突起：由神经元的细胞膜和细胞质突出而成，分为树突和轴突两种。

树突：每个神经元可以有一个或多个树突，分支呈树枝状。树突具有感受刺激并将刺激转化为神经冲动传向细胞体的功能。

轴突：一个神经元只有一个轴突，细而长，表面光滑。轴突可将胞体的神经冲动传出到其他神经元或效应器。

2. 神经元的分类

（1）按神经元突起的数目：可分为3类（图上-1-20）：①假单极神经元，由胞体发

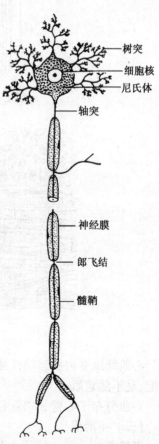

图上-1-19　神经元模式图

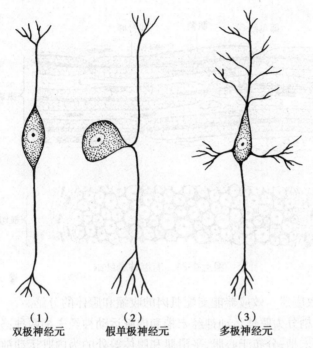

（1）　　　　　（2）　　　　　（3）
双极神经元　　假单极神经元　　多极神经元

图上-1-20　神经元的形态分类

出一个突起,离开胞体不远处便分出两支,一支进入中枢神经系统,称中枢突(轴突),另一支分布到周围器官或组织内,称周围突(树突);②双极神经元,有一个树突,一个轴突;③多极神经元,有多个树突,一个轴突。

（2）按神经元的功能:亦可分为3类:①感觉神经元(传入神经元),是感受刺激,形成神经冲动,并将冲动传向中枢的神经元;②运动神经元(传出神经元),是将中枢发出的神经冲动传出到肌肉或腺体等效应器,使其产生一定效应的神经元;③联络神经元(中间神经元),是位于感觉神经元和运动神经元之间,起联络作用神经元。

3. 突触　突触是神经元与神经元之间,或神经元与非神经元之间的一种特化的细胞连接(见《生理学》相关内容)。

4. 神经纤维　神经元的轴突或长的树突及其周围的神经胶质细胞构成神经纤维。神经纤维具有传导神经冲动的功能。

根据神经纤维有无髓鞘,可分为有髓神经纤维和无髓神经纤维两种(图上-1-21)。

（1）有髓神经纤维:中央为神经元的突起,称轴索,突起的周围包有髓鞘和神经膜。髓鞘和神经膜具有节段性,节段与节段之间的缩窄部称郎飞结。髓鞘具有绝缘和保护作用;神经膜对神经纤维有营养、保护和再生作用。

（2）无髓神经纤维:轴突外无髓鞘,仅由一层神经膜包裹。

5. 神经末梢　周围神经纤维的终末部分,终止于其他组织,形成一定的结构,称神经末梢。按其功能可分感觉神经末梢和运动神经末梢两类。

（1）感觉神经末梢:是感觉神经元周围突的终末部分与周围组织共同形成的特殊结构,又称感受器。感受器能感受体内、外环境的刺激,并将刺激转化为神经冲动。

感觉神经末梢主要有游离神经末梢、触觉小体、环层小体、肌梭等。

（2）运动神经末梢:是运动神经元轴突的终末部分在肌组织或腺体等处形成的

21

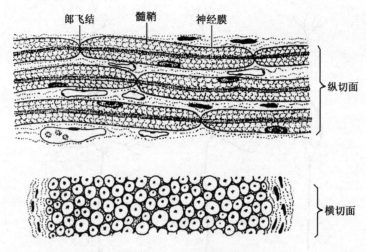

图上-1-21　有髓神经纤维

特殊结构,又称效应器。效应器能支配肌肉的收缩和腺体的分泌。

运动神经末梢分为躯体运动神经末梢和内脏运动神经末梢两种:分布于骨骼肌的为躯体运动神经末梢;分布于心肌、平滑肌和腺体等处的为内脏运动神经末梢。

（二）神经胶质细胞

神经胶质细胞简称神经胶质,广泛分布于神经系统内。神经胶质细胞具有突起,但无树突和轴突之分,没有感受刺激和传导神经冲动的功能。

胶质细胞主要有以下几种:①少突胶质细胞,突起少,参与形成髓鞘;②小胶质细

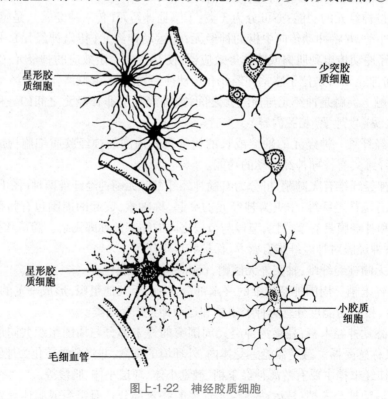

图上-1-22　神经胶质细胞

胞,胞体小,具有吞噬功能;③星形胶质细胞,有多个突起与毛细血管相接触,参与构成血-脑屏障;④神经膜细胞(施万细胞),参与形成周围神经纤维的髓鞘和神经膜,并对神经纤维的再生起诱导作用(图上-1-22)。

(孙 琪)

 复习思考题

1. 何谓细胞膜、细胞器、细胞周期、内皮、间皮、肌节、尼氏体、神经末梢?

2. 简述染色体的化学成分、功能和体细胞染色体的数目。

3. 简述被覆上皮的分类、分布及主要功能。

4. 简述疏松结缔组织各种细胞的功能。

5. 神经元的形态结构和分类如何?

第二章

运 动 系 统

学习要点

1. 运动系统的组成;骨的形态分类、构造;关节的基本构造。
2. 脊柱、胸廓、骨盆的组成与功能。
3. 肩关节、肘关节、腕关节、髋关节、膝关节、踝关节的组成与功能。
4. 骨骼肌的形态分类、分部。

运动系统(locomotor system)由骨、骨连结和骨骼肌三部分组成。骨和骨连结构成人体的支架结构,称骨骼。骨骼肌跨越关节附着于骨骼。

骨骼和骨骼肌共同赋予人体基本外形,并构成颅腔、胸腔等体腔的壁,完成支持人体、保护体腔内器官的作用。骨骼肌收缩时,牵引骨产生运动。在运动过程中,骨是运动的杠杆,骨连结是运动的枢纽,骨骼肌是运动的动力器官。运动系统在神经系统的调节下,完成各种随意运动。

第一节 骨

一、概述

成人骨约有 206 块(图上-2-1)。按其所在部位分为躯干骨、颅骨和四肢骨三部分。各部分骨的数目见表上-2-1。

表上-2-1 全身各骨的数目

躯干骨	颅 骨	四肢骨
椎骨　26 块	脑颅骨　8 块	上肢骨　64 块
肋　　24 块	面颅骨　15 块	下肢骨　62 块
胸骨　1 块	听小骨　6 块	

（一）骨的形态

根据骨(bone)的形态可分为长骨、短骨、扁骨、不规则骨 4 类。

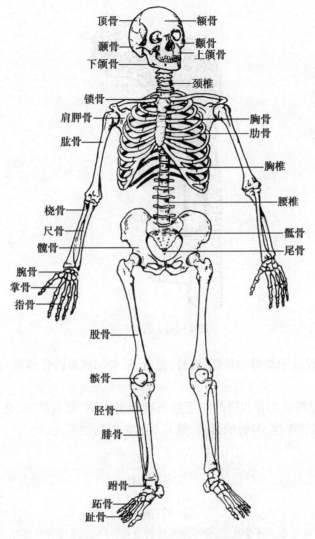

图上-2-1　人体的骨骼(前面观)

1. 长骨　多分布于四肢,呈长管状。有一体两端,体又称为骨干,内有骨髓腔。两端膨大部分,称为骨骺,其表面有光滑的关节面。

2. 短骨　呈立方形或短柱状成群分布,如腕骨和跗骨等。

3. 扁骨　扁薄呈板状,主要构成颅腔、胸腔和盆腔的壁。

4. 不规则骨　形态不规则,如椎骨、下颌骨等。

(二) 骨的构造

骨的基本构造包括骨质、骨髓和骨膜三部分(图上-2-2)。

1. 骨质　分为骨密质和骨松质两部分。骨密质分布于骨的表层和长骨体,致密坚硬,耐压性强;骨松质呈海绵状,由骨小梁构成,分布于长骨的两端和其他类型骨的内部。

2. 骨髓　充填于长骨的骨髓腔和骨松质的网眼内,由疏松结缔组织和大量不同发育阶段的血细胞组成。胎儿和幼儿的骨髓均为红骨髓,具有造血功能。6 岁开始,红骨髓逐渐被脂肪组织替代而成黄骨髓,暂时丧失造血能力,但保留潜在的造血功能。

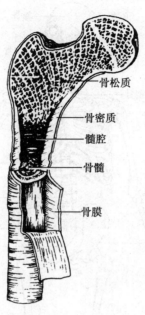

图上-2-2　骨的构造

成年后,红骨髓仅存于长骨的骨骺、胸骨、髂骨、肋骨和椎骨的骨松质内,并终生保持造血功能。

3. 骨膜　是覆盖在骨表面的一层致密结缔组织膜,富有神经、血管、淋巴管和大量成骨细胞及破骨细胞,与骨的营养、修复及感觉等功能有关。

 知识链接

骨 质 疏 松

　　原发性骨质疏松是以骨量减少、骨的微细结构退化为特征、致使骨的脆性增加,而易于发生骨折的一种全身性骨骼疾病。表现为骨密质萎缩变薄,骨小梁变细、数量减少。主要影响椎骨、股骨颈等。老年人尤其是绝经后的老年女性较易发生胸椎、腰椎压缩性骨折,股骨颈、肱骨上端及桡骨下端骨折也较为多见。预防措施:①日光浴,充足的日光照射可以在体内合成足量的维生素 D,有助于钙的吸收;②适量运动,以改善骨的血液供应,增加骨密度;③多吃含钙及蛋白质的食物,100ml 的牛奶中含钙 125mg,饮用牛奶是一种良好的补钙方法。

（三）骨的化学成分和物理特性

　　骨的化学成分主要由有机质和无机质构成。有机质主要由骨胶原纤维和黏多糖蛋白组成,使骨具有一定韧性和弹性;无机质主要是磷酸钙和碳酸钙,使骨具有硬度和脆性。

　　骨的化学成分和物理特性因年龄的不同而变化。成年人的骨,有机质约占 1/3,无机质约占 2/3,使骨既具有较好的韧性和弹性,又有良好的坚硬度;小儿的骨,有机质含量较多,无机质较少,弹性大而硬度小,容易发生变形,但不易发生骨折;老年人的骨,有机质较少而无机质较多,骨的脆性较大,易发生骨折。

二、颅骨

（一）颅的组成

颅（skull）位于脊柱的上方，由 23 块骨组成（不含中耳内的 3 对听小骨），可分为脑颅骨和面颅骨两部分（图上-2-3）。

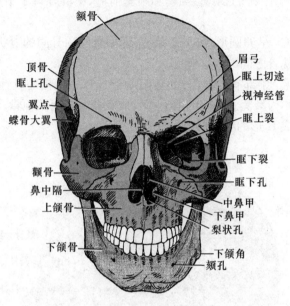

图上-2-3 颅骨前面观

1. **脑颅骨** 共 8 块，包括单一的额骨、筛骨、蝶骨、枕骨以及成对的顶骨和颞骨，它们共同构成颅盖和颅底。

2. **面颅骨** 共 15 块，由成对的鼻骨、颧骨、泪骨、腭骨、上颌骨、下鼻甲骨及不成对的下颌骨、舌骨和犁骨组成，其共同构成面部的基础。

（二）颅的整体观

1. **颅的前面观** 颅的前面有一对容纳眼球的眶和位于中间的骨性鼻腔（图上-2-4）。

眶略呈四边锥体形，尖向后内，借视神经管颅腔相通。眶上缘的内、中 1/3 交界处

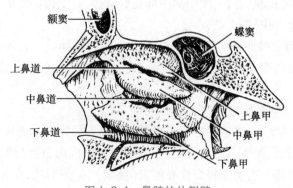

图上-2-4 鼻腔的外侧壁

有眶上孔,眶下缘中点的下方约 1cm 处有眶下孔。

骨性鼻腔,位于面颅中央,被骨性鼻中隔分为左右两腔。每侧鼻腔的外侧壁上有 3 片卷曲的骨片向内下方突起,分别为上、中、下鼻甲,相应各鼻甲下方有上、中、下鼻道。骨性鼻腔的前口称梨状孔;后口成对,称鼻后孔(图上-2-4)。

在鼻腔周围的颅骨内,有一些含气空腔称鼻旁窦,包括额窦、筛窦、蝶窦和上颌窦。其中蝶窦开口于蝶筛隐窝;上颌窦、额窦和筛窦前群、中群开口于中鼻道;筛窦后群开口于上鼻道。

2. 颅的顶面观 呈卵圆形,可见 3 条缝,即额骨与顶骨间的冠状缝;左、右顶骨间的矢状缝;顶骨与枕骨之间的人字缝。

3. 颅的侧面观 中部有外耳门,外耳门后下方有一粗糙的骨性突起,称为乳突。颧弓上方的凹陷,称为颞窝。颞窝的前下部骨质较薄,在额骨、顶骨、颞骨、蝶骨会合处尤为薄弱,此处构成 H 形的缝,称为翼点(图上-2-5)。

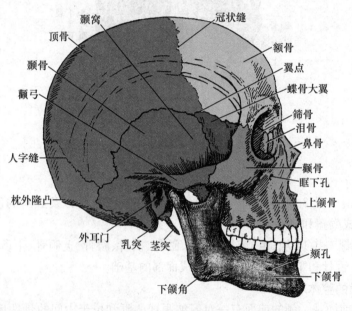

图上-2-5 颅侧面观

4. 颅底内面观 颅底内面凹凸不平,由前向后,有呈阶梯状排列的 3 个凹窝,分别为颅前窝、颅中窝和颅后窝。颅中窝中部是蝶骨体,其上面的凹陷,称为垂体窝。颅后窝中央部有枕骨大孔(图上-2-6)。

5. 颅底外面观 颅底外面高低不平,可分为前后两部分。后部中央有枕骨大孔。枕骨大孔的前外侧各有 1 个隆起,称枕髁。枕骨大孔的后上方有枕外隆凸(图上-2-7)。

(三)新生儿颅骨的特征

由于在胎儿时期脑和感觉器官比咀嚼和呼吸器官的发育早而快,故新生儿的脑颅远大于面颅;新生儿颅骨尚未完全骨化,颅骨之间留有间隙,由结缔组织膜所填充,称颅囟。其中在矢状缝与冠状缝相交处有前囟(额囟),呈菱形状;在矢状缝与人字缝相交处有后囟(枕囟),呈三角形。前囟于出生后约 1 岁半左右逐渐骨化闭合;后囟于出

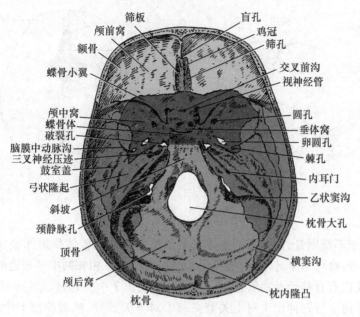

图上-2-6 颅底内面观

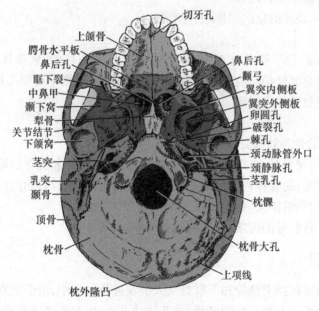

图上-2-7 颅底外面观

生后不久即闭合(图上-2-8)。

三、躯干骨

躯干骨的组成包括26块椎骨、1块胸骨和12对肋。它们分别参与脊柱、胸廓和骨盆的构成。

(一)椎骨

椎骨(vertebrae)包括颈椎7块、胸椎12块、腰椎5块、骶骨1块、尾骨1块。

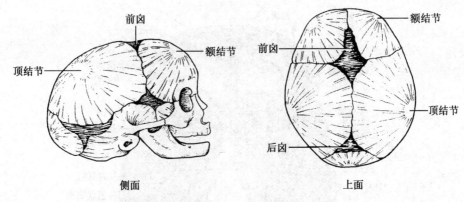

图上-2-8 新生儿颅

椎骨属于不规则骨,由前部的椎体和后部椎弓构成。椎体呈短圆柱状,是椎骨负重的主要部分;椎弓呈半环形,由椎弓根和椎弓板构成。相邻两椎弓根之间围成的孔,称椎间孔,孔内有脊神经和血管通过。从椎弓上发出 7 个突起,包括:向两侧伸出 1 对横突;向上和向下分别伸出 1 对上关节突和 1 对下关节突;向后伸出 1 个棘突。椎体与椎弓共同围成椎孔。全部椎骨的椎孔连成椎管,椎管内容纳脊髓及其被膜等结构。

骶骨由 5 块骶椎融合而成。

尾骨由 3~4 块已退化的尾椎融合而成。

(二)胸骨

胸骨(sternum)位于胸前壁正中,从上向下可分为胸骨柄、胸骨体、剑突三部分。胸骨柄和胸骨体交界处稍向前凸,称为胸骨角。胸骨角两侧平对第 2 肋,是临床上确定肋和肋间隙序数的体表标志。

(三)肋

肋(ribs)由肋骨和肋软骨组成,共 12 对。

肋骨呈弓形,属扁骨,自前向后可分为肋骨前端、肋骨体和肋骨后端三部分。肋骨前端与肋软骨相连;肋骨体内侧面近下缘处有一浅沟,称为肋沟,肋沟内有肋间血管和神经走行;肋骨后端的膨大,称为肋头,与椎体肋凹相关节。

肋软骨位于各肋骨的前端,由透明软骨构成。

四、四肢骨

四肢骨的组成包括上肢骨和下肢骨。人类在进化过程中,由于直立和劳动,使上、下肢有了明确分工。上肢骨纤细轻巧,关节运动灵活,成为劳动的器官;下肢骨粗壮结实,关节稳固,具有支持躯体、承受体重和行走的功能。

(一)上肢骨

上肢骨每侧有 32 块,包括锁骨、肩胛骨、肱骨、尺骨、桡骨和手骨(图上-2-9)。

1. 锁骨 位于颈根部皮下,全长均可摸到。锁骨呈"～"形,分一体两端,锁骨内侧端粗大,称胸骨端;外侧端扁平,称肩峰端。

2. 肩胛骨 位于胸廓背面外上方,平第 2~7 肋之间。肩胛骨为一三角形扁骨,有两面、三角和三缘。

肩胛骨外侧角粗大,有卵圆形的关节面,称关节盂;上角平第 2 肋;下角平第 7 肋。

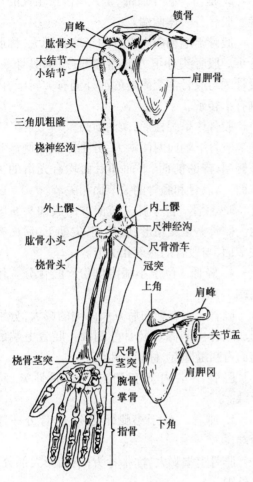

图上-2-9　上肢骨

肩胛骨的上、下角均为计数肋骨和间隙的体表标志。

3. 肱骨　位于上臂,分一体两端。

肱骨上端有朝向上后内方的半球形膨大,称肱骨头。

肱骨体中部外侧面有一粗糙隆起,称三角肌粗隆。三角肌粗隆的后下方有一条浅沟,称桡神经沟,有桡神经通过。

肱骨下端前后略扁,有两个关节面,内侧的称肱骨滑车;外侧的称肱骨小头。

在肱骨下端的内、外侧各有一突起,分别称内上髁和外上髁。内上髁后方有尺神经沟,有尺神经通过。

4. 尺骨　位于前臂内侧部,分一体两端。

尺骨上端粗大,有两个朝向前方的骨突,上方者称鹰嘴,下方者称冠突,两突之间的半月形关节面,称滑车切迹。

尺骨下端细小,为球形膨大的尺骨头。尺骨头的后内侧有向下突起,称尺骨茎突。

5. 桡骨　位于前臂外侧部,分一体两端。

桡骨上端细小,呈短柱状,称桡骨头。

桡骨下端粗大,外侧有向下突出的桡骨茎突。

6. 手骨　包括腕骨,掌骨和指骨。

腕骨为8块短骨,分近侧和远侧两列。由桡侧向尺侧排列,近侧列依次为手舟骨、月骨、三角骨和豌豆骨;远侧列依次为大多角骨、小多角骨、头状骨和钩骨。

掌骨和指骨均属长骨,其中掌骨5块;指骨14块。

（二）下肢骨

下肢骨每侧有31块,包括髋骨、股骨、髌骨、胫骨、腓骨和足骨(图上-2-10)。

1. 髋骨　位于盆部,是不规则的扁骨。髋骨的外侧面有一深窝,称髋臼。髋臼前下方的卵圆形大孔,称闭孔。髋骨由髂骨、耻骨和坐骨组成。

髂骨构成髋骨的上部。髂骨上缘的骨性隆起,称髂嵴。两侧髂嵴最高点的连线平对第4腰椎的棘突,是腰椎穿刺时确定椎骨序数的标志。髂嵴的前端的突起,称髂前上棘。自髂前上棘向后5~7cm处,髂嵴向外侧的骨突,称髂结节。

耻骨构成髋骨的前下部。耻骨的前内侧有一长椭圆形的粗糙面,称为耻骨联合面。耻骨联合面外上方圆形的骨突,称耻骨结节。

坐骨构成髋骨的后下部。坐骨的后下部肥厚,其最低部的骨突,称坐骨结节。

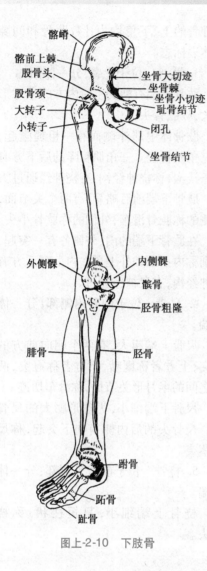

图上-2-10 下肢骨

图中标注：髂嵴、髂前上棘、股骨头、股骨颈、大转子、小转子、坐骨大切迹、坐骨棘、坐骨小切迹、耻骨结节、闭孔、坐骨结节、外侧髁、内侧髁、髌骨、胫骨粗隆、腓骨、胫骨、跗骨、跖骨、趾骨

2. 股骨　位于股部,是人体内最粗大的长骨。股骨分一体两端。

股骨上端朝向内上方的半球状膨大,称股骨头。股骨头外下方的缩细部分,称股骨颈。股骨颈与股骨体交界处的前外侧有大转子,内侧有小转子。

股骨体呈圆柱形,微向前凸。

股骨下端向两侧膨大,分别形成内侧髁和外侧髁,髁的前面、下面和后面均有光滑的关节面,与髌骨和胫骨的关节面相关节。

3. 髌骨　位于膝关节前方的股四头肌腱内。髌骨略呈三角形,底朝上,尖朝下,后面有关节面,与股骨的髌面相关节。

4. 胫骨　位于小腿内侧份。胫骨分一体两端。

胫骨上端有朝向后方和两侧的膨大,分别形成胫骨内侧髁和胫骨外侧髁。胫骨上端的前面有粗糙隆起,称胫骨粗隆。

胫骨下端内侧有朝向下方的骨突,称内踝。

5. 腓骨　位于小腿外侧份,腓骨分一体两端。

腓骨上端膨大,称腓骨头;下端膨大部分,称外踝。

6. 足骨　包括跗骨 7 块、跖骨 5 块、趾骨14 块。

第二节　骨　连　结

一、概述

骨与骨之间的连接装置,称骨连结。骨连结可分为直接连结和间接连结两类(图上-2-11)。

（一）直接连结

直接连结是指骨与骨之间借致密结缔组织膜、软骨或骨直接相连,形成的纤维连结、软骨连结和骨性结合。直接连结的两骨之间无腔隙,运动范围很小或不能运动。

（二）间接连结

间接连结又称为关节(joint articulation)。是骨与骨之间借结缔组织囊相连,相对的骨面间有腔隙,腔内充以滑液,因而关节一般具有较大的活动性。

1. 关节的基本构造　包括关节面、关节囊和关节腔三部分。

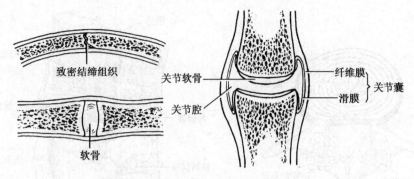

图上-2-11 骨连结

（1）关节面：是参与构成关节的各相关骨的接触面。关节面表面覆有一层光滑而富含弹性的关节软骨，可减少运动时的摩擦和缓冲外力冲击的作用。

（2）关节囊：是由结缔组织构成的膜性囊，附着于关节面的周缘及其附近的骨面上。关节囊分内外两层。外层为纤维膜，由致密结缔组织构成，厚而坚韧；内层为滑膜，由疏松结缔组织构成，薄而柔软，内面光滑，能分泌滑液。滑液有减少关节运动时的摩擦和营养关节软骨等功能。

（3）关节腔：是关节软骨和关节囊的滑膜层共同围成的密闭腔隙，其内含有少量的滑液。关节腔内为负压，对维持关节的稳固性有重要作用。

2. 关节的辅助结构　关节的辅助结构包括韧带、关节盘或半月板等，对增强关节的稳固性和灵活性具有重要意义。

3. 关节的运动形式　主要有屈和伸、内收和外展、旋内和旋外以及环转运动。

二、颅骨的连结

颅骨之间多数是以致密结缔组织或软骨直接相连结，唯有下颌骨与颞骨之间构成颞下颌关节。

颞下颌关节，又称下颌关节，由颞骨的下颌窝、关节结节与下颌骨的下颌头构成。颞下颌关节的运动是两侧颞下颌关节的联合运动，可使下颌骨上提（闭口）、下降（开口）、前移、后退及侧方运动。

三、躯干骨的连结

躯干骨借其骨连结分别构成脊柱和胸廓。

（一）脊柱

脊柱（vertebral column）位于躯干背部正中，构成人体的中轴。脊柱由 24 块椎骨、1 块骶骨和 1 块尾骨借椎间盘、韧带和关节连结而成（图上-2-12、图上-2-13）。

从侧面观察，可见脊柱有 4 个生理弯曲，即颈曲、胸曲、腰曲和骶曲，其中颈曲、腰曲凸向前；胸曲、骶曲凸向后。这些弯曲增加了脊柱的弹性，以减轻行走、跳跃等运动时，对脑和内脏器官的冲击与震荡的作用（图上-2-14）。

脊柱是躯干运动的中轴和枢纽，能完成各种方向的运动。脊柱的主要运动有前屈、后伸、侧屈和旋转等。脊柱参与构成胸腔、腹腔、盆腔和椎管壁，有保护腔内器官的功能。

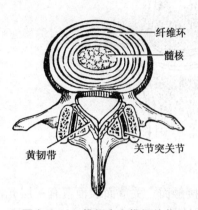

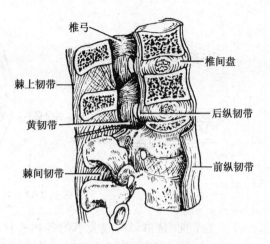

图上-2-12　椎间盘和椎间关节　　　　　图上-2-13　椎骨间的连结

（二）胸廓

胸廓（thorax）由 12 块胸椎、12 对肋、1 块胸骨和它们之间的连结共同构成（图上-2-15）。

胸廓呈前、后略扁，上窄下宽的圆锥形，有上下两口，上口小，下口较大。相邻两肋之间的间隙，称肋间隙。肋软骨位于各肋骨的前端，其中第 1 ~ 7 对肋前端与胸骨相连构成胸肋关节；第 8 ~ 10 对肋软骨不直接与胸骨相连，而是依次连于上位肋软骨的下缘；第 11 ~ 12 对肋前端游离于腹前壁肌层中。第 7 ~ 10 对肋软骨依次相连形成一条连续的软骨缘，称肋弓。肋弓是临床上的重要骨性标志。

胸廓除具有保护和支持功能外，主要参与呼吸运动。在呼吸肌的作用下，肋前端上提，胸骨上升，肋骨向前外扩展，从而扩大了胸廓的前后径和横径，胸腔容积增大，助吸气；在重力和呼吸肌的作用下，胸廓做相反的运动，胸腔容积减小，助呼气。

四、四肢骨的连结

（一）上肢骨的连结

1. 肩关节　肩关节（shoulder joint）由肩胛骨的关节盂和肱骨头构成。

肱骨头大而圆，关节盂小而浅，关节囊薄而松弛，关节囊的前方、后方、上方均有肌腱和韧带加强，而下方较薄弱，故肩关节常在下方脱位。

肩关节是人体运动最灵活的关节，能做屈、伸、收、展、旋内、旋外、环转运动。

2. 肘关节　肘关节（elbow joint）由肱骨下端和尺

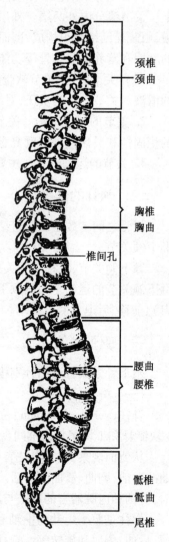

图上-2-14　脊柱的生理弯曲

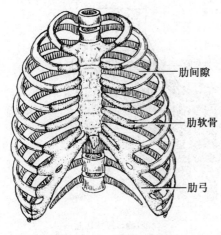

图上-2-15 胸廓(前面)

骨、桡骨上端连结而成。肘关节的前、后壁均薄而松弛,内侧壁、外侧壁较紧张,并有韧带加强。肘关节可做前屈、后伸运动。

3. 桡腕关节 又称腕关节(wrist joint),由桡骨下端的腕关节面、尺骨头下方的关节盘和腕骨的手舟骨、月骨、三角骨的近侧关节面构成。

桡腕关节可做屈、伸、内收、外展和环转运动。

(二)下肢骨的连结

1. 髋骨的连结 两侧髋骨的后部借骶髂关节、韧带与骶骨相连;前部借耻骨联合互相连接。两侧髋骨、骶骨和尾骨共同构成骨盆。

骨盆(pelvis)由左右髋骨、骶骨、尾骨及其骨连结而成。骨盆分为上部的大骨盆和下部的小骨盆。小骨盆的内腔,称骨盆腔。

骨盆具有保护盆腔内器官和支持、传递重力的功能。女性的骨盆是胎儿娩出的产道(图上-2-16)。

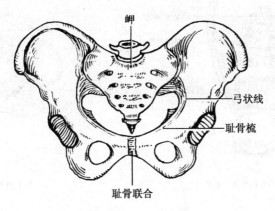

图上-2-16 骨盆

2. 髋关节 髋关节(hip joint)由髋臼和股骨头组成。

髋臼窝深,股骨头有2/3容纳在髋臼窝内。髋关节的关节囊厚而坚韧,周围有韧带加强,关节囊的后下壁较薄弱。

髋关节能做前屈、后伸、内收、外展、内旋、外旋及环转运动(图上-2-17)。

3. 膝关节 膝关节(knee joint)是人体最大、结构最复杂的关节,由股骨下端、胫骨上端和髌骨共同构成。

膝关节的关节囊宽阔而松弛,关节囊周围有韧带加强,关节囊的前壁有髌韧带,内、外侧壁分别是胫侧副韧带和腓侧副韧带。膝关节囊内有连接股骨和胫骨的前交叉韧带和后交叉韧带,分别限制胫骨向前后过度移位。膝关节囊内有内、外侧半月板,分别位于股骨和胫骨的同名髁之间,可使股骨和胫骨两骨的关节面更相适应。

35

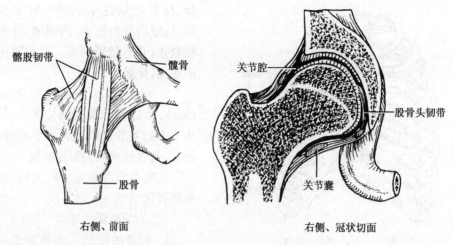

图上-2-17 髋关节

膝关节能做前屈、后伸运动;当膝关节处于半屈曲位时,还可做轻度的旋转运动(图上-2-18)。

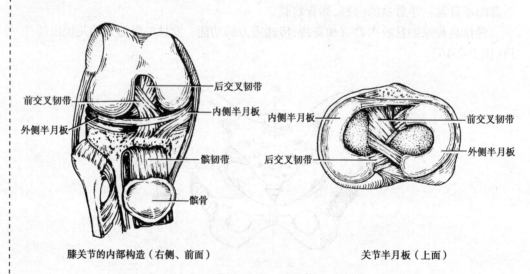

膝关节的内部构造（右侧、前面）　　　关节半月板（上面）

图上-2-18 膝关节

4. 距小腿关节　距小腿关节(ankle joint)又称踝关节,由胫骨下端、腓骨下端与距骨构成。

踝关节能做屈(跖屈)、伸(背屈)运动(图上-2-19)。

5. 足弓　足的跗骨和跖骨借其连结,在纵、横方向上均形成凸向上方的弓,称为足弓。

足弓能增强足的弹性,从而保证直立时足底着地的稳固性,有利于行走和跳跃,可缓冲震荡;可保护足底的血管、神经免受压迫。

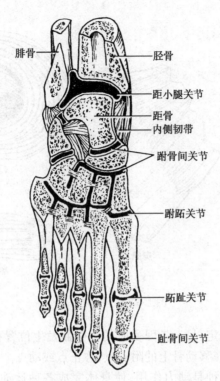

腓骨

胫骨

距小腿关节

距骨

内侧韧带

跗骨间关节

跗跖关节

跖趾关节

趾骨间关节

图上-2-19 距小腿关节

第三节 骨 骼 肌

一、概述

运动系统中的肌是骨骼肌,人体全身骨骼肌约有 600 余块,约占人体重量的 40%。全身骨骼肌依其所在的部位可分为头肌、躯干肌和四肢肌。

（一）肌的形态

根据骨骼肌的外形,可分为长肌、短肌、扁肌和轮匝肌(图上-2-20)。

1. 长肌　呈长梭形或带状,多分布在四肢,收缩时引起大幅度的运动。

2. 短肌　短小,多分布在躯干深部,收缩时运动幅度较小。

3. 扁肌　扁薄宽阔,又称阔肌,分布于躯干的浅层,收缩时引起躯干的运动,并对内脏器官有保护和支持的作用。

4. 轮匝肌　呈环行,位于孔、裂的周围,收缩时关闭孔、裂。

（二）肌的构造

每块骨骼肌均由肌腹和肌腱构成。肌腹位于肌的中部,主要由骨骼肌纤维构成,色红而柔软,具有收缩和舒张能力。肌腱位于肌的两端,主要由致密结缔组织构成,色白而坚韧,无收缩能力。肌腹借肌腱附着于骨骼。长肌的肌腱呈条索状称腱索;阔肌的肌腱薄而宽阔呈膜状又称腱膜。

（三）肌的起止点和作用

骨骼肌通常借两端的肌腱附着于两块或多块骨面上,跨越一个或多个关节。肌收

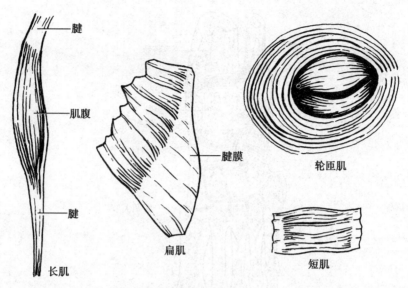

图上-2-20 肌的形态

缩时,一骨的位置相对固定,另一骨因受肌的牵引而发生位置移动。肌在固定骨上的附着点,称起点或定点,在移动骨上的附着点,称止点或动点。

肌的作用有两种:一种是动力作用,使身体完成各种运动,如伸手取物、行走、跳跃、奔跑等;另一种是静力作用,通过肌内少量肌纤维轮流交替收缩,使肌具有一定的张力,以维持身体的平衡和保持一定的姿势,如站立、坐位等。

（四）肌的辅助装置

肌的辅助装置主要包括筋膜、滑膜囊、腱鞘。

1. 筋膜 分浅筋膜和深筋膜两种。

（1）浅筋膜:位于皮下,又称皮下筋膜,由疏松结缔组织构成。浅筋膜具有保护深部组织和维持体温等作用。

（2）深筋膜:位于浅筋膜的深面,又称固有筋膜,由致密结缔组织构成。深筋膜除能保护肌免受摩擦外,还有利于肌的运动。

2. 滑膜囊 是密闭的结缔组织囊,内含滑液,位于某些肌腱与骨面之间,可减少运动时的摩擦。

3. 腱鞘 为套在长肌腱周围的鞘管。多见于手关节和足关节附近的一些长肌腱。腱鞘可约束肌腱及减少肌腱在运动时的摩擦。

二、头肌

头肌按功能可分为面肌及咀嚼肌两部分（见文末彩图 1、文末彩图 2）。

（一）面肌

面肌（facial muscles）为扁薄的皮肌,主要分布在睑裂、口裂和鼻孔的周围,有环行肌和辐射肌两种。面肌收缩时,使面部孔裂开大或闭合,同时能牵动面部皮肤显示出喜、怒、哀、乐等各种表情,故又称表情肌。

面肌主要有眼轮匝肌、口轮匝肌、枕额肌等。眼轮匝肌位于眼裂周围,收缩时可使眼睑闭合;口轮匝肌位于口裂周围,收缩时可使口裂闭合;枕额肌位于颅顶部,由枕腹、额腹和两肌腹之间的帽状腱膜构成,收缩时可牵拉头皮移动,额腹还可提眉,使额部皮肤出现皱纹。

（二）咀嚼肌

咀嚼肌（masticatory muscles）位于颞下颌关节周围,参与咀嚼运动,主要有咬肌和颞肌,收缩时可上提下颌骨,完成咀嚼和语言运动。

三、躯干肌

躯干肌包括颈肌、背肌、胸肌、膈、腹肌和盆底肌（见文末彩图1、文末彩图2）。

（一）颈肌

颈肌（muscles of neck）位于颈根部,分浅、深两群。浅群主要有颈阔肌,胸锁乳突肌、舌骨上肌群和舌骨下肌群;深群主要有斜角肌等。

胸锁乳突肌斜列于颈的两侧部。胸锁乳突肌一侧收缩,使头屈向同侧,面朝向对侧;两侧同时收缩,使头后仰。

（二）背肌

背肌（muscles of back）分为浅、深两群,浅群多为阔肌,主要有斜方肌和背阔肌;深群主要有竖脊肌。

1. 斜方肌　位于项部和背上部,为三角形扁肌,两侧合并呈斜方形。两侧斜方肌同时收缩,可使肩胛骨向脊柱方向靠拢。

2. 背阔肌　位于背下部、腰部和胸侧壁。背阔肌收缩时可使肱骨内收、旋内和后伸,当上肢上举被固定时则可上提躯干（引体向上）。

3. 竖脊肌　位于斜方肌、背阔肌的深面和全部椎骨棘突的两侧。竖脊肌收缩时使脊柱后伸和仰头,对维持人体直立姿势有重要作用。

（三）胸肌

胸肌（muscles of thorax）分为两群:一群为胸上肢肌,运动上肢,主要有胸大肌、胸小肌和前锯肌;另一群为胸固有肌,参与胸壁的构成,收缩时运动胸廓,主要有肋间外肌和肋间内肌。

1. 胸大肌　位于胸前壁的上部,位置表浅,呈扇形。胸大肌收缩时,可使肩关节内收、旋内和前屈。若上肢上举固定,可上提躯干。

2. 肋间外肌　共11对,位于各肋间隙的浅层。肋间外肌收缩时,可提肋,助吸气。

3. 肋间内肌　位于肋间外肌的深面。肋间内肌收缩时,可降肋,助呼气。

（四）膈

膈（diaphragm）位于胸腔和腹腔之间,封闭胸廓下口,分隔胸腔和腹腔。

膈为向上膨隆的阔肌。膈的周围部是肌质,起于胸廓下口,中央部为腱膜,称中心腱。膈上有3个裂孔,自后向前依次为主动脉裂孔、食管裂孔和腔静脉孔,分别主要有主动脉、食管及下腔静脉等通过。

膈为主要的呼吸肌,收缩时膈顶下降,胸腔容积扩大,引起吸气;膈舒张时膈顶上升,恢复原位,胸腔容积缩小,引起呼气。

膈和腹肌同时收缩,可增加腹压,协助排便、呕吐和分娩等活动。

（五）腹肌

腹肌（muscles of abdomen）位于胸廓下口与骨盆上缘之间，参与腹壁的组成。腹肌分为前外侧群和后群。前外侧群有腹直肌、腹外斜肌、腹内斜肌和腹横肌；后群有腰大肌和腰方肌。

腹直肌位于腹前壁正中线的两侧；腹外斜肌位于腹前外侧壁的浅层；腹内斜肌位于腹外斜肌的深面；腹横肌位于腹内斜肌的深面。三层阔肌的腱膜向内侧在腹前正中线的两侧包裹腹直肌形成腹直肌鞘；在腹前壁正中线处交织形成白线。腹外斜肌腱膜下缘卷曲增厚，附着于髂前上棘与耻骨结节之间，形成腹股沟韧带。

腹肌保护、支持腹腔脏器。收缩时：能增加腹压，协助完成咳嗽、呕吐、排便和分娩等活动；可降肋，助呼气；可使脊柱做前屈、侧屈和旋转运动。

腹股沟管是位于腹股沟韧带中点内侧半上方，腹前壁下部一个斜行的肌间隙，长约4~5cm，男性有精索通过，女性有子宫圆韧带通过。

（六）盆底肌

盆底肌是封闭小骨盆下口诸肌的总称，其中主要有肛提肌、会阴浅横肌、会阴深横肌和尿道括约肌等。

肛提肌及覆盖于其上、下面的深筋膜共同组成盆膈，盆膈中部有直肠通过。会阴深横肌及覆盖于其上、下面的深筋膜共同组成尿生殖膈，男性尿生殖膈中有尿道通过。女性尿生殖膈中，分别有尿道和阴道通过。

四、四肢肌

四肢肌包括上肢肌和下肢肌。上肢肌的数目多而细小，运动精细灵活；下肢肌的数目较少而强大有力，适用于负重和行走（见文末彩图1、文末彩图2）。

（一）上肢肌

上肢肌包括肩肌、臂肌、前臂肌和手肌。

1. 肩肌 配布在肩关节周围，能运动肩关节，并增强肩关节的稳固性。肩肌有三角肌、肩胛下肌、冈上肌、冈下肌、小圆肌和大圆肌等。

三角肌位于肩部，略呈三角形。三角肌从前面、外侧面和后面包围肩关节。三角肌收缩时，可使肩关节外展。三角肌是临床上常用的肌内注射部位。

2. 臂肌 配布在肱骨周围，主要作用于肘关节。臂肌分前后两群。前群有肱二头肌、喙肱肌和肱肌；后群为肱三头肌。

肱二头肌位于肱骨的前方，收缩时，主要能屈肘关节。肱三头肌位于肱骨的后方，收缩时，主要能伸肘关节。

3. 前臂肌 是配布在尺骨和桡骨周围的肌群，分前后两群。前群共有9块肌，后群共有10块肌。前臂前群肌有屈肘、屈腕、屈指和使前臂旋前的作用；前臂后群肌有伸肘、伸腕、伸指和使前臂旋后的作用。

4. 手肌 位于手掌，分外侧群、中间群和内侧群。

（二）下肢肌

下肢肌包括髋肌、大腿肌、小腿肌和足肌。

1. 髋肌 配布于髋关节的周围，运动髋关节，分前后两群。前群主要有髂腰肌；后群主要有臀大肌、臀中肌、臀小肌和梨状肌等。

髂腰肌,位于髂窝内,由髂肌和腰大肌组成,收缩时,可使髋关节前屈和旋外。

臀大肌,位于臀部浅层,略呈四边形。收缩时,可使髋关节后伸和旋外;在人体直立时,可固定骨盆,防止躯干前倾,对维持人体的直立姿势具有重要作用。臀大肌是临床上常用的肌内注射部位。

2. 大腿肌 位于股骨的周围,可分为前群、内侧群和后群。

(1)前群:位于大腿前部,有缝匠肌和股四头肌。

缝匠肌是全身最长的骨骼肌,呈长扁带状,收缩时,可屈髋关节和膝关节。

股四头肌是全身体积最大的骨骼肌,位于股前部。股四头肌有4个头,向下形成一个扁腱。包绕髌骨的前面和两侧,继而向下延续为髌韧带,止于胫骨粗隆。股四头肌收缩时,可伸膝关节。

(2)内侧群:位于大腿内侧部,共有5块肌,收缩时,可使髋关节完成内收运动。

(3)后群:位于大腿后部,共有3块肌,包括股二头肌、半腱肌和半膜肌。后群肌收缩时,可伸髋关节和屈膝关节。

3. 小腿肌 配布于胫、腓骨周围,可分为前群、外侧群和后群。

(1)前群:位于小腿的前方。前群共有3块肌,包括胫骨前肌、踇长伸肌和趾长伸肌。前群肌收缩时,可伸踝关节,此外,胫骨前肌收缩时可完成足内翻,踇长伸肌和趾长伸肌收缩时可伸踇趾和伸2~5趾。

(2)外侧群:位于腓骨的外侧。外侧群有2块肌,即腓骨长肌和腓骨短肌。外侧群肌收缩时,可使足外翻和屈踝关节。

(3)后群:位于小腿骨的后方。后群肌分浅、深两层。浅层为小腿三头肌,深层为趾长屈肌、胫骨后肌和踇长屈肌。

小腿三头肌由浅层的腓肠肌和深层的比目鱼肌合成,起于股骨下端和胫、腓骨上端的后面,3个头汇合,向下续为跟腱,止于跟骨结节。

小腿三头肌收缩,可屈踝关节和屈膝关节。在站立时,能固定踝关节和膝关节,以防止躯体向前倾斜,对维持人体直立姿势有重要作用。

深层3块肌收缩时,可屈踝关节。此外,还能使足内翻、屈踇趾和屈2~5趾。

4. 足肌 分为足背肌和足底肌。足背肌比较弱小。足底肌的配布情况和作用与手肌相似,主要有屈趾和维持足弓的作用。

 知识链接

骨骼肌损伤的防治

肌细胞的数量在出生时已经由基因确定。体育锻炼能使骨骼肌发达,也仅是增加了每个细胞内肌原纤维的数目,而肌细胞数量并没有增加。骨骼肌损伤后,再生能力很弱、愈合时间较长且易形成瘢痕,因此对骨骼肌损伤的预防与治疗已成为运动医学领域的热点之一。近年来,外源性生长因子、低强度激光照射和中药(黄芪、丹参等)有效成分等已应用于临床治疗骨骼肌损伤。

(杨 涛)

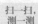

 **复习思考题**

1. 何谓骨骼、翼点、胸骨角、肋弓、腹股沟管?
2. 简述骨、关节的基本结构。
3. 试述人体各骨的名称和位置。
4. 试述肩关节、肘关节、腕关节、髋关节、膝关节和踝关节的组成及运动。
5. 试述骨骼肌的分类、分部、形态结构。

第三章

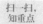

消 化 系 统

 学习要点

1. 消化系统的组成和主要功能。
2. 胃、阑尾、肝、胆囊、胰的位置和形态结构。
3. 胆汁的产生与排出途径。
4. 腹膜与腹膜腔的概念。

第一节 概　　述

一、消化系统的组成和主要功能

消化系统(alimentary system)由消化管和消化腺两部分组成。消化管(alimentary canal)包括口腔、咽、食管、胃、小肠(十二指肠、空肠和回肠)和大肠(盲肠、阑尾、结肠、直肠和肛管)。临床上通常将从口腔到十二指肠的一段消化管,称为上消化管;十二指肠以下的消化管,称为下消化管。消化腺(alimentary gland)包括大消化腺和小消化腺两种。大消化腺是肉眼可见、独立存在的器官,如大唾液腺、肝、胰等。小消化腺位于消化管壁内,如胃腺、肠腺等(图上-3-1)。

消化系统的主要功能是消化食物,吸收营养物质,排出食物残渣。

二、胸部标志线和腹部分区

内脏器官多位于胸腔、腹腔和盆腔。为便于描述内脏器官正常位置和某些器官的体表投影,通常在胸、腹部体表确定若干标志线,并将腹部分为 9 个区。

胸部标志线,主要有:①沿身体前面正中所作的垂线,称为前正中线;②通过锁骨中点所作的垂线,称为锁骨中线;③分别经过腋窝前缘、中点和后缘所作的垂线,分别称为腋前线、腋中线、腋后线;④通过肩胛下角所作的垂线,称为肩胛线;⑤经人体后面正中所作的垂线,称为后正中线。

腹部分区,通常用两条横线和两条纵线把腹部分成 9 个区。两条横线是分别是经过两侧肋弓最低点的连线和两侧髂结节的连线;两条纵线是经两侧腹股沟韧

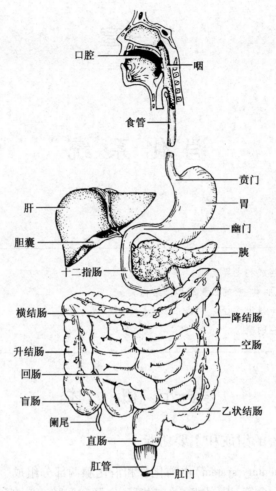

口腔

咽

食管

贲门

胃

幽门

胰

肝

胆囊

十二指肠

横结肠

降结肠

升结肠

空肠

回肠

盲肠

乙状结肠

阑尾

直肠

肛管

肛门

图上-3-1　消化系统模式图

带中点向上引出的两条垂线,把腹部分成9个区:即左季肋区、腹上区、右季肋区;左腹外侧区、脐区、右腹外侧区;左腹股沟区、腹下区、右腹股沟区。临床工作中,常以前正中线和脐的水平线,把腹部分为左上腹部、右上腹部、左下腹部、右下腹部4个区(图上-3-2)。

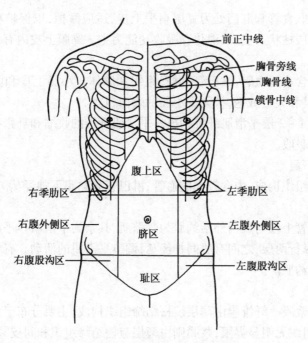

图上-3-2　胸部标志线及腹部分区

第二节　消　化　管

一、消化管的一般结构

　　除口腔外,消化管壁的结构由内向外可分为 4 层,即黏膜、黏膜下层、肌层和外膜（图上-3-3）。

（一）黏膜

　　黏膜是消化管壁最内层,主要由上皮、固有层和黏膜肌层组成,消化管各段结构差

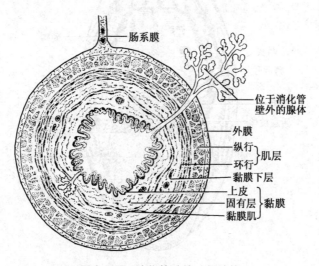

图上-3-3　消化管壁的一般结构

异较大。口腔、咽、食管和肛门处为复层扁平上皮,适应摩擦,以保护功能为主;胃、小肠和大肠则为单层柱状上皮,以消化和吸收功能为主。黏膜上皮内有许多散在的内分泌细胞。

固有层内富含小的血管、淋巴管、淋巴组织和腺体。小肠上皮和固有层向肠腔突出,形成许多皱襞和大量绒毛,扩大了小肠的表面积。

黏膜肌层由 1~2 层平滑肌纤维构成。平滑肌纤维的收缩和舒张有助于食物的消化和营养物质的吸收。

(二)黏膜下层

由疏松结缔组织构成,内含较大的血管、淋巴管和黏膜下神经丛。

(三)肌层

口腔、咽、食管上段与肛门外括约肌为骨骼肌,其余为平滑肌。平滑肌的排列一般分为内环行、外纵行两层,之间有肌间神经丛,调节平滑肌的活动。有些部位的环行肌增厚发达形成括约肌。

(四)外膜

分纤维膜和浆膜。纤维膜由薄层疏松结缔组织构成,主要分布于食管和直肠下端等外层,与周围组织无明显界限;浆膜则由薄层疏松结缔组织和间皮共同组成,表面光滑。分布于胃、大部分小肠与大肠。

二、口腔

口腔(oral cavity)是消化管起始部,向前经口裂通向外界,向后经咽峡通向咽(图上-3-4)。口腔上壁为腭(前 2/3 为硬腭,后 1/3 为软腭),下壁为口腔底,前壁为唇,两侧壁为颊。借牙弓与齿龈可将口腔分为周边的口腔前庭和中央的固有口腔两部分。上、下牙咬合时,口腔前庭可经磨牙后方的间隙与固有口腔相通。临床上当患者牙关紧闭时,可经此间隙插入导管。

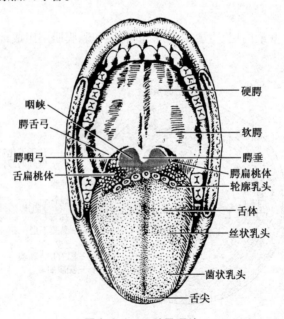

图上-3-4 口腔及咽峡

上、下唇围成口裂,上唇外面中线处有一纵行浅沟,称人中。此处有人中穴,临床上针刺该穴可抢救昏迷病人。在口角与鼻翼之间,皮肤形成鼻唇沟。软腭由肌和黏膜构成,其后缘游离,正中部有一向下的指状突起,称腭垂。其两侧弯向下方,形成两条弓形黏膜皱襞,前方的一对称腭舌弓;后方的一对称腭咽弓。两弓之间的凹窝内有腭扁桃体。腭垂和两侧的腭舌弓及舌根共同围成咽峡,为口腔通向咽的门户。

（一）舌

舌(tongue)位于口腔底,是由骨骼肌构成的肌性器官,表面被覆黏膜。

舌黏膜上有许多小突起,称舌乳头。舌乳头的黏膜上皮中含有味蕾,为味觉感受器。舌下面的黏膜在舌的正中线上有一连于口腔底的黏膜皱襞,称舌系带。在舌系带根部的两侧各有一小黏膜隆起,称舌下阜。舌下阜向后外侧延续形成的黏膜皱襞,称舌下襞。

舌肌为骨骼肌,可分为舌内肌和舌外肌。舌内肌收缩可以改变舌的形状;舌外肌收缩则可以改变舌的位置。

舌具有协助咀嚼、搅拌、吞咽食物和感受味觉的功能。此外,舌还是重要的语言器官。

（二）牙

牙(teeth)镶嵌在上、下颌骨的牙槽内,是人体内最坚硬的器官。其主要功能是咀嚼食物和辅助发音。

人的一生中,先后有两组牙发生,即乳牙和恒压。乳牙从出生后 6 个月开始陆续萌出,至 3 岁左右全部出齐,共 20 个。在 6 岁左右乳牙开始脱落,逐渐更换恒牙,至 14 岁左右基本出齐,共 32 个(图上-3-5)。

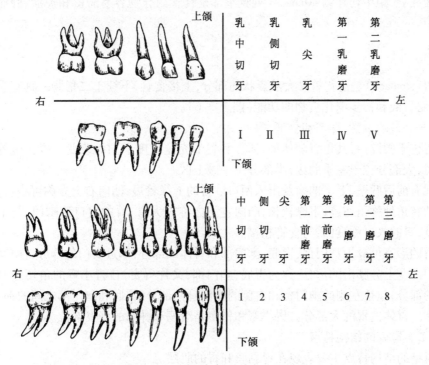

图上-3-5　乳牙与恒牙的名称及排列

牙的形态有牙冠、牙根和牙颈三部分。牙冠露于口腔;牙根嵌入牙槽内;牙颈是介于牙冠和牙根之间稍细的部分,外包以牙龈。

牙由牙质、釉质、牙骨质和牙髓构成。牙质位于牙的内部,构成牙的主体;在牙冠,牙质的表面覆盖有釉质;在牙颈和牙根,牙质的表面包有一层牙骨质;牙的中央有牙腔,腔内容纳牙髓。牙髓由结缔组织、神经、血管和淋巴组织构成。

三、咽

咽(pharynx)为前后略扁的漏斗状肌性管道,全长 12cm。上以盲端起自颅底,下续于食管,两侧是颈部的血管和神经。

咽是消化道和呼吸道的共用通道。咽的上壁、后壁和两侧壁均完整,唯有前壁不完整,自上而下分别与鼻腔、口腔和喉腔相通。因此,分为鼻咽、口咽和喉咽三部分。鼻咽位于鼻腔的后方,向前借鼻后孔与鼻腔相同,两侧借咽鼓管咽口,经咽鼓管通中耳鼓室;口咽位于口腔的后方,向前借咽峡与口腔相通;喉咽位于喉的后方,向前借喉口通喉腔。咽腔向下续接食管。

四、食管

食管(esophagus)为肌性管道,全长约25cm,为消化管最狭窄的部分。食管上端与咽腔相接,下行于气管和脊柱之间,经胸廓的上口入胸腔,穿膈的食管裂孔入腹腔,与胃的贲门相续。

食管全长有 3 处生理性狭窄。第 1 处狭窄位于食管的起始处,距中切牙约 15cm;第 2 处狭窄位于食管与左主支气管交叉处,距中切牙约 25cm;第 3 处狭窄在通过膈的食管裂孔处,距中切牙约 40cm。3 处狭窄部是食管内异物容易滞留和炎症、肿瘤的好发部位。

五、胃

胃(stomach)是消化管膨大成囊状的部分,上接食管,下续十二指肠。具有受纳食物,分泌胃液和初步消化食物的功能(图上-3-6)。

(一) 胃的位置、形态和分部

胃位于腹腔内,其位置随体型、体位和胃的充盈程度不同而改变。胃在中等程度充盈时,大部分位于左季肋区,小部分位于腹上区。

胃有前后两壁,上下两缘及出入两口。胃的上缘较短,凹向右上方称胃小弯,其最低点的转角处称角切迹;下缘较长,凸向左下方称胃大弯;胃的出口称幽门,与十二指肠相续,胃的入口称贲门,与食管相接。

胃的形态可分为贲门部、胃底、幽门部和胃体四部分:即近贲门的部分,称贲门部;自贲门向左上方膨出的部分,称为胃底;幽门部,又称胃窦,自胃小弯的角切迹向右至幽门的部分,包括左侧的幽门窦和右侧的幽门管两部分;胃底和幽门部之间的部分,称为胃体。胃体占胃的大部分。胃小弯和胃窦是溃疡和肿瘤的好发部位。

(二) 胃壁的结构特点

胃壁的结构特点主要表现在胃黏膜和胃的肌层。

1. 黏膜 胃黏膜的上皮为单层柱状上皮,分泌黏液,保护胃黏膜。胃黏膜的固有

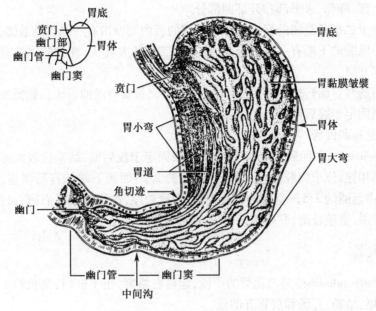

图上-3-6 胃的形态、分部及黏膜

层中有大量胃腺,其中主要是贲门腺、幽门腺和胃底腺。贲门腺和幽门腺分泌黏液和溶菌酶;胃底腺是分泌胃液的主要腺体。胃底腺主要由 3 种细胞组成:①颈黏液细胞,分泌黏液;②主细胞,分泌胃蛋白酶原;③壁细胞,分泌盐酸和内因子。

2. 肌层 可分内斜行、中环行、外纵行 3 层平滑肌。环行肌在幽门处增厚发达形成幽门括约肌,能调节胃内容物进入小肠的速度,也可以防止小肠内容物逆流至胃。

 知识链接

消化性溃疡的药物治疗进展

消化性溃疡主要是指发生于胃和十二指肠的溃疡。溃疡的形成与胃液中的胃酸和胃蛋白酶对胃或十二指肠黏膜的自我消化有关。20 世纪 80 年代,抑酸作用强大而持久的 H^+-K^+-ATP 酶抑制剂问世,极大地提高了溃疡的愈合率。近年来,胃黏膜攻击-防御因子平衡理论的提出,对黏膜保护作用的减弱是溃疡形成的重要因素有了新的认识。加强胃黏膜保护作用,促进黏膜的修复,成为消化性溃疡的重要措施之一,与之相适应的增强胃黏膜保护作用而开发的胃黏膜保护剂也得到不断发展。同时,幽门螺杆菌是消化性溃疡主要病因的新理论在世界范围内也已得到共识,针对幽门螺杆菌而开发的药物,使溃疡病的治疗策略有了重大变化,不但提高了消化性溃疡的治愈率,也降低了其复发率,开创了消化性溃疡治疗的新纪元。

六、小肠

小肠(small intestine)上起自幽门,下接盲肠。成人的小肠全长约 5~7m,是消化管最长的部分。小肠的全程分为十二指肠、空肠和回肠 3 段。

(一) 十二指肠

十二指肠(duodenum)位于上腹部,紧贴腹后壁,长约 25cm,呈 C 形包绕胰头。依形态分为上部、降部、水平部和升部四部分。

上部是十二指肠溃疡的好发部位。降部的后内侧壁内有一纵行黏皱襞,称为十二指肠纵襞。纵襞的下端有一圆形隆起,称为十二指肠大乳头,乳头的顶端有胆总管和胰管的共同开口。

十二指肠与空肠转折处形成的弯曲,称为十二指肠空肠曲。十二指肠空肠曲被十二指肠悬肌固定于腹后壁。

（二）空肠和回肠

空肠(jejunum)和回肠(ileum)均由肠系膜固定于腹后壁,活动性较大。空肠上端与十二指肠相接,位于腹腔的左上部,占近侧的 2/5;回肠下端与盲肠相连,位于腹腔的右下部,占远侧的 3/5。空肠的管径较粗,管壁较厚,黏膜皱襞高而密,血供丰富;回肠的管径较细,管壁较薄,黏膜皱襞稀疏,血管较少。

七、大肠

大肠(large intestine)是消化管的下段,起自右髂窝,止于肛门,全长约 1.5m,可分为盲肠、阑尾、结肠、直肠和肛管五部分。

（一）盲肠

盲肠(caecum)是大肠的起始部,呈囊袋状,位于右髂窝内,左接回肠,向上连于升结肠。回肠末端突入盲肠处形成上下两个半月形皱襞,称为回盲瓣。回盲瓣既可控制回肠内容物进入盲肠的速度,使食物在小肠内充分消化和吸收,又可防止盲肠内容物的反流。在回盲瓣的下方约 2cm 处,有阑尾腔的开口。

（二）阑尾

阑尾(vermiform appendix)是连于盲肠后内侧壁的一蚓状盲管,长约 6～8cm,位于右髂窝内。阑尾末端游离,位置多变,但其根部位置较固定。阑尾根部的体表投影在脐与右髂前上棘连线的中、外 1/3 交点处。当阑尾病变时,此处可有明显压痛(图上-3-7)。

（三）结肠

结肠(colon)围绕在小肠周围,始于盲肠,终于直肠。按其位置和形态可分为升结

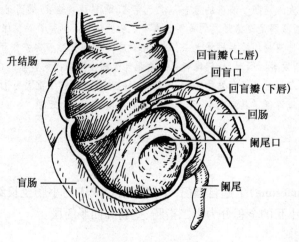

图上-3-7　盲肠和阑尾

肠、横结肠、降结肠和乙状结肠四部分。

升结肠续于盲肠,沿腹后壁右侧上升,至肝右叶下方移行为横结肠;横结肠向左横行至脾下方移行为降结肠;降结肠沿腹后壁左侧下降,至左髂嵴平面移行为乙状结肠;乙状结肠在左髂区内,呈乙字形弯曲,向下进入盆腔,至第3骶椎平面续于直肠。

（四）直肠

直肠（rectum）位于盆腔内,长约 10～14cm,沿骶骨和尾骨前面下行,穿过盆膈移行为肛管。

直肠在矢状面上有 2 个弯曲:上部弯曲凸向后,称骶曲;下部弯曲凸向前,称会阴曲。

（五）肛管

肛管（anal canal）是盆膈以下的消化管,长约 4cm,上接直肠,末端终于肛门。肛管周围有肛门内括约肌和肛门外括约肌环绕。肛门内括约肌属平滑肌,有协助排便的作用。肛门外括约肌是骨骼肌,位于肛门内括约肌周围,有括约肛门,控制排便的作用。

第三节 消 化 腺

一、大唾液腺

大唾液腺主要有腮腺、下颌下腺和舌下腺。

腮腺（parotid gland）位于耳郭的前下方,腮腺管开口于上颌第 2 磨牙相对应的颊黏膜上。下颌下腺（submandibular gland）位于下颌骨体的内面,舌下腺（sublingual gland）位于口腔底舌下襞深面,两者的腺管均开口于舌下阜。

二、肝

肝（liver）通常称肝脏,是人体最大的消化腺,重约 1350g,具有分泌胆汁、参与物质代谢、贮存肝糖原和解毒等功能。

（一）肝的位置和形态

1. 肝的位置　肝位于腹腔内,大部分位于右季肋区和腹上区,小部分位于左季肋区。肝的上界与膈同高;肝的下界,右侧大致与右肋弓一致,在腹上区可达剑突下方 3cm。在平静呼吸时,肝可上下移动 2～3cm。

2. 肝的形态　肝富含血管,呈红褐色,质地软而脆,受暴力冲击时易发生破裂。肝为不规则的楔形,包括上下两面、前后两缘。

肝的上面隆凸,贴于膈下,又称为膈面,借镰状韧带分为大而厚的肝右叶和小而薄的肝左叶。

肝的下面凹凸不平,与腹腔脏器相邻,又称为脏面。肝脏面有排列呈 H 形的两条纵沟和一条横沟。右纵沟宽而浅,其前部为胆囊窝,容纳胆囊;后部为腔静脉沟,有下腔静脉通过。左纵沟窄而深,容纳韧带。横沟称为肝门,是肝管、肝固有动脉、肝门静脉、淋巴管和神经等出入肝的部位。肝的下面借 H 形的沟分为右叶、左叶、方叶和尾状叶（图上-3-8）。

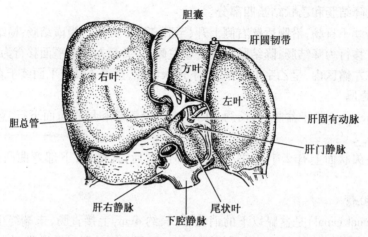

图上-3-8　肝的脏面

（二）肝的微细结构

肝的表面大部分有浆膜覆盖,浆膜下面为薄层致密结缔组织。在肝门处,结缔组织随出入肝门的结构伸入到肝的实质,将肝实质分隔成许多肝小叶。相邻的肝小叶之间有门管区(图上-3-9)。

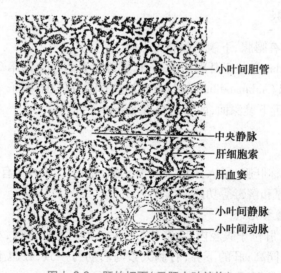

图上-3-9　肝的切面(示肝小叶结构)

1. 肝小叶　是肝结构和功能的基本单位。肝小叶呈多面棱柱状,中央有一条纵行的血管,称为中央静脉。肝细胞以中央静脉为中心,向四周呈放射状排列形成肝板。肝板之间形状不规则的毛细血管腔,称为肝血窦。肝血窦内散在有许多突起的肝巨噬细胞。肝血窦互相吻合,并与中央静脉相通。肝板内相邻肝细胞之间间隙,称为胆小管。

2. 门管区　相邻的肝小叶之间有较多的疏松结缔组织,内有小叶间动脉、小叶间静脉和小叶间胆管通过,该区域称为门管区。小叶间动脉是肝固有动脉的分支;小叶间静脉是肝门静脉的分支;小叶间胆管由胆小管汇集而成。

3. 肝的血液循环　入肝的血管有肝固有动脉和肝门静脉。肝固有动脉是肝的营

养性血管,肝门静脉是肝的功能性血管。出肝的血管是肝静脉,有 2~3 条。肝的血液循环如下:

$$肝固有动脉 \rightarrow 小叶间动脉 \searrow$$
$$肝血窦 \rightarrow 中央静脉 \rightarrow 小叶下静脉 \rightarrow 肝静脉 \rightarrow 下腔静脉$$
$$肝门静脉 \rightarrow 小叶间静脉 \nearrow$$

（三）胆囊和输胆管道

1. 胆囊 胆囊(gallbladder)位于右季肋区,肝下面的胆囊窝内。胆囊呈长梨形,可分为胆囊底、胆囊体、胆囊颈和胆囊管四部分。

胆囊底常微露于肝的前缘,与腹前壁相贴,其体表投影在右锁骨中线与右肋弓下缘交点处。当胆囊病变时,此处可有明显压痛。胆囊具有贮存和浓缩胆汁的作用,其容量为 40~60ml。

2. 输胆管道 是将胆汁输送至十二指肠的管道,简称为胆道(图上-3-10)。肝内胆小管先汇合成小叶间胆管,小叶间胆管逐级汇合,在肝门内成肝左管和肝右管,肝左管和肝右管出肝门后汇合成肝总管,肝总管下行与胆总管汇合成胆总管。

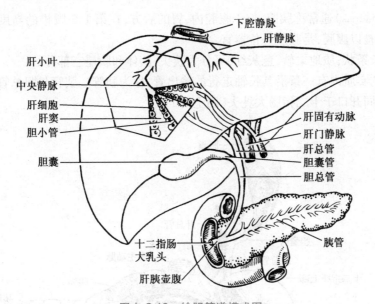

图上-3-10 输胆管道模式图

胆总管在肝十二指肠韧带内下行,与胰管汇合,斜穿十二指肠降部的后内侧壁,两者汇合处形成膨大的肝胰壶腹(Vater 壶腹),开口于十二指肠大乳头。在胆总管、胰管的末端及肝胰壶腹的周围有增厚的环行平滑肌,称为肝胰壶腹括约肌(Oddi 括约肌)。肝胰壶腹括约肌具有控制胆汁和胰液排出的作用。

3. 胆汁的产生与排出途径

肝细胞分泌的胆汁→胆小管→小叶间胆管→肝左、右管→肝总管→胆总管→十二指肠
$$\downarrow \qquad \uparrow$$
胆　　　　囊

脂肪肝，用药不当也会引起！

正常脂肪的消化、吸收、氧化分解与转化是相对稳定的，肝在维持脂质代谢中具有重要作用。肝细胞摄取血中的游离脂肪酸后合成三酰甘油、磷脂及胆固醇等。肝合成的脂肪能及时地与载脂蛋白结合，形成极低密度脂蛋白而转运入血。如果任何原因破坏这种平衡，使肝内脂肪代谢功能发生障碍，引起肝内脂肪堆积，超过肝湿重的 5% 或组织学上单位面积中有 1/3 以上肝细胞内有脂肪微滴时，即可诊断为脂肪肝。某些药物能干扰脂肪在肝内的正常代谢，使肝细胞合成脂肪增加；某些药物通过抑制极低密度脂蛋白的合成和转运，导致脂肪在肝细胞内异常沉积。

引起脂肪肝常见的药物有四环素、乙酰水杨酸、糖皮质激素、雌激素、胺碘酮、硝苯地平、某些抗肿瘤药物及抗脂药等。

三、胰

胰（pancreas）通常称胰腺，位于腹腔内，胃的后方，在第 1、2 腰椎的高度横贴于腹后壁，前面被以腹膜，是腹膜外位器官。

胰呈长条状，质地柔软，色灰红，可分为胰头、胰体和胰尾三部分。

在胰的实质内有一条沿其长轴走行的输出管，称为胰管。胰管与胆总管汇合成肝胰壶腹，共同开口于十二指肠大乳头（图上-3-11）。

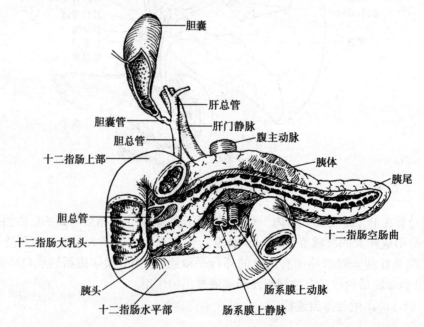

图上-3-11 胰与十二指肠

胰的实质由外分泌部和内分泌部构成。外分泌部是重要的消化腺，腺细胞分泌胰液，内含胰淀粉酶、胰脂肪酶、胰蛋白酶原等多种消化酶，排于十二指肠后，参与糖类、脂肪、蛋白质的消化。胰的内分泌部又称为胰岛，分泌高血糖素和胰岛素等激素，主要参与调节糖类代谢。

第四节 腹 膜

腹膜(peritoneum)是被覆于腹、盆壁内面和腹、盆腔脏器表面的一层浆膜。衬于腹、盆壁内面的部分,称壁腹膜,覆于腹、盆腔脏器表面的部分,称脏腹膜。壁腹膜和脏腹膜互相延续移行所围成的潜在性腔隙,称为腹膜腔。

男性的腹膜腔是密闭的;女性的腹膜腔则可经输卵管、子宫和阴道与外界相通。腹膜腔内有少量的浆液,对腹腔脏器具有润滑作用,以减少脏器在运动时所产生的摩擦。

腹膜具有分泌、吸收、防御、修复和支持固定脏器的作用。

(李宏伟)

 复习思考题

1. 简述消化系统的组成和主要功能。
2. 试述胃的位置、形态和分部。
3. 试述肝的位置、形态和微细结构。
4. 简述胆汁产生和排出的途径。

第四章

呼 吸 系 统

 学习要点

1. 呼吸系统的组成。
2. 肺的位置、形态和微细结构。
3. 胸膜、纵隔的概念。

　　呼吸系统(respiratory system)由呼吸道和肺两部分组成。呼吸道包括鼻、咽、喉、气管、主支气管及肺内各级支气管,是输送气体的管道。肺是进行气体交换的器官。临床

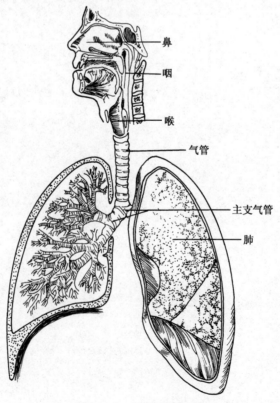

鼻

咽

喉

气管

主支气管

肺

图上-4-1　呼吸系统概观

上通常把鼻、咽、喉,称为上呼吸道;将气管和各级支气管,称为下呼吸道(图上-4-1)。

呼吸系统的主要功能是吸入 O_2,排出 CO_2,完成机体与外界环境之间的气体交换。此外,鼻尚有嗅觉和辅助发音功能;喉尚为发音器官。

第一节 呼 吸 道

一、鼻

鼻(nose)可分为外鼻、鼻腔和鼻旁窦三部分。鼻既是呼吸道的起始部,又是嗅觉器官,尚有辅助发音的功能。

(一)外鼻

外鼻(external nose)位于面部中央,由骨和软骨构成支架,外覆以皮肤和少量皮下组织。

外鼻上窄下宽,自上而下分为鼻根、鼻背和鼻尖,鼻尖两侧的扩大部分,称为鼻翼。在呼吸困难时,可出现鼻翼翕动。外鼻下方有 1 对鼻孔。

(二)鼻腔

鼻腔(nasal cavity)由骨和软骨围成,内衬黏膜或皮肤。鼻腔被鼻中隔分为左右两腔。向前经鼻孔与外界相通,向后借鼻后孔与咽相通。每侧鼻腔可分为鼻前庭和固有鼻腔两部分。

1. 鼻前庭 由鼻翼围成,内衬皮肤,生有鼻毛,有滤过和净化空气的作用。鼻前庭缺少皮下组织,患疖肿时较疼痛。

2. 固有鼻腔 由骨性鼻腔衬以黏膜构成,外侧壁上有上、中、下 3 个鼻甲,各鼻甲下方有相应的上、中、下 3 个鼻道。

固有鼻腔的黏膜可分为嗅区和呼吸区两部分。嗅区是指位于上鼻甲及其相对应的鼻中隔上部的黏膜,含有嗅细胞,有感受嗅觉刺激的功能;呼吸区是指嗅区以外的黏膜,含有丰富的血管和腺体,对吸入的空气有温暖、湿润和净化的作用(图上-4-2)。

(三)鼻旁窦

鼻旁窦(paranasal sinuses)又称副鼻窦,由骨性鼻旁窦衬以黏膜而成。鼻旁窦共 4 对:上颌窦、额窦、筛窦和蝶窦,分别位于同名的颅骨内,各窦腔均开口于鼻腔。鼻旁窦

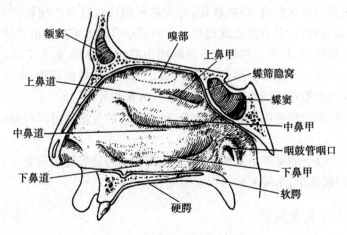

图上-4-2 鼻腔外侧壁(右侧)

的黏膜,经窦口与鼻腔黏膜相延续,故鼻腔炎症时易蔓延至窦内,引起鼻旁窦炎。

鼻旁窦可调节吸入空气的温度、湿度,并对发音起共鸣作用。

二、咽

咽是消化管与呼吸道共有的器官,见消化系统。

三、喉

喉(larynx)既是呼吸的器官,又是发音的器官。

（一）喉的位置

喉位于颈前部正中,上通咽腔,下续气管。成年人的喉相当于第 5~6 颈椎的高度,可随吞咽或发音上下移动。

（二）喉的结构

喉由软骨作支架,借关节、韧带、喉肌及黏膜等连接而成(图上-4-3)。

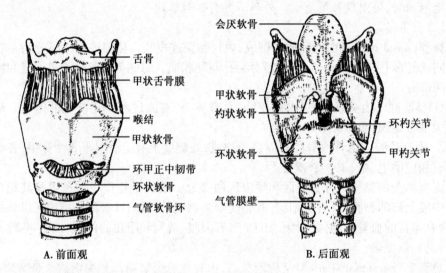

A. 前面观

舌骨
甲状舌骨膜
喉结
甲状软骨
环甲正中韧带
环状软骨
气管软骨环

B. 后面观

会厌软骨
甲状软骨
杓状软骨
环状软骨
气管膜壁
环杓关节
甲杓关节

图上-4-3 喉软骨及其连结

喉软骨主要有甲状软骨、环状软骨、会厌软骨和杓状软骨。喉肌均为细小的骨骼肌,是发音的动力器官,具有紧张或松弛声带和缩小或开大声门裂的功能。

喉的内腔称喉腔,其上口称喉口。在喉腔中部的侧壁上,有上下两对呈前后方向的黏膜皱襞。上方一对称前庭襞,两侧前庭襞之间的裂隙称前庭裂;下方一对称声襞。两侧声襞之间的裂隙称声门裂。声门裂是喉腔最狭窄的部位。

声襞与声韧带和声带肌共同构成声带,肺内呼出的气流通过声门裂时振动声带而发音。

声门裂平面以下的黏膜下组织疏松,临床炎症或药物等过敏因素易引起黏膜下水肿,幼儿的喉腔较狭窄,水肿时更易引起阻塞(图上-4-4)。

四、气管与主支气管

气管和主支气管是连通喉与肺之间的管道。

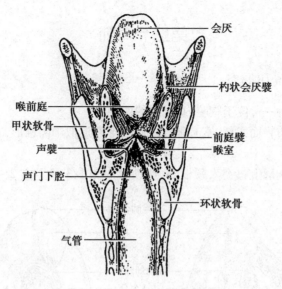

图上-4-4 喉腔(冠状切面)

（一）气管

气管(trachea)为后壁略扁的圆筒状管道,由 16~20 个呈 C 字形的气管软骨环和连接各环之间的平滑肌与结缔组织构成。

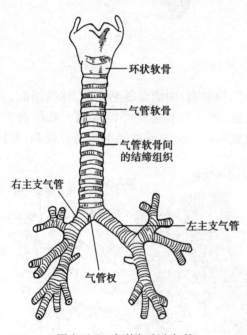

图上-4-5 气管与主支气管

气管位于食管的前方,上端接环状软骨,向下入胸腔,至胸骨角平面分为左主支气管和右主支气管。

（二）主支气管

左、右主支气管自气管分出后,行向外下,各自经肺门入左、右肺内。左主支气管较细长,走行方位较水平;右主支气管略粗短,走行方位较垂直。所以临床上气管内异物,多坠入右主支气管(图上-4-5)。

（三）气管与主支气管的微细结构

气管和主支气管的管壁由内向外分为 3 层,即黏膜、黏膜下层和外膜。

黏膜上皮为假复层纤毛柱状上皮,含有杯状细胞;黏膜下层由疏松结缔组织构成,内含血管、淋巴管、神经和腺体;外膜主要由 C 形软骨环和结缔组织构成,软骨有支持作用,保持管道开放。

第二节 肺

一、肺的位置和形态

肺(lung)左右各一,位于胸腔内,纵隔的两侧。

肺似海绵状,质轻而柔软,富有弹性。肺的形态近似半圆锥形,有一尖、一底、两面和三缘。

肺尖钝圆,经胸廓上口突入颈根部,达锁骨内侧 1/3 段上方 2～3cm;肺底凹向上

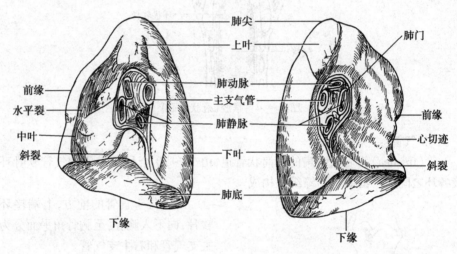

图上-4-6 肺内侧面

方与膈相贴;肺的外侧面与肋和肋间肌相邻,称肋面;内侧面邻贴纵隔,称纵隔面,其中部的凹陷称肺门,是主支气管、肺的血管、淋巴管和神经等结构出入肺的部位。所有出入肺门的结构被结缔组织包绕,构成肺根。肺的前缘和下缘薄而锐利,右肺前缘近于垂直,左肺前缘下部有一弧形凹陷,称心切迹;肺的后缘厚而圆钝,贴于脊柱的两旁。

每侧肺均有深入肺内的肺裂,并借肺裂分成肺叶。左肺被斜裂分为上下两叶,右肺被斜裂和水平裂分为上中下 3 叶(图上-4-6)。

二、肺的微细结构

肺的微细结构包括肺实质和肺间质两部分。肺实质由肺内各级支气管的分支和肺泡构成;肺间质由结缔组织、血管、淋巴管和神经等构成(图上-4-7)。

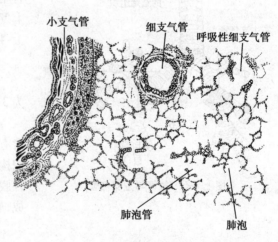

图上-4-7 肺的组织结构

（一）肺实质

肺实质根据其功能的不同分为肺导气部和肺呼吸部。

1. 肺导气部　包括肺叶支气管、肺段支气管、小支气管、细支气管和终末细支气管。肺导气部是肺内气体进出的通道，只能传送气体，不能进行气体交换。

肺导气部随支气管的反复分支，其管径由大渐小，管壁由厚变薄，其微细结构也发生相应的变化，至终末细支气管，上皮为单层柱状上皮，无杯状细胞；管壁内腺体和软骨完全消失；平滑肌成为完整的环行肌层。

细支气管和终末细支气管管壁中平滑肌发生痉挛性收缩，可使管腔持续狭窄，造成呼吸困难，临床上称为支气管哮喘。平喘药物可以直接或间接舒张平滑肌而达到治疗目的。

每一个细支气管及其所属的肺泡构成一个肺小叶。

2. 肺呼吸部　由呼吸性细支气管、肺泡管、肺泡囊和肺泡等组成。呼吸性细支气管以下各段管壁上连有肺泡，是进行气体交换的场所。

肺泡为多面形有开口的囊泡，是气体交换的场所。成人每侧肺内有 3 亿 ~ 4 亿个肺泡，总面积达 70 ~ 80m^2。

肺泡壁主要由肺泡上皮和基膜构成。肺泡上皮为单层上皮，由两种类型的细胞构成：Ⅰ型肺泡细胞呈扁平状，数量多，构成了广阔的气体交换面；Ⅱ型肺泡细胞，呈立方状，数量少，位于Ⅰ型肺泡细胞之间，分泌肺泡表面活性物质（磷脂类物质），分布于肺泡的腔面。肺泡表面活性物质的主要功能是降低肺泡表面张力，使肺泡在呼气之末不致过度塌陷。

（二）肺间质

1. 肺泡隔　是相邻肺泡上皮之间的结缔组织，内含有丰富的毛细血管网、大量的弹性纤维和散在的肺巨噬细胞。毛细血管内的血液与肺泡内的气体之间进行气体交换；弹性纤维协助扩张的肺泡在呼气之末自然回缩；肺泡巨噬细胞具有吞噬细菌和异物的功能。

2. 呼吸膜　又称气-血屏障，是肺泡内的气体与毛细血管内血液的气体之间进行气体交换时必须透过的结构。呼吸膜主要由肺泡上皮细胞、肺泡上皮细胞的基膜、毛细血管内皮细胞的基膜和毛细血管内皮细胞4层组成。

知识链接

肺泡表面活性物质与新生儿呼吸窘迫综合征

在肺泡的内表面有一薄层液体，它与肺泡气之间形成液-气界面，因此存在着肺泡表面张力。其合力指向肺泡中央作用是使肺泡趋于缩小，构成肺的回缩力。肺泡Ⅱ型上皮细胞产生的表面活性物质是一种脂蛋白质复合物，其作用是降低肺泡表面张力而使肺泡的回缩力减少，稳定肺泡容积，防止肺水肿。

某些早产儿，由于肺泡Ⅱ型细胞发育尚未成熟，缺乏肺泡表面活性物质，导致出生时发生肺不张，出现进行性加重的呼吸困难和呼吸衰竭，称为新生儿呼吸窘迫综合征（肺透明膜病），可导致死亡。

三、肺的血管

肺有两套血管：一套是肺的功能性血管，由肺循环的肺动脉和肺静脉组成，专司气体交换；另一套是肺的营养性血管，由体循环的支气管动脉和支气管静脉组成，营养支气管和肺组织。

第三节 胸膜与纵隔

一、胸膜

胸膜(pleura)是被覆于胸壁内面和肺表面的一层薄而光滑浆膜。被覆于肺表面的胸膜称脏胸膜；被覆于胸腔各壁内面的胸膜称壁胸膜。壁胸膜依其覆盖部位可分为肋胸膜、膈胸膜、纵隔胸膜和胸膜顶四部分。

脏胸膜和壁胸膜在肺根处互相移行围成封闭的腔隙，称胸膜腔。胸膜腔左右各一，互不相通，腔内为负压，含少量浆液，以减少呼吸时相互间的摩擦。任何因素导致胸膜破裂，空气进入胸膜腔，均可产生气胸(图上-4-8)。

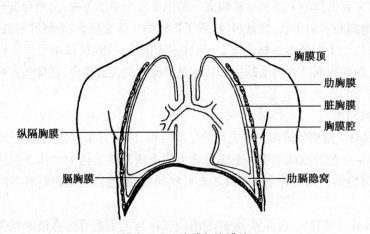

图上-4-8 胸膜与胸膜腔

二、纵隔

纵隔(mediastinum)是两侧纵隔胸膜之间的所有器官、结构和结缔组织的总称。

纵隔的上界是胸廓上口，下界为膈，前界为胸骨，后界为脊柱胸段，两侧界为纵隔胸膜。纵隔通常以胸骨角平面将其分为上纵隔和下纵隔。下纵隔又以心包为界分为前纵隔、中纵隔和后纵隔三部分。

纵隔内主要有心、心包、出入心的大血管根部、胸腺、气管、食管、胸导管、淋巴结、胸交感干、迷走神经和膈神经等。

(李宏伟)

复习思考题

1. 名词解释：上呼吸道、声门裂、肺门、胸膜腔。
2. 简述呼吸系统的组成和主要功能。
3. 试述肺的位置、形态和微细结构。
4. 外界气体经哪些结构到达肺泡？

第五章

泌 尿 系 统

 学习要点

1. 泌尿系统的组成和主要功能。
2. 肾的位置、形态和结构。
3. 肾的血液循环特点。

泌尿系统(urinary system)由肾、输尿管、膀胱和尿道组成(图上-5-1)。

泌尿系统的主要功能是排出机体在新陈代谢中所产生的废物,如尿素、尿酸、多余

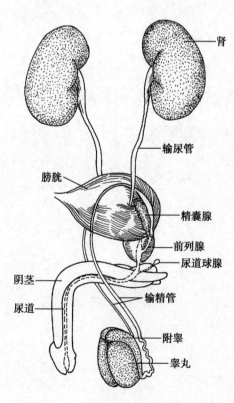

图上-5-1　男性泌尿生殖系统模式图

的水和无机盐等,经血液输送至肾,在肾内形成尿液,经输尿管流入膀胱暂时贮存,当尿液达一定量后,便经尿道排出体外。

第一节 肾

一、肾的形态

肾(kidney)又称肾脏,为成对的实质性器官,形似蚕豆,富含血管,呈红褐色。肾可分前后两面,上下两端,内外侧两缘。肾内侧缘中部的凹陷,称肾门(renal hilum)。肾门是肾盂、肾动脉、肾静脉、淋巴管和神经出入的部位。出入肾门的结构被结缔组织包裹,称肾蒂。

二、肾的位置

肾位于腹腔内,腹后壁的上部,脊柱的两旁,前面覆盖腹膜。一般左肾上端平第11胸椎体下缘,下端平第2腰椎体下缘;右肾由于受肝的影响比左肾略低。第12肋分别斜过左肾后方的中部和右肾后方的上部(图上-5-2)。

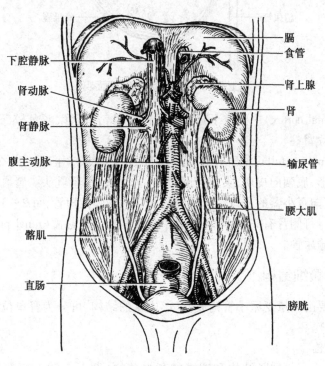

图上-5-2 肾和输尿管

在躯干的背面,竖直肌外侧缘与第12肋之间的部位,称为肾区(renal region)。当患某些肾病时,叩击或触压肾区,可引起疼痛。

肾的表面有3层被膜包绕,自内向外依次为纤维囊、脂肪囊和肾筋膜,对肾有固定作用。

肾的正常位置依靠肾的被膜、肾的血管、肾的邻近器官、腹膜及腹腔内压来维持固定。

三、肾的内部构造

在肾的额状切面上,可见肾的实质分为肾皮质和肾髓质两部分(图上-5-3)。

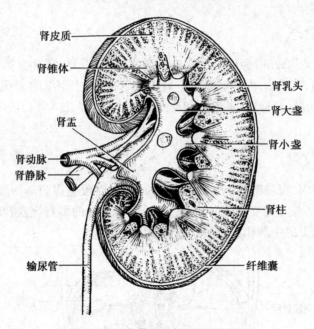

图上-5-3　右肾冠状切面(后面观)

肾皮质(renal cortex)主要位于肾实质的浅层,富含血管,颜色较深。肾皮质伸入肾髓质的部分称肾柱。

肾髓质(renal medulla)位于肾皮质的深部,颜色较淡,由15～20个肾锥体组成。肾锥体呈圆锥形,底朝向皮质;尖端钝圆,伸入肾小盏,称肾乳头。肾乳头上有许多乳头孔,为乳头管向肾小盏的开口。肾小盏是漏斗状的膜性短管,每2～3个肾小盏汇合成一个肾大盏。每侧肾有2～3个肾大盏。肾大盏汇合成肾盂(renal pelvis)。肾盂出肾门后移行为输尿管。

四、肾的微细结构

肾实质主要由大量泌尿小管构成,是形成尿的结构,可分为肾单位和集合小管两部分(图上-5-4)。

(一) 肾单位

肾单位(nephron)是肾结构和功能的基本单位(图上-5-5)。每侧肾有100万～150万个肾单位。肾单位又可分为肾小体和肾小管两部分。

1. 肾小体　肾小体(renal corpuscle)主要位于皮质内,形似球状又称肾小球。肾小体主要由血管球与肾小囊两部分组成。

(1) 血管球:是包在肾小囊内的一团盘曲成球状的毛细血管。血管球的一侧连有入球微动脉和出球微动脉。入球微动脉的管径较出球微动脉粗,所以血管球内压力较高。在电镜下观察,血管球的毛细血管壁由一层有孔的内皮细胞及其基

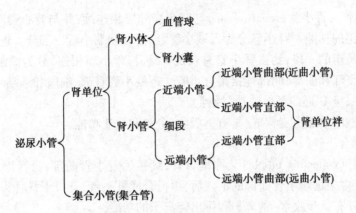

图上-5-4 泌尿小管的组成

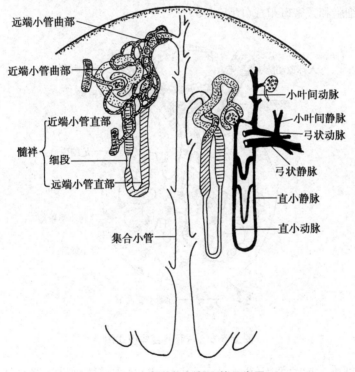

图上-5-5 肾单位与肾血管示意图

膜构成。

(2) 肾小囊:是肾小管的起始端,为膨大凹陷形成的杯状双层囊,由内外两层上皮细胞形成。肾小囊的外层是单层扁平上皮,与肾小管上皮相连续;内层由单层有突起的足细胞构成,紧包于毛细血管的表面。相邻足细胞的次级突起之间有裂隙,覆盖裂孔膜。两层囊壁之间的腔隙,称为肾小囊腔,与近端小管管腔相通。

当血液流经血管球时,血液中除了血细胞、蛋白质和一些大分子物质外,血浆内的水分和小分子物质均可以透过血管球的有孔内皮细胞、基膜和裂孔膜进入肾小囊腔,这三层结构合称为滤过膜(filtration membrane)或滤过屏障。经滤过膜进入肾小囊腔的液体,称为原尿。

2. 肾小管　肾小管(renal tubule)与肾小囊外层相连续,并与肾小囊腔相通,具有重吸收和分泌的功能。肾小管分为近端小管、细段和远端小管三部分。近端小管是肾小管中最长最粗的一段,约占肾小管总长的1/2,与肾小囊相连,分为曲部与直部;远端小管分为直部和曲部,曲部连接集合小管。近端小管直部、细段和远端小管直部,三者共同构成一呈U形的肾单位袢(髓袢)。

肾小管壁由单层上皮构成,具有重吸收、分泌和排泄功能。

（二）集合小管

集合小管(collecting tubule)又称集合管,续接远端小管曲部,自肾皮质行向肾髓质,沿途接受多条远端小管曲部的汇入后,再汇合成乳头管,开口于肾乳头。

集合小管有重吸收水、钠离子和排出钾离子的功能。

（三）球旁复合体

球旁复合体(juxtaglomerular complex)又称肾小球旁器(juxtaglomerular apparatus),主要由球旁细胞和致密斑组成(图上-5-6)。

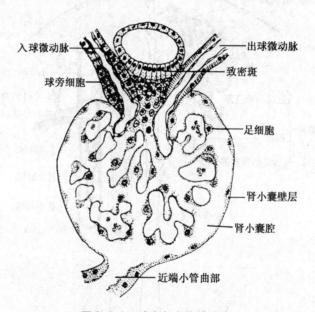

图上-5-6　球旁复合体模式图

1. 球旁细胞　球旁细胞(juxtaglomerular cell)是入球微动脉近肾小体处管壁中的平滑肌细胞特化而成的上皮样细胞。球旁细胞体积较大,呈立方形,胞质中有丰富的分泌颗粒,内含肾素,主要功能是合成和分泌肾素。肾素能使小动脉收缩,使血压升高。

2. 致密斑　致密斑(macula densa)是远端小管曲部近肾小体一侧的管壁上皮细胞变形所形成的椭圆形结构。致密斑的细胞增高、变窄、呈柱状,排列紧密。致密斑细胞有调节球旁细胞分泌肾素的作用。

五、肾的血液循环特点

肾的血液循环有两种作用,一是营养肾组织,二是参与尿生成。肾的血液循环特点有:①肾动脉直接发自腹主动脉,血管粗短,血压高,流速快,血流量较大(每4～5

分钟流经肾的血量,约与全身的血量相当);②血管球的入球微动脉粗短,出球微动脉细长,使血管球内形成较高的压力,有利于血管球的滤过作用,以及时清除血液中的废物和有害物质;③肾动脉在肾内形成两次毛细血管网,第一次是入球微动脉形成血管球,第二次是出球微动脉在肾小管周围形成毛细血管网,前者有利于原尿的生成,后者有利于肾小管、集合小管重吸收的物质进入血液。

知识链接

肾的内分泌功能

研究证明,肾能分泌多种生物活性物质参与调节机体的生理功能活动:①分泌肾素、前列腺素、激肽等,通过肾素-血管紧张素-醛固酮系统和激肽-缓激肽-前列腺素系统来调节血压。慢性肾病时,这些活性物质的分泌可出现异常,引起血压升高。②分泌促红细胞生成素,促进骨髓造血。肾功能不全时,促红细胞生成素合成减少,可引起贫血。③分泌 $1,25-(OH)_2-D_3$,调节体内的钙磷代谢,维持骨骼的正常结构与功能。此外,肾也是多种内分泌物质的降解与灭活的场所,参与激素代谢的调节。如胰岛素、甲状旁腺激素、胰高血糖素、生长激素、降钙素等许多激素,均在肾近端小管细胞降解和清除。当肾功能不全时,这些激素的生物半衰期明显延长,导致体内积蓄,并引起代谢紊乱。故肾是维持人体生命和正常功能所必需的重要器官。

第二节 输 尿 管

一、输尿管的位置

输尿管(ureter)是一对细长的肌性管道,长约 25～30cm,见图上-5-2。位于腹后壁,脊柱的两侧。

输尿管上端起于肾盂,在腹膜的后方,沿腰大肌的前面下行,于小骨盆上口处,越过髂血管前方进入盆腔,达膀胱底的外上角斜穿膀胱壁,开口于膀胱。当膀胱充盈时,内压增高,将膀胱壁内段压扁,管腔闭合,可防止尿液逆流于输尿管,由于输尿管的蠕动,此时仍可推送尿液入膀胱。

二、输尿管的狭窄

输尿管全长粗细不一,有 3 处生理性狭窄。第 1 处在输尿管的起始部,即肾盂与输尿管移行处;第 2 处在小骨盆入口处,即越过髂血管处;第 3 处在穿膀胱壁处。这些狭窄是尿路结石易滞留部位。

第三节 膀 胱

膀胱(urinary bladder)是贮存尿液的肌性囊状器官,有较大的伸缩性。成人膀胱的容量为 300～500ml,最大容量可达 800ml,新生儿的膀胱容量约为成人容量的 1/10(图上-5-7)。

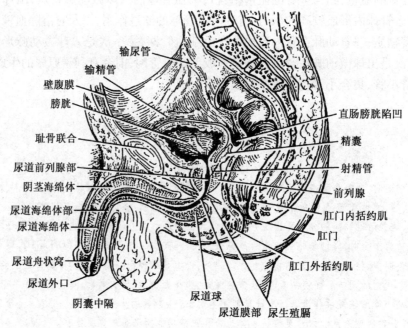

图上-5-7　男性骨盆正中矢状断面

一、膀胱的形态

膀胱充盈时略呈卵圆形。膀胱空虚时则呈锥体形,可分为膀胱尖、膀胱体、膀胱底和膀胱颈四部分。膀胱尖细小,朝向前上方;膀胱底略呈三角形,朝向后下方;膀胱尖与膀胱底之间的大部分,称为膀胱体;膀胱的最下部,称为膀胱颈。膀胱颈的下端有尿道内口与尿道相接。

二、膀胱的位置

成年人的膀胱位于骨盆腔的前部,居耻骨联合的后方。膀胱空虚时,全部位于盆腔内,膀胱尖不超出耻骨联合上缘;膀胱充盈时,其上部可突入腹腔,超过耻骨联合上缘,膀胱的前下部直接与腹前壁相贴。

三、膀胱壁的结构

膀胱壁的结构分3层,由内向外依次是黏膜、肌层和外膜。黏膜的上皮是变移上皮,膀胱空虚时,黏膜形成许多皱襞,充盈时则消失。在膀胱底的内面,两侧输尿管口和尿道内口之间的三角形区域,称为膀胱三角(trigone of bladder),无论膀胱处于充盈或空虚,膀胱黏膜均光滑而无皱襞,是炎症、结核和肿瘤的好发部位。膀胱的肌层由平滑肌构成,大致分为外纵行、中环行、内纵行3层,共同构成逼尿肌。在尿道内口处,环行肌层增厚发达形成膀胱括约肌(图上-5-8)。

第四节 尿 道

尿道(urethra)是膀胱通向体外的排尿管道。尿道起于膀胱尿道内口,终于尿道外口。

女性尿道长 3 ~ 5cm,仅有排尿功能。女性尿道外口开口于阴道前庭,位于阴道口的前方。女性尿道宽而短,行程直,尿道外口距肛门和阴道较近,故易引起逆行性泌尿系统感染(图上-5-8)。

男性尿道与生殖系统关系密切,也是男性生殖系统的组成部分,故在男性生殖系统叙述。

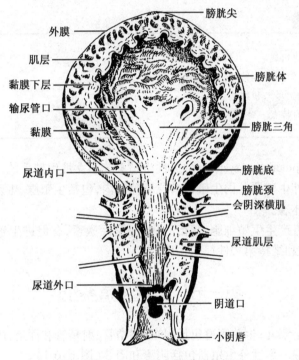

图上-5-8 女性膀胱与尿道冠状切面

(邓仁川)

复习思考题

1. 名词解释:肾门、肾区、肾单位、滤过膜、膀胱三角。
2. 试述肾的剖面肉眼所见结构。
3. 试述膀胱的位置和形态。
4. 试述尿液从肾乳头排出体外要经过哪些结构?
5. 简述男性尿道的狭窄、扩大及弯曲?

第六章

生 殖 系 统

学习要点

1. 生殖系统的组成。
2. 睾丸、卵巢的形态和结构。
3. 子宫的位置、形态和结构。
4. 男性尿道的特点。

生殖系统(reproductive system)分男性生殖系统和女性生殖系统。男、女生殖系统包括内生殖器和外生殖器。内生殖器多位于盆腔内,包括生殖腺、生殖管道和附属腺;外生殖器显露于体表。

生殖系统具有产生生殖细胞、繁衍后代;分泌性激素,有促进生殖器官的发育、维持性的功能、激发和维持第二性征的作用。

第一节 男性生殖系统

男性生殖腺是睾丸;生殖管道包括附睾、输精管、射精管和尿道;附属腺包括精囊、前列腺和尿道球腺。男性外生殖器包括阴囊和阴茎(图上-6-1)。

一、内生殖器

(一)睾丸

1. **睾丸的位置和形态** 睾丸(testis)位于阴囊内,左右各一。

睾丸呈扁椭圆形,表面光滑,上端和后缘有附睾贴附,并有血管、神经和淋巴管出入,见图上-6-1。

2. **睾丸的微细结构** 睾丸的表面为致密结缔组织膜,称为白膜。白膜在睾丸后缘伸入睾丸内,将睾丸实质分成若干锥体形的睾丸小叶。每个睾丸小叶内含有 1~4 条细长弯曲的生精小管。生精小管之间的结缔组织称睾丸间质。

(1)**生精小管**:是产生精子的部位,管壁上皮由支持细胞和生精细胞构成。

支持细胞略呈长锥体形,对生精细胞具有支持和营养作用。

生精细胞是一系列不同发育阶段的男性生殖细胞的总称。从青春期开始,生精细

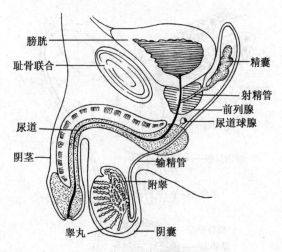

图上-6-1 男性生殖系统概观

胞历经精原细胞、初级精母细胞、次级精母细胞、精子细胞的发育阶段,发育成为精子。精子的染色体数目为 23 条(23,X 或 23,Y)。精子生成后,游动于生精小管内,入附睾贮存。

精子形似蝌蚪状,分头、尾两部分。头部主要是浓缩的细胞核,头部前 2/3 有顶体覆盖,顶体内含多种水解酶,在受精时发挥重要作用。精子的尾部细长,可以摆动,使精子向前游动。

(2) 睾丸间质:是生精小管之间富含血管和淋巴管的疏松结缔组织,结缔组织内含有单个或成群分布的睾丸间质细胞。睾丸间质细胞能合成和分泌雄激素。

(二) 附睾

附睾(epididymis)贴附于睾丸的上端和后缘(图上-6-2)。附睾呈新月形,分为附睾头、附睾体和附睾尾三部分。附睾尾部向后上弯曲移行为输精管。附睾是由 10 余条睾丸输出小管和一条附睾管构成。附睾有贮存和输送精子的功能,并能促使精子进一步发育成熟。

(三) 输精管和射精管

输精管(ductus deferens)和射精管(ejaculatory duct)是输送精子的管道。

输精管是附睾管的延续,长约 50cm。输精管沿睾丸后缘上行,经腹股沟管进入腹腔,继而弯向内下进入盆腔,至膀胱底的后方与精囊腺的排泄管汇合成射精管,见图上-6-2。输精管在阴囊根部,睾丸的后上方位置表浅,是输精管结扎术(男性绝育术)常选用的部位。

射精管长约 2cm,向前下穿过前列腺的实质,开口于尿道的前列腺部。

(四) 男性尿道

男性尿道(male urethra)是尿液和精液排出体外所经过的管道,兼有排尿和排精的功能,起始于膀胱的尿道内口,终于阴茎头的尿道外口,长约 16~22cm,见图上-6-1。

男性尿道全长可分为前列腺部、膜部和海绵体部三部分:①前列腺部,为尿道穿过前列腺的部分,其内有射精管以及前列腺排泄管的开口;②膜部,为尿道穿过尿生殖膈的部分,周围有尿道括约肌(骨骼肌)环绕;③海绵体部,为尿道穿经尿道海绵体的

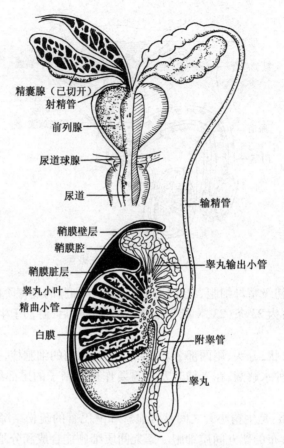

精囊腺（已切开）
射精管
前列腺
尿道球腺
尿道
输精管
鞘膜壁层
鞘膜腔
鞘膜脏层
睾丸小叶
精曲小管
白膜
睾丸输出小管
附睾管
睾丸

图上-6-2　睾丸和附睾结构及排精途径模式图

部分。

临床上通常把尿道海绵体部,称为前尿道,将尿道前列腺部和膜部合称为后尿道。

男性尿道全长有三处狭窄和两个弯曲。三处狭窄分别位于:尿道内口、膜部及尿道外口,尿道结石常易嵌顿在这些狭窄部位。阴茎自然悬垂时,呈现两个弯曲,一个是耻骨下弯,在耻骨联合的下方,此弯曲恒定不变;另一个是耻骨前弯,在耻骨联合的前下方,若将阴茎向上提起,此弯曲即消失。因此,在临床上行膀胱镜检查或导尿术时,应注意男性尿道的狭窄和弯曲,避免损伤尿道。

（五）附属腺

附属腺包括精囊、前列腺、尿道球腺,见图上-6-2。

1. 精囊　精囊（seminal vesicle）又称精囊腺,为一对长椭圆形的囊状器官,紧贴膀胱底部。其排泄管与输精管末端汇合成射精管。

精囊腺分泌黄色液体,参与精液的组成。

2. 前列腺　前列腺（prostate）呈板栗子形,是不成对的实质性器官,位于膀胱与尿生殖膈之间,包绕尿道的起始部（图上-6-2）。

前列腺主要由腺组织、平滑肌和结缔组织构成,其内有尿道和射精管穿过,前列腺的排泄管开口于尿道前列腺部。小儿前列腺很小,性成熟期腺组织生长迅速,中年以后腺组织逐渐退化,结缔组织增生,常形成老年性前列腺肥大,压迫尿道,以致排尿困难。

前列腺分泌乳白色液体,参与精液的组成。

3. 尿道球腺 尿道球腺(bulbourethral gland)为一对豌豆状大小的球形腺体,排泄管开口于尿道。

尿道球腺的分泌物也参与精液的组成。

生殖管道和附属腺的分泌物及精子共同构成精液。正常成年男性,一次射精排出的精液为2~5ml,内含精子3亿~5亿个。

二、外生殖器

(一)阴囊

阴囊(scrotum)位于阴茎的后下方,为一皮肤囊袋,由阴囊中隔分为左右两部,容纳同侧的睾丸和附睾。

阴囊壁主要由皮肤及肉膜构成。肉膜是阴囊的浅筋膜,含有平滑肌纤维,平滑肌的舒缩,可使阴囊皮肤松弛或皱缩,从而调节阴囊内的温度,以适应精子的生存和发育。

(二)阴茎

阴茎(penis)悬垂于耻骨联合的前下方。阴茎呈圆柱状,可分为阴茎根、阴茎体和阴茎头三部分。阴茎根为阴茎后端固定耻骨弓的部分;阴茎的中部为圆柱形的阴茎体;阴茎头游离,其尖端有尿道外口。

阴茎主要由两条阴茎海绵体和一条尿道海绵体构成,外面包有筋膜和皮肤。尿道海绵体内有尿道贯穿其全长。海绵体内有许多与血管相通的腔隙,当腔隙充血时,阴茎即变粗变硬而勃起。阴茎的皮肤在阴茎前端形成双层游离的环形皱襞,包绕阴茎头,称阴茎包皮。

第二节 女性生殖系统

女性生殖腺是卵巢;生殖管道包括输卵管、子宫和阴道;附属腺为前庭大腺。女性外生殖器包括阴阜、阴蒂、大阴唇、小阴唇、阴道前庭、前庭球等。

一、内生殖器

(一)卵巢

1. 卵巢的位置和形态 卵巢(ovary)为成对的实质性器官,左右各一,位于盆腔内,在子宫的两侧,被子宫阔韧带后层的腹膜所包裹(图上-6-3)。

成年人卵巢呈扁卵圆形,前缘借系膜连于子宫阔韧带内,卵巢的血管、神经和淋巴管均经过系膜出入卵巢。

2. 卵巢的微细结构 卵巢的表面被覆着一层上皮。卵巢的实质分为周围部的皮质和中央部的髓质两部分。卵巢的皮质占卵巢的大部分,含有发育不同阶段的卵泡;卵巢髓质由疏松结缔组织构成,内含丰富的血管、淋巴管和神经等。

从青春期开始,卵泡生长发育。卵泡的生长发育是一个动态的过程,大致可分为原始卵泡、生长卵泡、成熟卵泡3个阶段。

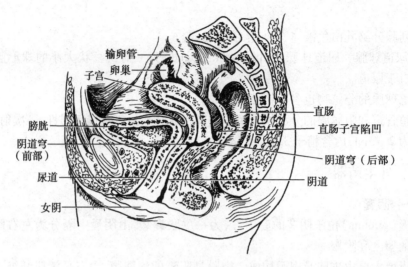

图上-6-3 女性盆腔正中矢状面

原始卵泡由一个较大而圆的初级卵母细胞和周围的一层小而扁平的卵泡细胞组成。初级卵母细胞是卵细胞的幼稚阶段,卵泡细胞对卵母细胞有支持和营养的作用。从青春期开始,卵巢在垂体促性腺激素的作用下,部分原始卵泡开始生长发育成为生长卵泡、成熟卵泡。成熟卵泡破裂,卵母细胞连同卵泡液等一起从卵巢排出,此过程称为排卵。经过成熟分裂的卵细胞,染色体核型为 23,X。卵泡细胞和卵泡膜细胞分泌雌激素。

成熟卵泡排卵后,残留的卵泡细胞和卵泡膜细胞发育成一个富含血管的内分泌细胞团,新鲜时呈黄色,称为黄体。若排出的卵细胞未受精,黄体在排卵后两周便退化,这种黄体称为月经黄体;若排出的卵细胞受精,黄体继续发育,大约维持 6 个月便开始退化,这种黄体称为妊娠黄体。黄体主要分泌孕激素(黄体酮)和少量雌激素。

（二）输卵管

输卵管(uterine tube)是一对输送卵细胞的肌性管道,长约 10 ~ 12cm,连于子宫底的两侧(图上-6-4)。

输卵管由内向外分为输卵管子宫部、输卵管峡、输卵管壶腹和输卵管漏斗四部分。输卵管内侧端以输卵管子宫口通向子宫腔;输卵管外侧端以输卵管腹腔口开口于腹膜腔,开口的游离缘有许多指状突起,称为输卵管伞。其中,输卵管壶腹是受精的部位;输卵管峡较狭窄,是临床输卵管结扎术(女性绝育术)的常选部位;输卵管伞是手术中辨认输卵管的标志。

输卵管管壁由黏膜、肌层和外膜 3 层构成。黏膜的上皮为单层柱状纤毛上皮。纤毛的摆动和肌层的蠕动有助于受精卵移入子宫腔。

（三）子宫

子宫(uterus)是产生月经和受精卵发育成长为胎儿的场所。

1. 子宫的形态　成年未孕的子宫呈前后略扁、倒置的梨形,见图上-6-4。子宫可分为三部分:①子宫底,是两侧输卵管子宫口上方的圆凸部分;②子宫颈,是子宫下部缩细呈圆柱状的部分;③子宫体,是子宫底与子宫颈之间的大部分。子宫颈与子宫体相接的部位稍狭细,称子宫峡。

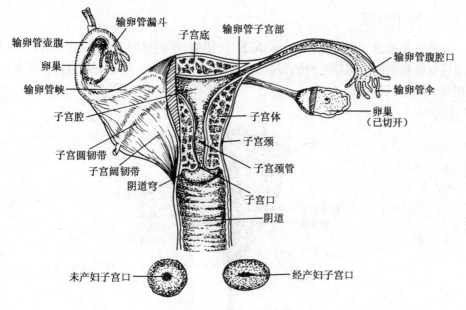

图上-6-4 女性内生殖器

子宫的内腔分为上下两部：上部位于子宫体内称为子宫腔；下部在子宫颈内，称为子宫颈管。子宫腔呈狭窄的三角形，两侧角与输卵管相通，尖端与子宫颈管相通。子宫颈管呈梭形，上口通子宫腔，下口经子宫口通阴道。

2. 子宫的位置和固定装置　子宫位于盆腔的中央，在膀胱和直肠之间，呈前倾前屈位。子宫的正常位置依赖于盆底肌和韧带的牵拉与固定。维持子宫正常位置的韧带有：①子宫阔韧带，限制子宫向两侧移动；②子宫圆韧带，维持子宫呈前倾位；③子宫主韧带，固定子宫颈，防止子宫向下脱垂；④子宫骶韧带，维持子宫呈前屈位。

3. 子宫壁的微细结构　子宫壁由内向外依次可分内膜、肌层和外膜 3 层。

子宫内膜，由单层柱状上皮和固有层组成，固有层含有丰富的血管和子宫腺。子宫内膜按功能特点分为浅层的功能层和深层的基底层。功能层自青春期开始，在整个生育期中，可发生周期性脱落，受精卵也在功能层植入并在其中生长发育为胎儿；基底层不发生脱落，有增殖、修复功能层的能力。

子宫肌层，主要由分层排列的平滑肌构成。

子宫外膜，大部分为浆膜。

（四）阴道

阴道（vagina）为连接子宫和外生殖器的肌性管道，长约 7～9cm，富有伸展性。阴道有排出月经和娩出胎儿的作用。

阴道位于骨盆腔的中央，子宫的下方。其前方有膀胱和尿道，后邻直肠。上端包绕子宫颈下部，两者之间形成环状间隙，称为阴道穹。阴道穹分前部、后部和两侧部。阴道穹后部较深，与子宫直肠陷窝仅隔一阴道壁和腹膜。阴道下端以阴道口开口于阴道前庭，见图上-6-3。

（五）前庭大腺

前庭大腺（Bartholin 腺）形似豌豆状，是一对位于阴道口后外侧深面的腺体，其导管向内侧开口于阴道前庭。前庭大腺分泌黏液，有润滑阴道的作用。

二、外生殖器

女性外生殖器又称女阴,由阴阜、阴蒂、大阴唇、小阴唇阴道前庭和前庭球等组成。阴道前庭是指两侧小阴唇之间的裂隙。其前部有尿道外口,后部有阴道口。阴道口有一层膜,称处女膜(图上-6-5)。

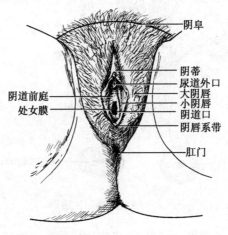

图上-6-5　女性外生殖器

第三节　乳　房

一、乳房的位置和形态

乳房(mamma,breast)位于胸前部,在胸大肌和胸筋膜的表面。乳头的位置通常在锁骨中线与第 4 肋间隙或第 5 肋骨相交处。

成年未哺乳女性的乳房呈半球形,中央有乳头,其顶端有输乳管的开口。乳头周围的色素沉着区称为乳晕。

二、乳房的结构

乳房由皮肤、乳腺、致密结缔组织和脂肪组织构成(图上-6-6)。乳腺被脂肪组织和致密结缔组织分隔成 15 ~ 20 个乳腺叶,乳腺叶以乳头为中心呈放射状排列。每个乳腺叶有一条排出乳汁的输乳管,开口于乳头。

乳房表面的皮肤、胸肌筋膜和乳腺之间连有许多结缔组织小束,称为乳房悬韧带。对乳腺有支持和固定作

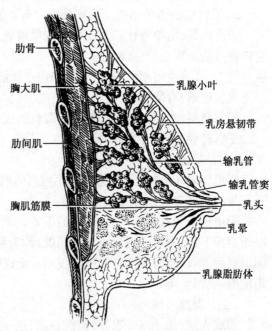

图上-6-6　女性乳房的矢状切面

用。乳腺癌患者,由于癌组织浸润,乳房悬韧带缩短并牵拉皮肤,使皮肤形成许多小凹,类似橘皮,临床上称橘皮样变,是乳腺癌患者常有的临床体征。

第四节 会 阴

会阴(perineum)有广义会阴和狭义会阴之分。广义会阴是指封闭小骨盆下口的所有软组织。狭义会阴即产科会阴,是指肛门与外生殖器之间狭小区域的软组织。

广义会阴的境界略呈菱形,以两侧坐骨结节的连线为界,可将其分为前后两个三角区。前部的区域称为尿生殖区(尿生殖三角),男性有尿道通过,女性则有尿道和阴道通过;后部的区域称为肛区(肛门三角),有肛管通过。

(邓仁川)

 复习思考题

1. 名词解释:排卵、黄体、阴道穹、乳房悬韧带、狭义会阴。
2. 试述精子的产生部位及排出途径。
3. 试述男性尿道和长度、分部、狭窄、弯曲和功能?
4. 试述女性生殖系的组成。

扫一扫,测一测

第七章

循 环 系 统

学习要点

1. 血液循环的概念及其途径。
2. 心的位置、外形、心腔的结构。
3. 心传导系统的组成和功能。
4. 体循环动脉的主干、行程、主要分支分布。
5. 肝门静脉的组成和功能。

　　脉管系统是人体内一套密闭而连续的管道系统，包括心血管系统和淋巴系统。心血管系统内流动着血液；淋巴系统管道内流动着淋巴，淋巴最后注入心血管系统。

　　脉管系统的主要功能是运输物质。

第一节　心血管系统

一、概述

（一）心血管系统的组成

　　心血管系统（cardiovascular system）由心和血管两部分组成。心是推动血液向前流动的动力器官。血管分动脉、毛细血管和静脉 3 类：动脉是输送血液出心的管道；静脉是输送血液回心的管道；毛细血管是血液与组织细胞进行物质交换的场所。

（二）血液循环的途径

　　通过心的节律性舒缩活动，推动血液在心血管内按一定的方向周而复始地流动，称为血液循环。根据血液在心血管系统中的循环途径和功能不同，可将血液循环分为体循环（systemic circulation）与肺循环（pulmonary circulation）两部分（图上-7-1）。

　　1. 体循环（大循环）　左心室→主动脉及其各级分支→全身毛细血管网→各级静脉→上、下腔静脉→右心房。其功能是把氧和营养物质运送到身体各部，把身体各部组织细胞在新陈代谢中所产生的二氧化碳和代谢产物运送回心，经此途径使动脉血变成静脉血。

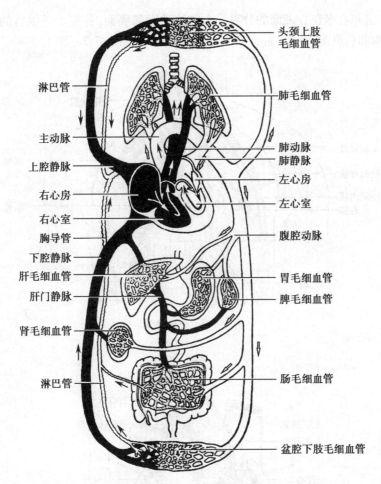

图上-7-1 全身血液循环示意图

2. 肺循环（小循环） 右心室→肺动脉及其各级分支→肺泡壁毛细血管网→肺静脉→左心房。其功能是把血液中的二氧化碳经肺泡排出体外，而吸入肺内的氧则经肺泡进入血液，经此过程把静脉血变成动脉血。

二、心

心（heart）是血液循环的动力器官，终生有节律的搏动，从而保证血液的正常流动。

（一）心的位置及外形

心又称心脏，位于胸腔的中纵隔内，约 2/3 在身体正中线的左侧，1/3 在正中线的右侧。心的表面包以心包。

心形似倒置的圆锥体，大小约相当于本人的拳头。心具有一尖、一底、两面、三缘及表面的 3 条沟。

心尖朝向左前下方，在左侧第 5 肋间隙左锁骨中线内侧 1～2cm 处，此处可扪到心尖的搏动。心底朝向右后上方，与出入心的大血管相连。心的前面朝向胸骨体和肋软骨的部分，称胸肋面；心的下面与膈相邻，称膈面。心的右缘垂直向下；左缘钝圆；下缘接近水平位。心的表面有 3 条浅沟。即近心底处，有一条几乎呈环行的浅沟，称冠

81

状沟,是心房和心室在心表面的分界。心的胸肋面和膈面,各有1条纵行的浅沟分别称为前纵沟和后纵沟,是左、右心室在心表面的分界(图上-7-2～图上-7-4)。

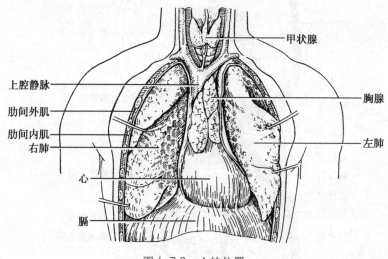

图上-7-2　心的位置

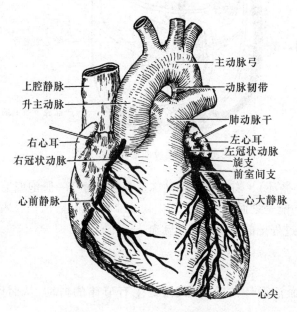

图上-7-3　心的外形和血管(前面)

(二)心腔

心是中空的肌性器官,有4个心腔,即右心房、右心室、左心房和左心室。左、右心房之间有房间隔分隔,左、右心室之间有室间隔分隔。同侧的心房与心室之间借房室口相通。

1. 右心房　右心房(right atrium)构成心的右上部,向左前部突出的部分称右心耳。右心房有3个入口、1个出口。入口即上腔静脉口、下腔静脉口和冠状窦口。这些入口分别导入人体上半身(心除外)、下半身和心壁回流的静脉血,通向右心房。出口为右房室口,位于右心房的前下部,通向右心室。在房间隔下部有一卵圆形浅窝,称

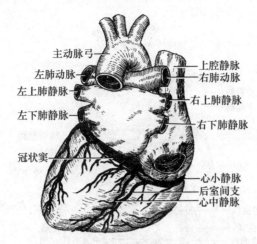

图上-7-4 心的外形和血管(后面)

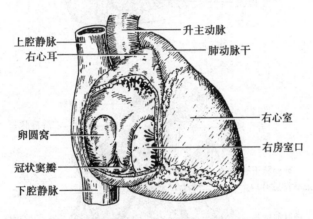

图上-7-5 右心房的结构

卵圆窝,是胎儿出生后卵圆孔闭锁的遗迹(图上-7-5)。

2. 右心室 右心室(right ventricle)位于右心房的左前下方,有 1 个入口、1 个出口。入口即右房室口,通向右心室。出口为肺动脉口,通向肺动脉干(图上-7-6)。

3. 左心房 左心房(left atrium)位于右心房的左后方,向右前方的突出部分称左心耳。左心房有 4 个入口、1 个出口。入口位于左心房后壁两侧,即左右各 1 对,称肺静脉口,通向左心房。出口为左房室口,在左心房的前下部,通向左心室(图上-7-7)。

4. 左心室 左心室(left ventricle)位于右心室的左后下方,有 1 个入口、1 个出口。入口即左房室口,通向左心室。出口为主动脉口,通向主动脉(图上-7-7)。

5. 心瓣膜 在心的房室口和动脉口周缘附有心瓣膜,房室口周缘附有房室瓣,动脉口周缘附有动脉瓣。右房室口的周缘附有 3 片三角形的瓣膜,称三尖瓣;左室口周缘附有 2 片三角形的瓣膜,称二尖瓣;肺动脉口的周缘附有 3 片半月形的瓣膜,称肺动脉瓣;主动脉口的周缘附有 3 片半月形的瓣膜,称主动脉瓣,见图上-7-6、图上-7-7。

心瓣膜顺血流方向开放,逆血流方向关闭。心室收缩时,心室内血液推动房室瓣,使其相互对合,封闭房室口,防止血液倒流入心房;受心室内血液的推动,动脉瓣开放,心室内血液进入动脉腔中。心室舒张时,由于动脉内血液的回冲压力,动脉瓣关闭,防止动脉内血液倒流入心室;受心房内血液的推动,房室瓣开放,心房内血液流向心室。

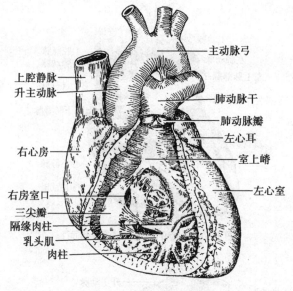

图上-7-6　右心室的结构

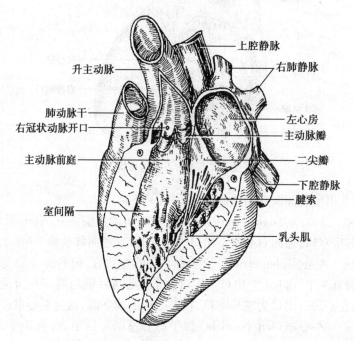

图上-7-7　左心房与左心室的结构

（三）心壁的微细结构

心壁从内向外依次分为心内膜、心肌层和心外膜3层。

1. 心内膜　由内皮及深面的疏松结缔组织构成,含血管和心传导系统的分支。心内膜在房室口和动脉口处折叠形成房室瓣和动脉瓣。

2. 心肌层　由心肌纤维组成。心房肌较薄,心室肌肥厚,左心室肌最厚。心房肌和心室肌不相连续,分别附着于左、右房室口周围的纤维环上。心的纤维环由致密结缔组织构成,心纤维环上还附有心瓣膜。

3. **心外膜** 是被覆在心肌层外面的一层光滑的浆膜，即浆膜心包的脏层，营养心的血管，行于心外膜深面。

（四）心的传导系统

心的传导系统位于心壁内，由特殊分化的心肌细胞构成，其功能是产生并传导兴奋冲动，维持心搏的正常节律。心的传导系统包括窦房结、房室结、房室束及其分支。

1. **窦房结** 位于上腔静脉与右心耳之间的心外膜深面，呈梭形，是心自动节律性兴奋的发源地，是心的正常起搏点。

2. **房室结** 位于房间隔下部的心内膜下，发出房室束入室间隔。将窦房结传来的冲动传向心室。

3. **房室束及其分支** 房室束又称希氏（His）束，自房室结发出后在室间隔上部分为左束支和右束支。

左束支和右束支分别沿室间隔左、右侧心内膜深面下行到左、右心室，分为许多细小分支，交织成网，称浦肯野纤维网，与心室肌纤维相连（图上-7-8）。

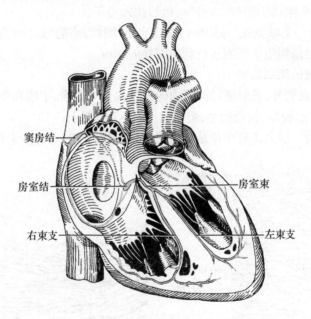

图上-7-8　心的传导系统模式图

由窦房结发出的冲动传至心房肌，引起心房肌的收缩，同时冲动也传至房室结，再经房室束、左束支和右束支及浦肯野纤维网传至心室肌，引起心室肌的节律性收缩。

（五）心的血管

营养心的动脉有左、右冠状动脉，见图上-7-3、图上-7-4，均由主动脉升部的起始处发出，行于心外膜深面。

左冠状动脉分为沿前纵沟下行的前室间支和沿冠状沟向左行至心下面的旋支，主要分布于左心房、左心室和室间隔前2/3和右心室前壁的一部分。

右冠状动脉沿冠状沟向右行，至心的下面发出后室间支，下行于后纵沟。主要分布于右心房、右心室和室间隔后1/3及左心室后壁的一部分。

心的静脉多与动脉伴行，最后汇入冠状沟后部的冠状窦，以冠状窦口汇于右心房。

（六）心包

心包（pericardium）是包裹心和出入心的大血管根部的膜性囊，分为纤维心包和浆膜心包。纤维心包在最外层，是坚韧的结缔组织囊，向上与大血管的外膜相续，向下附着于膈的中心腱上。浆膜心包分为附于心肌表面的脏层（即心外膜）和紧贴纤维心包内面的壁层。脏、壁两层在出入心的大血管根部相互移行形成的腔隙，称心包腔。心包腔内含少量浆液，可减少心在搏动时的摩擦。

三、血管

（一）血管的分类

血管包括动脉、毛细血管和静脉 3 类。

1. 动脉 动脉（artery）是由心室发出输送血液出心的血管。动脉自心室发出后，在行程中不断分支为大动脉、中动脉和小动脉，最后移行为毛细血管。

2. 静脉 静脉（vein）是输送血液回心的血管。小静脉起于毛细血管的静脉端，在回心途中逐渐汇集成中静脉、大静脉，最后注入心房。

3. 毛细血管 毛细血管（capillary）是连于小动脉与小静脉之间的微细血管，相互连接成网状，是血液同组织细胞进行物质交换的场所。

（二）血管壁的微细结构

血管除毛细血管外，其管壁结构由内向外依次分为内膜、中膜和外膜 3 层。

1. 动脉 管壁较厚，管径较小，弹性大（图上-7-9、图上-7-10）。

内膜最薄，由一层内皮和少量结缔组织组成，表面光滑，可减少血流的阻力。

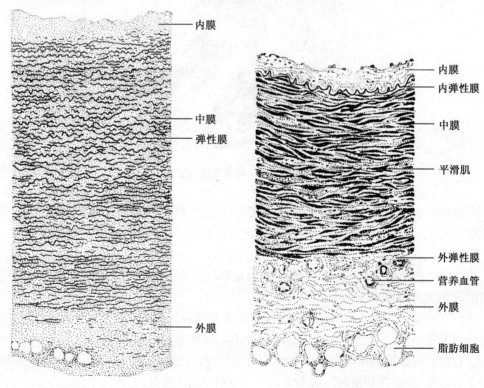

图上-7-9 大动脉壁结构（低倍）　　图上-7-10 中动脉壁结构（低倍）

中膜较厚,主要由平滑肌和弹性纤维等组成。大动脉的中膜以弹性纤维为主,有较大的弹性。中、小动脉的中膜以平滑肌为主,平滑肌的舒缩,可明显改变血管的口径,影响器官的血流量,而且可改变血液流动的外周阻力,影响血压。

外膜较厚,主要由结缔组织组成。

2. 静脉 管壁较薄,管腔较大、弹性小。静脉管壁的结构也分内膜、中膜和外膜,但三层膜的分界常不明显。静脉壁的内膜最薄,由一层内皮和少量结缔组织组成;中膜稍厚,主要由一些环行平滑肌组成;外膜最厚,主要由结缔组织组成。

3. 毛细血管 分布广泛,相互连通成网,毛细血管的管径很细,直径约 $7 \sim 9 \mu m$,管壁主要由一层内皮和基膜构成。

根据毛细血管内皮细胞的结构特点,可分为连续毛细血管、有孔毛细血管和窦状毛细血管(血窦)3 类:连续毛细血管的内皮完整,有薄层连续的基膜;有孔毛细血管的内皮细胞有许多贯通细胞全层的小孔,内皮外面也有连续的基膜;血窦是扩大的毛细血管,管壁薄,管腔不规则,主要分布于肝、脾、骨髓及某些内分泌腺中。

(三)肺循环的血管

1. 肺动脉干和肺动脉 肺动脉干(pulmonary trunk)是一短而粗的动脉干,起自右心室,向左后方斜行,至主动脉弓的下方分左、右肺动脉,分别经左、右肺门进入肺。

在肺动脉干分叉处稍左侧与主动脉弓下缘之间有一短的结缔组织索,称动脉韧带(图上-7-3),是胚胎时期动脉导管闭锁后的遗迹。若出生后 6 个月仍未闭锁,称动脉导管未闭,是先天性心脏病之一。

2. 肺静脉 肺的静脉起自肺泡周围的毛细血管网,在肺内逐级汇合,最后形成左右各两条肺静脉,分别由左、右肺门出肺,注入左心房(图上-7-11)。

(四)体循环的血管

1. 体循环的动脉 主动脉(aorta)是体循环的动脉主干,分为升主动脉、主动脉弓和降主动脉 3 段。升主动脉起自左心室主动脉口,于右侧第 2 胸肋关节水平移行为主动脉弓,呈弓形弯向左后方,达第 4 胸椎体下缘高度移行为降主动脉,沿脊柱左前方下行,经膈的主动脉裂孔进入腹腔,下行至第 4 腰椎体下缘水平分为左、右髂总动脉。降主动脉以膈为界分为胸主动脉和腹主动脉。

升主动脉(ascending aorta)是主动脉上升的部分,起始部发出左、右冠状动脉,分布于心。

主动脉弓(aortic arch)是呈弓形弯曲的一段动脉。主动脉弓壁内有压力感受器,具有调节血压的作用。主动脉弓的下方靠近动脉韧带处有 2～3 个粟粒状小体,称主动脉小球,是化学感受器,参与调节呼吸。

从主动脉弓的凸侧向上发出 3 个分支,自右向左依次为头臂干(无名动脉)、左颈总动脉和左锁骨下动脉。头臂干分为右颈总动脉和右锁骨下动脉。

(1)头颈部的动脉:主要来源于颈总动脉,部分来源于锁骨下动脉。

1)颈总动脉:颈总动脉(common carotid artery)分左右两支。右侧发自头臂干;左侧直接起自主动脉弓沿食管、气管和喉的外侧上行,至甲状软骨上缘水平处分为颈内动脉和颈外动脉。颈总动脉末端和颈内动脉起始处略膨大,称颈动脉窦,窦壁内有压力感受器,可反射性地调节血压。颈总动脉分叉处后方的动脉壁上有一扁椭圆形小体,称颈动脉小球,是化学感受器,参与调节呼吸。

颈内动脉在咽的两侧上行,经颈动脉管入颅,分支分布于脑和眼。

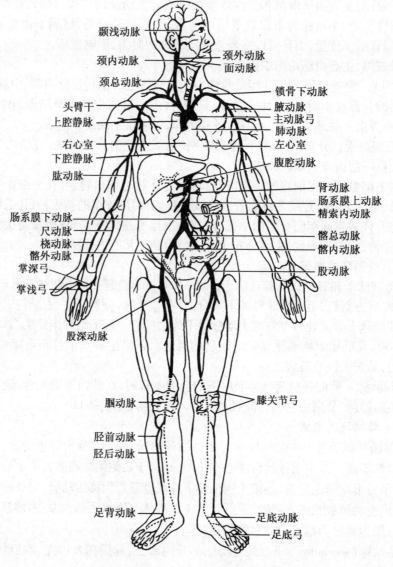

图上-7-11 全身动脉

颈外动脉在胸锁乳突肌深面上行,沿途发出的分支有甲状腺上动脉、舌动脉、面动脉、颞浅动脉和上颌动脉,主要分布于头面部和颈部等处。

2)锁骨下动脉:锁骨下动脉(subclavian artery)分左右两支。右侧发自头臂干;左侧直接起自主动脉弓经胸廓上口到颈根部,呈弓状与第 1 肋的外缘入腋窝移行为腋动脉。锁骨下动脉的主要分支有椎动脉、甲状颈干和胸廓内动脉,主要分布于脑和脊髓、颈部、背部和胸部等处。

(2)上肢的动脉:主干有腋动脉、肱动脉、桡动脉和尺动脉。掌浅弓由尺动脉的末端与桡动脉的掌浅支吻合而成,掌深弓由桡动脉的末端与尺动脉的掌深支吻合而成。掌浅弓、掌深弓有保证血液均匀分布于手指的作用,以适应手作为劳动器官的功能需要。

在肘窝稍上方肱二头肌腱的内侧可触及肱动脉的搏动,是测量血压时的听诊部位。桡动脉在前臂远侧端外侧位置表浅,可触及其搏动,是临床切脉的部位。

（3）胸部动脉：胸部的动脉主干是胸主动脉（thoracic aorta），发出壁支和脏支。主要分布于胸壁和胸腔脏器。

（4）腹部动脉：腹部的动脉主干是腹主动脉（abdominal aorta），发出壁支和脏支。主要分布于腹壁和腹腔脏器。

（5）盆部动脉：髂总动脉（common iliac artery）左右各一，在骶髂关节的前方分为

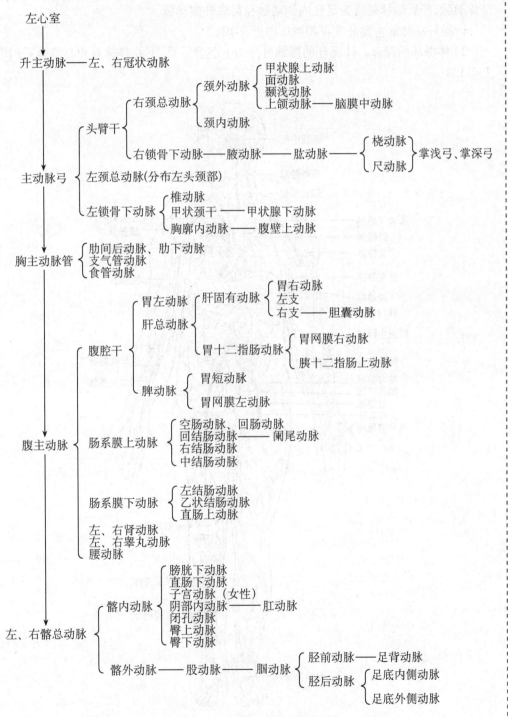

图上-7-12 体循环动脉的主要分支

髂内动脉和髂外动脉。

髂内动脉(internal iliac artery)是为一短干,下行入盆腔,发出壁支和脏支。分布于盆壁和盆腔脏器。

髂外动脉(external iliac artery)经腹股沟韧带中点深面至股前部,移行为股动脉。

(6) 下肢的动脉:主干有股动脉、腘动脉、胫前动脉、胫后动脉。胫前动脉延续为足背动脉,胫后动脉延续为足底内侧动脉和足底外侧动脉。

体循环动脉的主要分支可归纳如图上-7-12。

2. 体循环的静脉　体循环的静脉可分为上腔静脉系、下腔静脉系和心静脉系(图上-7-13)。

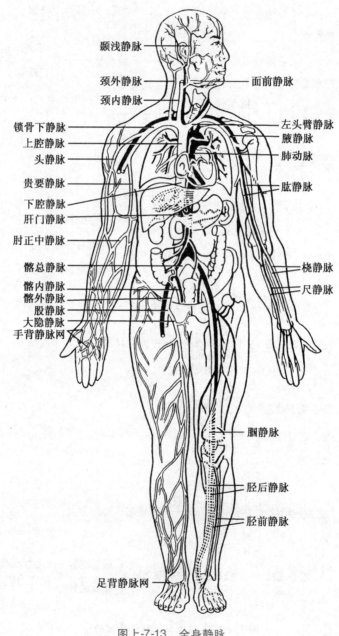

颞浅静脉

颈外静脉　　　　　　　　　面前静脉
颈内静脉

锁骨下静脉　　　　　　　　左头臂静脉
上腔静脉　　　　　　　　　腋静脉
头静脉　　　　　　　　　　肺动脉

贵要静脉　　　　　　　　　肱静脉

下腔静脉
肝门静脉

肘正中静脉

髂总静脉　　　　　　　　　桡静脉
髂内静脉　　　　　　　　　尺静脉
髂外静脉
股静脉
大隐静脉
手背静脉网

腘静脉

胫后静脉

胫前静脉

足背静脉网

图上-7-13　全身静脉

体循环的静脉具有以下特点:①静脉内血流缓慢、压力低,管壁薄,管腔大;②静脉管壁的内面有呈半月形静脉瓣(大静脉、头面部的静脉和肝门静脉除外),可阻止血液倒流,主要分布在四肢静脉;③在配布上分为浅静脉和深静脉,浅静脉位于皮下组织内,故又称皮下静脉,深静脉多与同名动脉相伴行;④静脉之间有丰富的吻合,常形成静脉网或静脉丛。

(1)上腔静脉系:由上腔静脉及其属支组成,主要收集头部、颈部、胸部(心除外)、部分上腹部和上肢回流的静脉血,最后通过上腔静脉注入右心房。

1)上腔静脉:上腔静脉(superior vena cava)是一条粗短的静脉干,由左、右头臂静脉汇合而成,注入右心房。注入右心房前有奇静脉注入。

2)头臂静脉:头臂静脉(brachiocephalic vein)左右各一,分别由同侧的颈内静脉和锁骨下静脉汇合而成。颈内静脉和锁骨下静脉汇合处所形成的夹角称静脉角,是淋巴导管注入静脉的部位。

A. 颈内静脉:是头、颈部静脉回流的主干,上端在颈静脉孔处与乙状窦相续,下端与锁骨下静脉汇合为头臂静脉。颈内静脉的属支包括颅内支和颅外支两种。主要收集颅内、外和颈部器官的静脉血。

颈内静脉在颅外的属支,主要有面静脉。面静脉与颅内海绵窦相交通,在平口角以上的部分一般无静脉瓣。故面部尤其是鼻根至两侧口角间的三角区(临床上称危险三角)发生化脓性感染时切忌挤压,以免细菌进入颅腔,引起颅内感染。

B. 锁骨下静脉:在第1肋外缘接腋静脉,收集上肢及颈浅部的静脉血。

锁骨下静脉的属支,除腋静脉外,还有颈外静脉。颈外静脉主要收集枕部和颈浅部的静脉血。

C. 上肢的静脉:分深静脉和浅静脉两种。上肢的深静脉与同名动脉伴行,最后续为锁骨下静脉。上肢的浅静脉位于皮下,主要有头静脉、贵要静脉和肘正中静脉,是临床上常用来静脉穿刺输液、输血和采血的部位。

头静脉起自手背静脉网的桡侧部,沿前臂桡侧和上臂外侧上行至肩部,穿过深筋膜注入腋静脉。贵要静脉起自手背静脉网的尺侧部,沿前臂尺侧和上臂内侧上行,在上臂的中部,穿过深筋膜注入肱静脉。肘正中静脉位于肘窝前面皮下,自头静脉向内上方连于贵要静脉。

3)胸部的静脉:主干是奇静脉,位于胸后壁,沿脊椎右侧上行,收集食管、气管、主支气管和胸壁等处的静脉血。

(2)下腔静脉系:由下腔静脉及其属支组成,主要收集腹部、盆部和下肢回流的静脉血。

1)下腔静脉:下腔静脉(inferior vena cava)在第5腰椎高度由左、右髂总静脉汇合而成,在腹主动脉右侧上行,经肝后面穿膈的腔静脉裂孔进入胸腔,注入右心房。

2)髂总静脉:髂总静脉(common iliac vein)由髂内静脉和髂外静脉汇合而成,向内上方斜行,至第5腰椎平面,左、右髂总静脉汇合成下腔静脉。

A. 髂内静脉是盆部的静脉主干,收集盆腔脏器和盆壁的静脉血。

B. 髂外静脉在腹股沟韧带深面接续股静脉,主要收集下肢和腹下部的静脉血。

C. 下肢的静脉:分深静脉和浅静脉两种。下肢的深静脉与同名动脉伴行,最后续为髂外静脉。下肢的浅静脉位于皮下,主要有大隐静脉和小隐静脉。

大隐静脉起自足背静脉弓的内侧端,小腿内侧面和大腿的内侧面上行,于耻骨结节外下方注入股静脉。大隐静脉在内踝的前方位置表浅而固定,是临床上常用来静脉穿刺输液、输血或静脉切开的部位。

小隐静脉起自足背静脉弓的外侧端,经外踝后方沿小腿后面上行至腘窝,穿过深筋膜注入腘静脉。

3）腹部的静脉:主干为下腔静脉,直接注入下腔静脉的属支主要有睾丸静脉、肾静脉和肝静脉等。肝静脉有2~3条,收集肝门静脉和肝固有动脉输送到肝的血液,在肝的后缘出肝注入下腔静脉。

4）肝门静脉:肝门静脉(hepatic portal vein)是一粗短的静脉干,长约6~8cm,由肠系膜上静脉与脾静脉在胰头后方汇合而成,经肝门入肝。肝门静脉主要收集食管下段、胃、小肠、大肠(到直肠上部)、胆囊、胰和脾等腹腔内不成对器官(肝除外)回流的静脉血。

肝门静脉的属支,主要有肠系膜上静脉、脾静脉、肠系膜下静脉、胃左静脉和附脐静脉,分别收集同名动脉分布区域的静脉血,其中附脐静脉起自脐周静脉网,至肝下面注入肝门静脉(图上-7-14)。

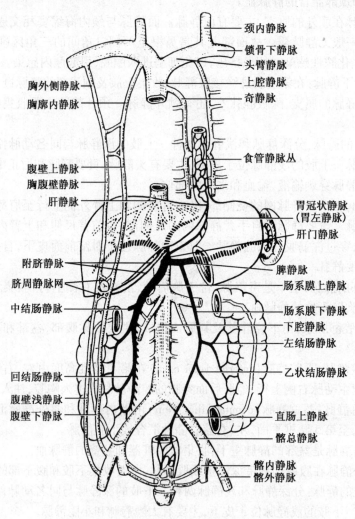

图上-7-14　肝门静脉和上、下腔静脉系间的交通模式图

肝门静脉与上、下腔静脉系之间存在丰富的吻合,主要吻合部位有食管静脉丛、直肠静脉丛和脐周静脉网 3 处。正常情况下,吻合支细小,血流量少。如果肝门静脉回流受阻(如肝硬化)时,血液可经肝门静脉与上、下腔静脉系之间的吻合建立侧支循环。由于血流量增多,可造成吻合部位的细小静脉曲张,严重时可引起食管静脉丛破裂导致呕血;直肠静脉丛扩张破裂引起便血;脐周静脉网曲张等临床症状和体征,见图上-7-14。

体循环主要静脉的回流可归纳如图上-7-15。

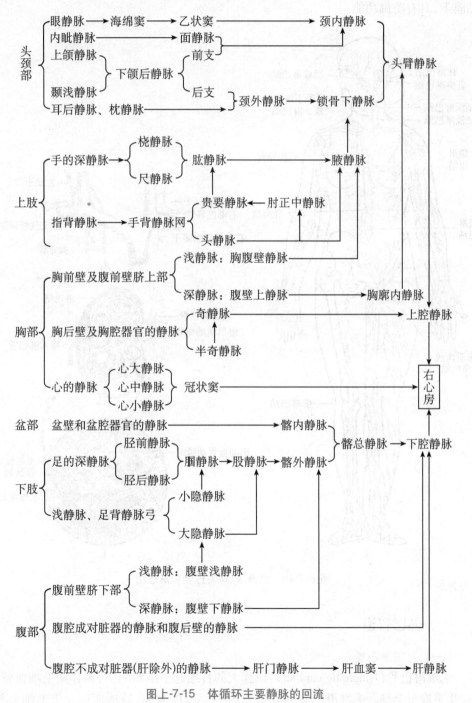

图上-7-15　体循环主要静脉的回流

第二节 淋巴系统

淋巴系统由淋巴管道、淋巴器官和淋巴组织组成。淋巴管道按管径大小分为毛细淋巴管、淋巴管、淋巴干和淋巴导管(图上-7-16);淋巴器官包括淋巴结、脾、胸腺和腭扁桃体等;淋巴组织是含有大量淋巴细胞的网状组织,主要分布于消化管和呼吸道的黏膜下,具有防御功能。

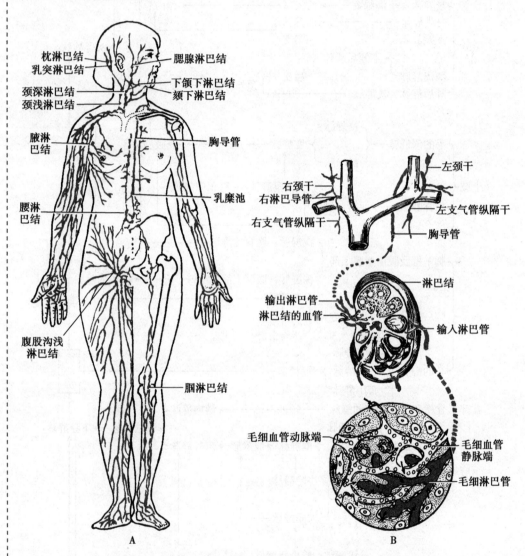

图上-7-16 全身浅、深淋巴管和淋巴结

一、淋巴管道

(一)毛细淋巴管

毛细淋巴管(lymphatic capillary)以膨大的盲端起于组织间隙,多伴随毛细血管分布,几乎遍布全身。毛细淋巴管的管壁只由一层内皮构成,通透性远大于毛细血管。

组织液中一些大分子物质,如蛋白质、细菌、癌细胞等较易进入毛细淋巴管。

（二）淋巴管

淋巴管(lymphatic vessel)由毛细淋巴管汇合而成,管壁比静脉薄,有丰富的瓣膜。淋巴管的配布与静脉相似,也分浅淋巴管和深淋巴管。淋巴管在向心的行程中,通常经过一个或多个淋巴结。

（三）淋巴干

全身的淋巴管逐级汇合成较大的淋巴干(lymphatic trunk)。全身共有9条淋巴干:左、右颈干,左、右锁骨下干,左、右支气管纵隔干,左、右腰干,1条肠干。

（四）淋巴导管

全身9条淋巴干汇集成两条大的淋巴导管,即胸导管和右淋巴导管。

1. 胸导管　胸导管(thoracic duct)是人体最大的淋巴管道,长约30~40cm。胸导管由左、右腰干和肠干在第1腰椎前方汇合而成。胸导管起始部膨大,称乳糜池。胸导管起始后,上行经膈的主动脉裂孔入胸腔,在食管后方沿脊椎的前方上行到左颈根部,接受左颈干、左锁骨下干和左支气管纵隔干,注入左静脉角。胸导管收集两下肢、盆部、腹部、左半胸部、左上肢和左半头颈部的淋巴(图上-7-17)。

2. 右淋巴导管　为一短干,长约1.5cm。由右颈干、右锁骨下干和右支气管纵隔干汇合而成,注入右静脉角。右淋巴导管(right thoracic duct)收集右半胸部、右上肢和

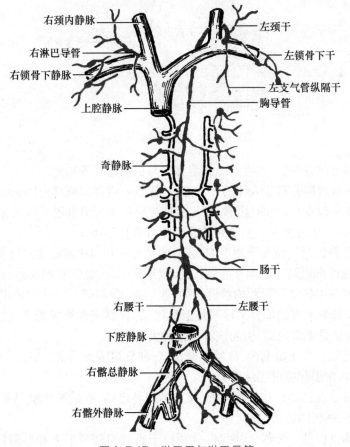

图上-7-17　淋巴干与淋巴导管

右半头颈部的淋巴(图上-7-17)。

二、淋巴器官

(一)淋巴结

淋巴结(lymph nodes)为圆形或椭圆形小体,质软。淋巴结的实质由淋巴组织构成。淋巴组织中的淋巴细胞包括 B 淋巴细胞和 T 淋巴细胞。淋巴组织之间的间隙称淋巴窦,是淋巴结内淋巴流动的通道(图上-7-18)。

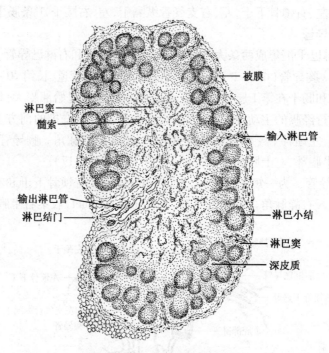

图上-7-18 淋巴结的组织结构

淋巴结具有过滤淋巴、产生淋巴细胞和参与机体免疫等功能。

淋巴结一般成群分布于人体的一定部位,接收一定器官或部位回流的淋巴。当某器官或部位发生病变时,细菌、毒素、寄生虫或癌细胞等可沿淋巴管侵入相应部位的淋巴结,引起该淋巴结的肿大。主要的淋巴结群如图上-7-16。

1. 下颌下淋巴结 位于下颌下腺附近,收纳面部和口腔器官的淋巴管。

2. 颈外侧浅淋巴结 沿颈外静脉排列,收纳耳后部、枕部和颈浅部的淋巴管。

3. 颈外侧深淋巴结 沿颈内静脉排列,收纳头、颈部诸淋巴结的输出管。颈外侧深淋巴结位于锁骨上方的部分又称锁骨上淋巴结,胃癌或食管癌患者,癌细胞可经胸导管转移到左锁骨上淋巴结,引起该淋巴结肿大。

4. 腋淋巴结 位于腋窝内,收纳上肢、胸壁和乳房等处的淋巴管。当上肢感染或乳腺癌转移时,常引起腋淋巴结肿大。

5. 支气管肺淋巴结 位于肺门处,又称肺门淋巴结,收纳肺的淋巴管。肺部病变时,常引起肺门淋巴结肿大。

6. 腹股沟淋巴结 分浅、深两群,分别位于腹股沟韧带下方和股静脉根部周围,收纳腹前壁下部、臀部、会阴、外生殖器的淋巴管和下肢的淋巴管。

（二）脾

脾（spleen）是人体最大的淋巴器官。

1. **脾的位置和形态**　脾位于左季肋区，在胃底与膈之间，相当于第 9～11 肋的深面，其长轴与第 10 肋一致。正常时在左肋弓下不能触及脾。

脾略呈扁椭圆形，色暗红，质软而脆，受暴力冲击易破裂。脾有脏膈两面，前后两端，上下两缘。脾的脏面凹陷，与腹腔内脏器相邻，近中央处为脾门，是脾的血管、神经出入部位。脾的上缘有 2～3 个切迹，称脾切迹。脾切迹可作为临床触诊脾的标志。

2. **脾的微细结构**　脾的实质主要由淋巴组织构成，通常分为红髓和白髓两部分。在脾切面上观察，脾的实质大部分呈暗红色，称红髓；在红髓中散在有 1～2mm 大小的灰白色小点，称白髓。脾的淋巴细胞包括 T 淋巴细胞和 B 淋巴细胞，淋巴组织之间有血液流通的脾血窦。

脾具有滤血、造血、贮血和参与免疫反应的功能。

三、淋巴组织

淋巴组织分为弥散淋巴组织和淋巴小结两类。除淋巴器官外，消化、呼吸、泌尿和生殖管道黏膜以及皮肤等处也含有丰富的淋巴组织，起着防御屏障的作用。

1. **弥散淋巴组织**　主要位于消化道和呼吸道的黏膜固有层。
2. **淋巴小结**　包括小肠黏膜固有层内的孤立淋巴滤泡和集合淋巴滤泡以及阑尾壁内的淋巴小结。

（王　杰）

 复习思考题

1. 名词解释：窦房结、颈动脉窦、颈动脉小球、静脉角、肝门静脉、胸导管。
2. 简述血液循环的途径。
3. 试述心的位置、外形、心腔结构。
4. 简述心传导系统的组成和结构。

第八章

感　觉　器

学习要点

1. 眼球壁的组成和结构。
2. 眼球内容物的组成和结构。
3. 房水的形成及循环途径。
4. 内耳的组成和结构。

第一节　概　述

一、感觉器和感受器的概念

感觉器(sensory organs)是指能够感受特定刺激的器官,由特殊感受器及其附属器构成。感受器(sensory receptor)是指分布在体表或组织内部的一些专门感受刺激的结构。感受器感受刺激后,把刺激转变为神经冲动,经感觉神经传入大脑皮质的感觉中枢,产生相应的感觉。

感觉器主要有眼和耳。皮肤与感觉功能有关,故也在本章叙述。

二、感受器的分类

根据感受器所存在的部位和接受刺激的来源可将其分为3类。

1. 外感受器　分布于皮肤、黏膜及眼、耳等处,主要感受来自外界环境的痛、温、触(粗)、压觉及光波和声波的刺激。

2. 内感受器　分布于内脏器官和血管壁处,感受来自这些器官的压力、温度、渗透压、酸碱度变化的刺激。

3. 本体感受器　分布于肌、腱、关节、韧带及内耳处,感受躯体运动、肌张力和头部位置改变等刺激。

第二节　眼(视器)

眼(eye)又称视器,由眼球和眼副器两部分组成(图上-8-1)。眼球的主要功能是感受光波的刺激,并将光波转变为神经冲动,经视觉传导通路传入大脑视觉中枢,产生视觉。眼附器对眼球具有保护、运动和支持的作用。

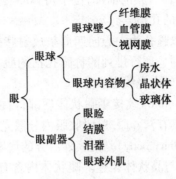

图上-8-1 眼的组成

一、眼球

眼球位于眼眶内,后端借视神经连于间脑。眼球近似球形,由眼球壁和眼球内容物组成(图上-8-2)。

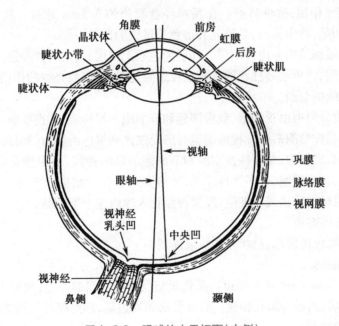

图上-8-2 眼球的水平切面(右侧)

(一)眼球壁

眼球壁由外向内分为纤维膜、血管膜、视网膜3层。

1. 纤维膜 由致密结缔组织构成。纤维膜由前向后可分为角膜和巩膜两部分。

(1)角膜:角膜(cornea)占纤维膜的前1/6,略向前凸,无色透明,无血管,但有丰富的感觉神经末梢,触觉和痛觉敏锐。光线可穿过角膜进入眼球角膜有屈光作用。

(2)巩膜:巩膜(sclera)占纤维膜的后5/6,呈乳白色,不透明。角膜与巩膜的交界处深部有一环形小管,称巩膜静脉窦,是房水回流入静脉的通道。

2. 血管膜 由疏松结缔组织构成,含有丰富的血管和色素细胞,国人呈棕黑色。血管膜由前向后分为虹膜、脉络膜和睫状体三部分。

(1) 虹膜:虹膜(iris)是血管膜的前部,位于角膜的后方。虹膜呈圆盘形,中央有一圆孔,称瞳孔,是光线入眼的孔道。

虹膜内有两种平滑肌:以瞳孔为中心向四周呈放射状排列的称瞳孔开大肌,收缩时可使瞳孔开大;在瞳孔周围呈环行排列的称瞳孔括约肌,收缩时可使瞳孔缩小。瞳孔开大或缩小可调节进入眼球内光线多少。

(2) 脉络膜:脉络膜(choroid)续接于睫状体后部,占血管膜的后 2/3。脉络膜内含丰富的血管和色素细胞,具有营养眼球、吸收眼内分散光线的作用。

(3) 睫状体:睫状体(ciliary body)是虹膜外后方的增厚部分,前接虹膜,后连脉络膜。睫状体借若干睫状小带与晶状体相连。睫状体内含有的平滑肌,称睫状肌,有调节晶状体曲度的作用。睫状体还有产生房水的功能。

3. 视网膜 视网膜(retina)贴附于血管膜的内面,由前向后可分为:视网膜的虹膜部、睫状体部和视部。前两部分紧贴于虹膜和睫状体内面,无感光作用,故称视网膜盲部。视网膜视部紧贴于脉络膜内面,具有感光作用。

在视网膜后部视神经的起始处,有一白色圆盘形的隆起,称视神经盘(视神经乳头),此处无感光作用,故称盲点。在视神经盘颞侧约 3.5mm 处有一黄色区域,称黄斑,黄斑中央凹陷,称中央凹,是感光和辨色最敏锐的部位。

视网膜的微细结构分内外两层。外层为色素上皮层,内层为神经层。

色素上皮层,由单层矮柱状的色素上皮细胞构成,有吸收光线的作用,可保护视细胞免受过强光线的刺激。

神经层,由外向内由视细胞、双极细胞和节细胞 3 层构成:①视细胞,是感光细胞,有视锥细胞和视杆细胞两种。视锥细胞有感受强光和辨色的能力,视杆细胞能感受弱光,不辨色;②双极细胞,是连接视细胞和节细胞的联络神经元,主要有接受和传递视觉信息的作用;③节细胞,是多极神经元,其树突与双极细胞形成突触,轴突向视神经盘集中,穿出眼球壁后构成视神经,经视神经管入颅内连于下丘脑。

(二) 眼球内容物

眼球内容物包括房水、晶状体和玻璃体。

1. 眼房和房水

(1) 眼房(chambers of eyeball):是角膜与晶状体之间的腔隙,被虹膜分隔为眼球前房和眼球后房,两者经瞳孔相通。眼球前房的周边部,即虹膜与角膜之间的夹角,称虹膜角膜角(前房角)。

(2) 房水(aqueous humor):充满于眼房内,是无色透明的液体。房水由睫状体产生,充填于眼球后房,经瞳孔至眼球前房,经虹膜角膜角渗入巩膜静脉窦,最后汇入眼静脉。

房水具有屈光、营养角膜、晶状体和维持眼内压的作用。如果房水循环发生障碍,引起眼内压增高,临床上称青光眼。

2. 晶状体 晶状体(lens)位于虹膜与玻璃体之间,见图上-8-2。呈双凸透镜状,无色透明,有弹性,无血管和神经,表面包有晶状体囊。

晶状体具有屈光功能。视近物时,睫状肌收缩,睫状小带松弛,晶状体变凸,屈光力增强。视远物时,睫状肌舒张,睫状小带拉紧,晶状体变扁,屈光力减弱。若晶状体因疾病或创伤等因素而发生混浊,影响视力,临床上称白内障。

3. 玻璃体 玻璃体(vitreous body)位于晶状体与视网膜之间,为无色透明的胶状物质,具有折光和支撑视网膜的作用,见图上-8-2。

二、眼副器

眼副器包括眼睑、结膜、泪器、眼球外肌等结构,它们对眼球有保护、运动和支持作用。

(一)眼睑

眼睑(eyelids)俗称眼皮,位于眼球的前方。眼睑分为上睑和下睑,两睑之间的裂隙称睑裂。睑裂的内侧角称内眦,外侧角称外眦。靠近内眦的上、下眼睑处各有一个乳头状小突,中央有一小孔称泪点,为泪小管的开口。眼睑的游离缘称睑缘,睑缘生有睫毛。

(二)结膜

结膜(conjunctiva)是一层薄而透明黏膜,富含血管。贴附于上、下眼睑内面的称睑结膜,覆盖于眼球巩膜前部表面的称球结膜。睑结膜与球结膜返折移行处,分别形成结膜上穹和结膜下穹。当闭眼时全部结膜所围成的囊状腔隙为结膜囊,通过睑裂与外界相通。

(三)泪器

泪器(lacrimal apparatus)由泪腺与泪道组成。

泪腺(lacrimal gland)位于眶上壁的前外侧的泪腺窝。泪腺可分泌泪液,具有湿润角膜、冲洗异物和杀菌等作用。

泪道包括泪点、泪小管、泪囊和鼻泪管,它们是泪液排出的通道。泪腺不断地分泌泪液,泪液借助瞬目运动抹眼球表面,多余的泪液经泪点、泪小管进入泪囊,再经鼻泪管到鼻腔。

(四)眼球外肌

眼球外肌为骨骼肌,包括6块运动眼球的肌和1块运动上睑的肌。

运动眼球的肌分别有:上直肌,使眼球转向上内方;下直肌,使眼球转向下内方;内直肌使眼球转向内侧;外直肌使眼球转向外侧;上斜肌使眼球转向下外方;下斜肌使眼球转向上外方。

运动上睑的肌,称上睑提肌,收缩时可上提上睑。

第三节 耳(前庭蜗器)

耳(ear)又称前庭蜗器,是位觉和听觉器官。耳按部位可分为外耳、中耳和内耳三部分(图上-8-3)。外耳与中耳是声波的传导装置;内耳有位觉和听觉感受器(图上-8-4)。

一、外耳

外耳(external ear)包括耳郭、外耳道和鼓膜三部分。

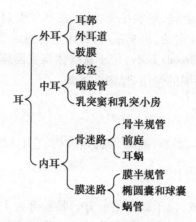

图上-8-3 耳的组成

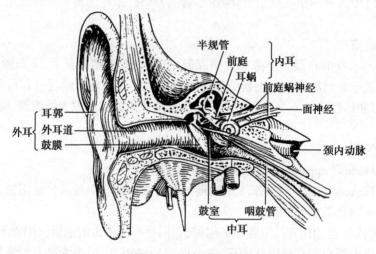

图上-8-4 前庭蜗器

（一）耳郭

耳郭（auricle）又称耳廓，位于头部两侧。耳郭主要由弹性软骨和结缔组织为支架，外覆皮肤和皮下组织构成。耳郭的中部有通入外耳道的外耳门。耳郭下部的小部分无软骨，含有结缔组织和脂肪，称为耳垂，是临床上常用的采血部位。

（二）外耳道

外耳道（external acoustic meatus）是外耳门至鼓膜的一段弯曲管道。长约 2.5cm。外耳道外侧 1/3 为软骨部，内侧 2/3 为骨部。

外耳道的皮肤较薄，皮下组织较少，皮肤与软骨膜或骨膜紧贴，故发生外耳道疖肿时疼痛剧烈。

（三）鼓膜

鼓膜（tympanic membrane）位于外耳道与中耳鼓室之间，为一椭圆形半透明的薄膜。鼓膜的上 1/4 为松弛部，呈粉红色；下 3/4 为紧张部，呈灰白色。

二、中耳

中耳（middle ear）包括鼓室、咽鼓管、乳突窦和乳突小房等部分。

（一）鼓室

鼓室（tympanic cavity）位于鼓膜与内耳之间，是颞骨内的一个不规则的含气小腔。鼓室向前经咽鼓管通鼻咽，向后与乳突窦和乳突小房相通。

鼓室的外侧壁主要由鼓膜构成。鼓室的内侧壁上有2个孔，其中位于后上部的呈卵圆形，称前庭窗，被镫骨底封闭；位于后下部的圆孔，称蜗窗，被第二鼓膜封闭。

鼓室内有3块听小骨，从外向内依次为锤骨、砧骨和镫骨。3块听小骨借关节形成听骨链，将声波的振动传入内耳。

（二）咽鼓管

咽鼓管（auditory tube）是咽腔通连鼓室的管道。咽鼓管咽口平时处于闭合状态，当吞咽、哈欠或喷嚏时开放，使鼓室的气压和外界的气压平衡，有利于鼓膜的正常振动。

（三）乳突窦和乳突小房

乳突窦（mastoid antrum）是介于乳突小房与鼓室之间的腔隙。乳突小房（mastoid cells）是颞骨乳突内的许多的含气小腔，向前借乳突窦通鼓室。

知识链接

慢性化脓性中耳炎的并发症

慢性化脓性中耳炎可侵蚀破坏听小骨及鼓室壁的黏膜、骨膜和骨质，如向邻近结构蔓延，还可引起各种并发症：侵蚀鼓膜可致鼓膜穿孔；侵蚀内侧壁可致化脓性迷路炎；侵蚀面神经管可损害面神经；向后蔓延到乳突窦和乳突小房，可引起化脓性乳突炎；向上侵蚀鼓室盖，可引起颅内化脓性感染。

三、内耳

内耳（internal ear）位于颞骨岩部内，结构复杂，称迷路。迷路由骨迷路和膜迷路两部分构成。骨迷路为颞骨内的骨性隧道，膜迷路是套在骨迷路内的膜性小管和小囊。膜迷路内含有内淋巴，骨迷路与膜迷路之间的间隙内充满外淋巴。内、外淋巴互不相通（图上-8-5）。

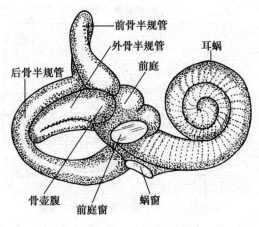

前骨半规管
外骨半规管
耳蜗
后骨半规管
前庭
骨壶腹
前庭窗
蜗窗

图上-8-5　骨迷路

（一）骨迷路

骨迷路（bony labyrinth）包括骨半规管、前庭和耳蜗三部分。

1. 骨半规管　为骨迷路的后部，由3个相互垂直排列的半环形小管构成，按其方位分别称为前骨半规管、后骨半规管、外侧骨半规管。每个骨半规管借两个骨脚开口于前庭，其中有一个骨脚膨大，称骨壶腹。

2. 前庭　为骨迷路的中部，外侧壁即鼓室的内侧壁，有前庭窗（被镫骨底封闭）和蜗窗（被第二鼓膜封闭）。前庭向前通耳蜗；向后通3个骨半规管。

3. 耳蜗　为骨迷路的前部，形似蜗牛壳。耳蜗由蜗螺旋管环绕蜗轴旋转两圈半构成。蜗轴是耳蜗的骨质中轴，它发出骨螺旋板突入蜗螺旋管内，其游离缘与膜迷路的蜗管相连，将蜗螺旋管被分为上部的前庭阶、下部的鼓阶和中间的蜗管。前庭阶通向前庭窗，鼓阶通向蜗窗（图上-8-6）。

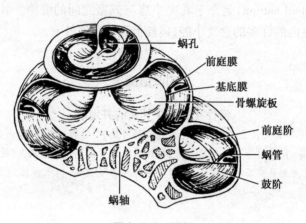

图上-8-6　耳蜗

（二）膜迷路

膜迷路（membranous labyrinth）包括膜半规管、椭圆囊和球囊、蜗管三部分（图上-8-7）。

1. 膜半规管　为套在骨半规管内的膜性小管，各膜半规管有一端膨大，称膜壶

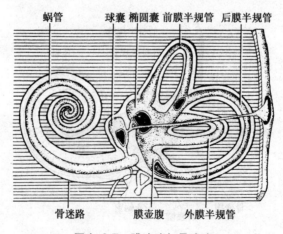

图上-8-7　膜迷路与骨迷路

腹。膜壶腹壁内有一嵴状隆起,称壶腹嵴。壶腹嵴是位觉感受器,能感受头部旋转变速运动的刺激。

2. 椭圆囊和球囊　是位于前庭内的两个膜性小囊。椭圆囊和球囊壁的内面各有一斑块状隆起,分别称椭圆囊斑和球囊斑。椭圆囊斑和球囊斑是位置觉感受器,能够感受头部静止的位置及直线变速运动的刺激。

椭圆囊斑、球囊斑和 3 个壶腹嵴合称为前庭器。前庭器是位觉感受器,对维持身体的平衡起重要作用。

3. 蜗管　为套在蜗螺旋管内的膜性管道。蜗管横断面呈三角形,有上壁、外侧壁和下壁 3 个壁。上壁称前庭膜,外侧壁为蜗螺旋管内表面骨膜的增厚部分,下壁由骨螺旋板和基底膜(螺旋膜)组成。

在基底膜上有螺旋器,又称 Corti 器。螺旋器主要由支持细胞、毛细胞和盖膜组成,为听觉感受器,能感受声波刺激。

四、声波的传导途径

声波由外界传入内耳的感受器有两条途径:一是空气传导,二是骨传导。

(一)空气传导

空气传导是指声波经外耳道引起鼓膜振动,经听小骨链和前庭窗传入内耳的过程。空气传导的主要途径是:声波→外耳道→鼓膜→听小骨链→前庭窗→前庭阶的外淋巴→前庭膜→蜗管的内淋巴→基底膜→螺旋器→蜗神经→中枢神经→大脑皮质听觉中枢。

(二)骨传导

骨传导是指声波经颅骨(骨迷路)传入内耳的过程。骨传导的主要途径是:声波→颅骨→骨迷路→前庭阶和鼓阶的外淋巴→蜗管的内淋巴→基底膜→螺旋器→蜗神经→中枢神经→大脑皮质听觉中枢。

第四节　皮　肤

皮肤(skin)被覆于人体表面,借皮下组织与深部的结构相连。皮肤内有毛发、皮脂腺、汗腺、指(趾)甲等,它们是表皮的衍生物,为皮肤的附属器。皮肤具有屏障保护、感受刺激、调节体温、排泄和吸收等功能。

皮肤是人体最大的器官,约占成人体重量的 16%,总面积约为 $1.2 \sim 2.2 m^2$。

一、皮肤的微细结构

皮肤分为表皮和真皮两层(图上-8-8)。

(一)表皮

表皮(epidermis)为皮肤的浅层,由复层扁平上皮构成。表皮从基底至表面可以分为 5 层,依次是基底层、棘层、颗粒层、透明层和角质层。

1. 基底层　是一层矮柱状细胞,有较强的分裂增殖能力,可不断产生新的细胞,新生细胞向表层推移,逐渐分化成浅部的各层细胞。基底层借基膜与深部的真皮相连。

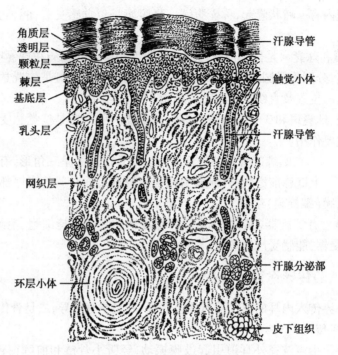

角质层
透明层
颗粒层
棘层
基底层

乳头层

网织层

环层小体

汗腺导管

触觉小体

汗腺导管

汗腺分泌部

皮下组织

图上-8-8 皮肤结构示意图

2. 棘层 由5~10层多边形的细胞构成。细胞表面有许多棘状突起。

3. 颗粒层 由3~5层梭形细胞构成。细胞核与细胞器逐步退化,细胞质内出现透明的角质颗粒。

4. 透明层 由数层扁平细胞构成,细胞成透明均质状。

5. 角质层 由数层扁平的角质细胞构成,细胞内无细胞核和细胞器,胞质内充满着角质蛋白。此层具有抗酸抗碱,防止体液丢失,防止化学物质和微生物入侵人体等功能,是皮肤的重要保护层。

（二）真皮

真皮(dermis)位于表皮的深面,由致密结缔组织构成。真皮分为乳头层和网织层两部分。

1. 乳头层 紧贴表皮的深面,结缔组织呈乳头状突向表皮。乳头内有丰富的毛细血管和感受器,如游离神经末梢、触觉小体等。

2. 网织层 为真皮的主要部分。它由不规则的致密结缔组织构成,网织层内有较多的小血管、淋巴管和神经,以及毛囊、皮脂腺、汗腺和环层小体等。

真皮的深面为皮下组织,不属于皮肤的结构,主要由疏松结缔组织和脂肪组织构成,内含较大的血管、神经和淋巴管。

临床上皮下注射就是将药物注入皮下组织内;而皮内注射则是将药物注入真皮。

二、皮肤的附属器

皮肤的附属器包括毛发、皮脂腺、汗腺、指(趾)甲。

（一）毛发

除手掌和足底外,其余体表均布有毛发(hair)。毛发分毛干、毛根和毛球。露于体表的部分称毛干,包埋于皮肤内的部分称毛根。毛根周围有毛囊。毛根和毛囊末端形成的膨大称毛球,是毛发和毛囊的生长点。在毛根和表皮之间有一束呈钝角的平滑肌称立毛肌。立毛肌受交感神经支配,收缩时使毛发竖起。

（二）皮脂腺

皮脂腺(sebaceous gland)位于毛囊和立毛肌之间,分泌物称皮脂。皮脂有润滑皮肤和保护毛发的作用。

（三）汗腺

汗腺(sweat gland)是弯曲的管状腺,开口于皮肤表面。汗腺遍布于全身皮肤中,以手掌、足底和腋窝处最多。汗腺分泌汗液,有湿润皮肤、调节体温和排泄废物的功能。

（四）指（趾）甲

指（趾）甲(nail)位于手指和足趾远端的背面,由多层密集排列的角质细胞构成。指（趾）甲的前部露于体面,称甲体,后部藏于皮肤内,称甲根。

知识链接

皮肤的年龄变化

人到中年,皮肤逐渐老化,表皮各层细胞数量减少,基底层细胞增殖速度减慢,真皮乳头变平,弹性纤维断裂变性,皮下脂肪减少,汗腺萎缩,从而出现皮肤干燥、松弛、粗糙、面部皱纹增多,特别是口周和眼外角处出现放射性皱纹等,同时毛发再生功能下降,黑色素合成障碍,毛发变为灰白色或白色。

（汲 军）

复习思考题

扫一扫,
测一测

1. 名词解释:感觉器、感受器、生理盲点、黄斑、前庭器。
2. 简述眼球的组成和结构;视网膜的微细结构。
3. 简述耳的组成和结构。
4. 说出房水的产生及循环途径;说出声波传导途径。

PPT 课件
09章PPT

扫一扫，
知重点

第九章

神 经 系 统

学习要点

1. 神经系统的组成和常用术语。
2. 脊髓、脑干、小脑的位置、内部结构；间脑的分部和内部结构；大脑半球的外形和内部结构。
3. 脊神经、脑神经的数目、纤维成分、分支、分布概况；内脏运动神经的组成及分布范围。
4. 脑和脊髓的主要传导通路。

第一节 概 述

一、神经系统的组成

神经系统(nervous system)在形态和功能上是一个不可分割的整体。神经系统由中枢神经系统(central nervous system)和周围神经系统(peripheral nervous system)两部分组成(图上-9-1)。

中枢神经系统包括脑和脊髓。周围神经系统按其与中枢神经系统的连接关系分为脑神经(cranial nerves)和脊神经(spinal nerves)。周围神经系统按其分布范围不同,分为躯体神经(somatic nerves)和内脏神经(visceral nerves)。躯体神经分布于皮肤、骨、关节和

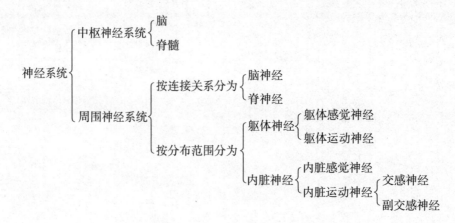

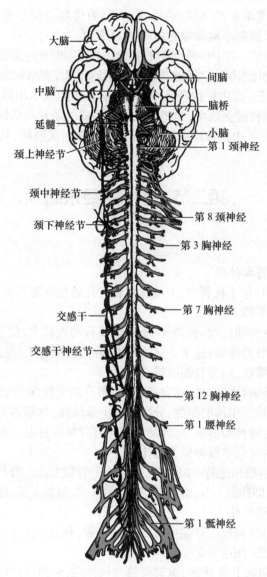

大脑

间脑

中脑

脑桥

延髓

小脑

颈上神经节

第1颈神经

颈中神经节

第8颈神经

颈下神经节

第3胸神经

第7胸神经

交感干

交感干神经节

第12胸神经

第1腰神经

第1骶神经

图上-9-1 神经系统的组成

骨骼肌;内脏神经分布于内脏、心血管和腺体。躯体神经和内脏神经所含纤维成分包括感觉纤维和运动纤维。内脏运动神经依其功能不同,分为交感神经和副交感神经两部分。

二、神经系统的活动方式

神经系统活动表现极为复杂,但其基本活动方式是反射。反射是指机体在受到内、外环境的刺激所做出的反应。反射的结构基础是反射弧,由感受器、感觉(传入)神经、中枢、运动(传出)神经和效应器5个部分组成。

三、神经系统的常用术语

在神经系统中,神经元胞体和突起所在部位的不同,常有不同的名称。

1. 灰质与白质 在中枢神经系统内,神经元胞体和树突集聚的地方,色泽灰暗,称为灰质;神经元轴突聚集的部位,色泽亮白,称为白质。位于大脑和小脑表层的灰质,称为皮质;位于大脑和小脑深部的白质,称为髓质。

2. 神经核与神经节　在中枢神经系统内,由功能相同的神经元胞体聚集而成的结构,称为神经核;在周围神经系统内,功能相同的神经元胞体聚集形成的结构,称为神经节。

3. 纤维束与神经　在中枢神经系统内,起止和功能基本相同的神经纤维集聚成束,称纤维束;在周围神经系统中,神经纤维集聚而成的条索状结构,称为神经。

4. 网状结构　在于中枢神经系统内,神经纤维交织成网状,灰质团块散在其中的部位,称为网状结构。

第二节　中枢神经系统

一、脊髓

(一) 脊髓的位置和外形

脊髓(spinal cord)位于椎管内,上端在枕骨大孔处与延髓相接,下端在成人平第 1 腰椎体下缘,新生儿平第 3 腰椎。

脊髓为前后略扁的圆柱状,长约 45cm。全长有两处膨大,位于上部的膨大,称为颈膨大,发出支配上肢的神经;位于下部的膨大,称为腰骶膨大,发出支配下肢的神经。脊髓末端变细,呈圆锥状,称为脊髓圆锥。

脊髓表面有 6 条纵行的沟裂,在脊髓前、后面分别有较深的前正中裂和较浅的后正中沟;前正中裂和后正中沟的两侧,分别各有 1 条浅沟,分别称为前外侧沟和后外侧沟。前外侧沟中连有脊神经前根、后外侧沟中连有脊神经后根。在后根上有一膨大结构,称为脊神经节,内含假单极神经元胞体。

每对脊神经前、后根相连的一段脊髓,称为一个脊髓节段。脊神经共 31 对,因此脊髓也分为 31 个节段,即颈髓 8 节,胸髓 12 节,腰髓 5 节,骶髓 5 节,尾髓 1 节(图上-9-2)。

(二) 脊髓的内部结构

脊髓由灰质和白质构成。脊髓中央的纵行小管,称为中央管,中央管的周围是灰质,灰质的周围是白质(图上-9-3)。

1. 灰质　在横切面上呈 H 形,纵贯脊髓全长,左右对称,每侧灰质前部的扩大,称为前角(柱);灰质后部狭细,称为后角(柱);在脊髓的胸 1～腰 3 节段,前、后角之间有向外突出的侧角(柱)。

(1) 前角:内含躯体运动神经元胞体,其轴突出脊髓,构成脊神经的躯体运动纤维,支配躯干和四肢骨骼肌的随意运动。

(2) 后角:内含联络神经元胞体,接受脊神经后根感觉纤维传来的神经冲动,其轴突进入白质形成上行纤维束,将脊神经后根传入的神经冲动传入脑。

(3) 侧角:内含交感神经元胞体,其轴突构成脊神经前根中的交感神经纤维;骶髓无侧角,在骶髓 2～4 节段,相当于侧角的部位,由副交感神经元胞体组成的核团,称骶副交感核,其轴突也加入前根,构成脊神经前根中的副交感神经纤维。交感神经和副交感神经均支配平滑肌、心肌和腺体的运动。

2. 白质　位于灰质的周围,每侧白质借脊髓表面的沟、裂分为 3 个索:前外侧沟与前正中裂之间的白质称为前索;前、后外侧沟之间的白质称为外侧索;后正中沟与后外侧沟之间的白质称为后索。白质由上行和下行神经纤维束组成。

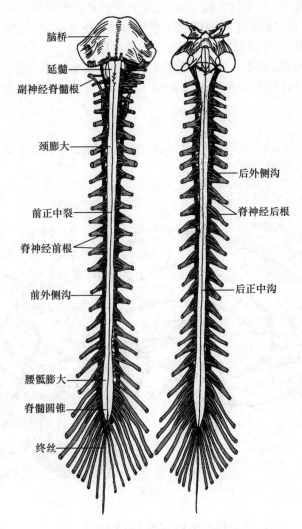

脑桥

延髓

副神经脊髓根

颈膨大

后外侧沟

脊神经后根

前正中裂

脊神经前根

后正中沟

前外侧沟

腰骶膨大

脊髓圆锥

终丝

图上-9-2 脊髓的外形

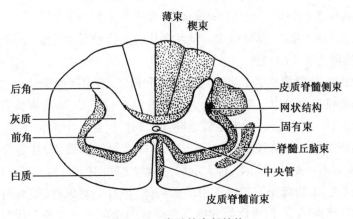

薄束

楔束

后角

皮质脊髓侧束

网状结构

灰质

固有束

前角

脊髓丘脑束

中央管

白质

皮质脊髓前束

图上-9-3 脊髓的内部结构

（1）上行纤维束：主要有脊髓丘脑束、薄束和楔束。①脊髓丘脑束上行于外侧索前部和前索,将来自对侧躯干和四肢的浅感觉冲动上传至脑干;②薄束和楔束上行于后索,将来自同侧躯干和四肢的深感觉冲动上传至脑干。

（2）下行纤维束：主要有皮质脊髓束,下行于外侧索后部和前索,将来自大脑皮质的神经冲动传至脊髓前角神经元,支配躯干和四肢骨骼肌的随意运动。

二、脑

脑（brain,encephalon）位于颅腔内,包括脑干、小脑、间脑和端脑四部分（图上-9-4）。成年人脑的重量为1400g左右。

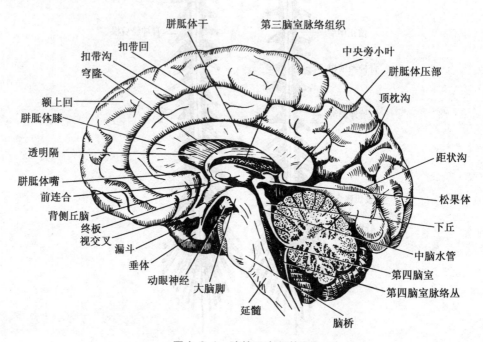

图上-9-4　脑的正中矢状面

（一）脑干

1. 脑干的位置和外形　脑干（brain stem）位于颅后窝枕骨大孔前方的骨面,自下而上由延髓、脑桥和中脑三部分组成。延髓在枕骨大孔处下续脊髓,中脑向上接间脑,延髓和脑桥的背侧与小脑相连。

（1）腹面观：延髓腹面的下半部与脊髓外形相似,沿中线两侧,有一对纵行隆起,称为锥体,内有锥体束通过。锥体束中大部分纤维左右交叉,称为锥体交叉。脑桥下缘与延髓之间有一分界横沟,称为脑桥延髓沟。脑桥上缘与中脑相连,脑桥的腹面膨隆,膨隆部的正中有一纵行浅沟,称基底沟。其向两侧逐渐缩细,并与背侧的小脑相连。在中脑腹面有一对柱状结构,称大脑脚。两脚之间的凹窝,称脚间窝（图上-9-5）。

（2）背面观：延髓背面下部后正中沟的两侧,各有一对纵行隆起,内侧的称薄束结节,外侧的称楔束结节,两者深面分别有薄束核和楔束核。延髓上部与脑桥背侧共同形成第四脑室底。中脑背侧面有两对圆形隆起,上方一对称上丘,是视觉反射中枢;下方一对称下丘,是听觉反射中枢（图上-9-6）。

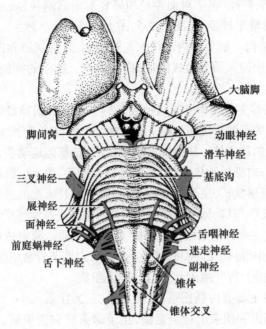

图上-9-5 脑干腹侧面

大脑脚

脚间窝
动眼神经
滑车神经

三叉神经
基底沟

展神经
面神经
前庭蜗神经
舌咽神经
舌下神经
迷走神经
副神经
锥体

锥体交叉

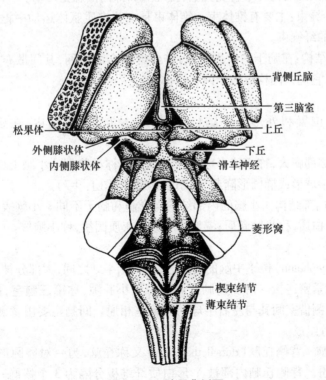

图上-9-6 脑干背侧面

背侧丘脑
第三脑室
松果体
上丘
外侧膝状体
下丘
内侧膝状体
滑车神经

菱形窝

楔束结节
薄束结节

脑神经有 12 对,其中第 3~12 对脑神经均与脑干相连。即与延髓相连是第 9 对舌咽神经、第 10 对迷走神经、第 11 对副神经和第 12 对舌下神经;与脑桥相连的是第 5 对三叉神经、第 6 对展神经、第 7 对面神经和第 8 对前庭蜗神经;与中脑相连的是第 3 对动眼神经和第 4 对滑车神经,见图上-9-5、图上-9-6。

2. 脑干的内部结构　脑干的内部结构与脊髓相似,由灰质和白质组成。

(1)灰质:脑干中的灰质分散成团块,称神经核。脑干的神经核包括脑神经核和非脑神经核两类。

1)脑神经核:名称多与其相连的脑神经名称一致。各脑神经核在脑干内的位置,也多与其相连脑神经的连脑部位相对应。按脑神经核的功能可分为四类,它们在脑干中有规律地排列成纵行的灰质柱。从中线向外侧依次有:躯体运动核,发出纤维支配头面部骨骼肌的随意运动;内脏运动核,发出纤维最终支配头、颈、胸、腹部器官的平滑肌、心肌和腺体的活动;内脏感觉核,接受内脏器官、心血管以及味觉的感觉纤维的传入;躯体感觉核,接受头面部皮肤与口、鼻腔黏膜以及内耳听觉和平衡觉感受器感觉纤维的传入。

2)非脑神经核:主要有薄束核和楔束核、红核和黑质。薄束核和楔束核位于延髓,是深感觉传导通路的中继核。红核和黑质位于中脑,对调节骨骼肌张力有重要作用。

(2)白质:主要由上行纤维束和下行纤维束组成。

1)上行纤维束:主要有内侧丘系、脊髓丘系、三叉丘系。

脊髓后索中的薄束和楔束上行至延髓,止于薄束核和楔束核,发出的纤维交叉后组成内侧丘系,上行终于背侧丘脑;脊髓丘脑束有脊髓至脑干构成脊髓丘系,上行终于背侧丘脑;三叉丘系上行终于背侧丘脑,传导头面部的浅感觉冲动。

2)下行传导束:主要有锥体束。锥体束是大脑皮质躯体运动中枢发出的支配骨骼肌随意运动的纤维束。

(3)网状结构:在脑干的中央区域,神经纤维交织成网,其间散布着大量的大小不一的灰质块,它们共同构成脑干网状结构。

(二)小脑

1. 小脑的位置和外形　小脑(cerebellum)位于颅后窝内,在延髓与脑桥的背侧。

小脑的两侧部膨大,称小脑半球;中间部缩细,称小脑蚓。小脑上面较平坦,下面靠近小脑蚓的半球形成椭圆形隆起,称小脑扁桃体(图上-9-7)。

2. 小脑的内部结构　小脑的内部结构与脊髓和脑干不同。小脑表层的灰质称小脑皮质;深部为白质,称小脑髓质;髓质内有数对灰质团块,称小脑核。

(三)间脑

间脑(diencephalon)位于中脑的前上方,两大脑半球之间,大部分被大脑半球所掩盖,并与两半球紧密连接。两侧间脑之间的一狭小腔隙,称第三脑室,向下通中脑水管,其前上方两侧借室间孔与左右半球的侧脑室相通。间脑主要由背侧丘脑、下丘脑和后丘脑三部分组成。

1. 背侧丘脑　背侧丘脑(dorsal thalamus)又称丘脑,为一对卵圆形的灰质块,构成间脑的背侧份。背侧丘脑内部被 Y 形白质纤维板分隔为 3 个核群——前核群、内侧核群和外侧核群。

背侧丘脑是感觉传导通路的中继站,全身躯体浅、深感觉均要经过背侧丘脑传至

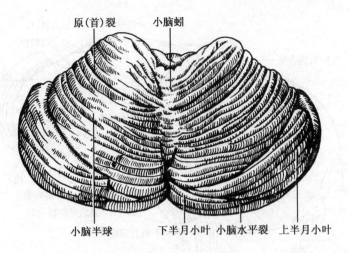

A

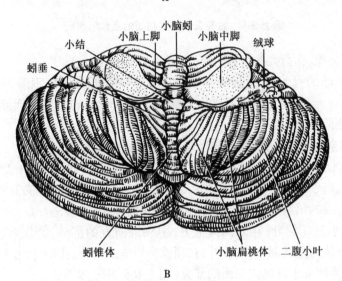

B

图上-9-7 小脑外形
A. 背侧面　B. 腹侧面

大脑皮质(图上-9-8)。

2. 下丘脑　下丘脑(hypothalamus)位于背侧丘脑的前下方,在脑底面,主要由视交叉、灰结节、漏斗、垂体、乳头体等组成。

下丘脑中含有多个核群,重要的有视上核和室旁核,两者均属于神经内分泌性核团。视上核分泌加压素;室旁核分泌缩宫素。

3. 后丘脑　后丘脑(metathalamus)是位于背侧丘脑后端外下方的一对隆起,位于内侧的称内侧膝状体,是听觉传导通路的中继站;位于外侧的称外侧膝状体,是视觉传导通路的中继站。

(四) 端脑

端脑(telencephalon)又称大脑(cerebrum),由左、右大脑半球组成,覆盖于间脑、中脑和小脑的上面。左、右半球之间的裂隙称为大脑纵裂(cerebral longitudinal fissure),裂底有连接两侧大脑半球的横行纤维,称胼胝体(corpus callosum)。两大脑半球和小

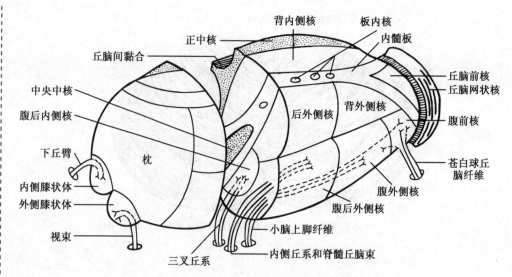

图上-9-8 右侧背侧丘脑核团的立体示意图

脑之间的横行裂隙,称为大脑横裂(cerebral transverse fissure)。

1. 大脑半球的外形　大脑半球表面凹凸不平,布满深浅不等的沟称大脑沟(cerebral sulci)。沟与沟之间的隆起称大脑回(cerebral gyri)。每侧大脑半球可分为上外侧面、内侧面和下面。

(1) 大脑半球的分叶:每侧大脑半球借3条沟分为5个叶。

3条沟分别是:①外侧沟,在半球的上外侧面,自前下斜向后上方;②中央沟,在半球的上外侧面,起于半球上缘中点的稍后方斜向前下方;③顶枕沟,位于半球内侧面后部,在胼胝体后端的稍后方,由前下斜向后上并略转至半球上外侧面。

5个叶分别是:①额叶,在外侧沟上方,中央沟前方的部分;②顶叶,在外侧沟上方,中央沟和顶枕沟之间部分;③枕叶,在顶枕沟后方的部分;④颞叶,在外侧沟下方的部分;⑤岛叶,为埋藏于外侧沟深面的部分(图上-9-9、图上-9-10)。

(2) 大脑半球的主要沟和回

1) 上外侧面:在大脑半球上外侧面,中央沟前方有中央前回;中央沟后方有中央后回;中央前回之前的部分,有额上回、额中回和额下回;外侧沟下壁中部内有两个短而横行的颞横回;外侧沟的下方有一条与之平行的颞上沟,两沟之间的脑回是颞上回;围绕颞上沟末端的隆起称为角回。

2) 内侧面:在大脑半球内侧面,胼胝体上方有与之平行的扣带回,其后端变窄并弯曲向前方连接海马旁回。海马旁回的前端弯曲,称为钩。钩附近的皮质,是嗅觉的主要区域。扣带回、海马旁回和钩合称为边缘叶。扣带回中部的上方,有中央前回和中央后回延续到半球内侧面的中央旁小叶,分别称中央旁小叶前部和中央旁小叶后部。胼胝体的后方,有一条自前下向后上走行的距状沟。

3) 下面:在大脑半球额叶的下面有一椭圆形结构称嗅球,向后延续为嗅束。嗅球、嗅束与嗅觉冲动的传导有关。

2. 大脑半球的内部结构　大脑半球表面是大脑皮质,深面为大脑髓质,在大脑半球的基底部,髓质内藏有的灰质团块,称基底核。

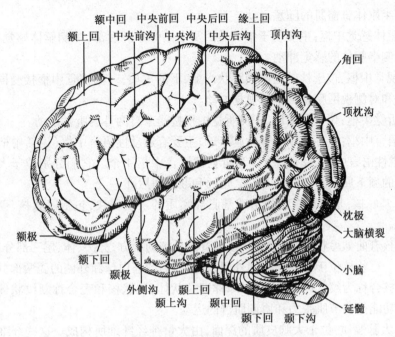

图上-9-9　大脑半球上外侧面

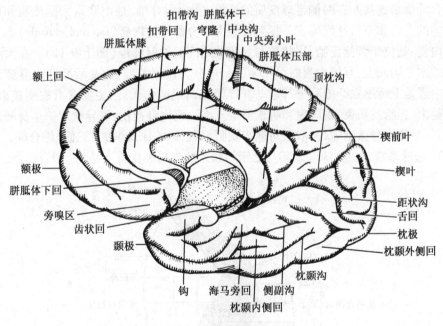

图上-9-10　大脑半球内侧面

（1）大脑皮质及其功能定位：大脑皮质（cerebral cortex）由大量的神经元及神经胶质细胞构成，据估计人类大脑皮质约有140亿个神经元。

大脑皮质是神经系统的高级中枢，不同的皮质区具有不同的功能，将这些具有一定功能的皮质区称为大脑皮质的功能定位，又称中枢。大脑皮质重要的中枢主要如下：

1）躯体运动中枢：主要位于中央前回及中央旁小叶前部，一侧的躯体运动中枢

117

管理对侧半躯体骨骼肌的随意运动。

2）躯体感觉中枢：主要位于中央后回及中央旁小叶后部，一侧躯体感觉中枢，接受来自对侧半躯体的感觉冲动。

3）视觉中枢：位于枕叶内侧面距状沟上、下的皮质，一侧视觉中枢接受同侧视网膜颞侧半和对侧视网膜鼻侧半的视觉冲动。

4）听觉中枢：位于颞横回，一侧听觉中枢接受来自两耳的听觉冲动。

5）语言中枢：多存在于左侧大脑半球，主要有运动性语言中枢（说话中枢）、书写中枢、视觉性语言中枢（阅读中枢）和听觉性语言中枢 4 个。它们分别位于大脑半球上外侧面的额下回后部、额中回后部、角回和颞上回后部。

（2）基底核：是埋藏在大脑半球基底部髓质的灰质团块，包括尾状核、豆状核和杏仁体等。

尾状核弯曲如弓状，围绕于豆状核和背侧丘脑的上方，分头、体、尾三部分，尾端连接杏仁体。豆状核位于背侧丘脑的外侧，包括内侧的苍白球和外侧的壳两部分。豆状核和尾状核合称为纹状体，其中苍白球称旧纹状体；尾状核和壳合称新纹状体。纹状体的主要功能是调节肌张力和协调肌群的运动。

（3）大脑髓质：位于大脑皮质的深面，由大量神经纤维所构成。这些纤维可分为联络纤维、连合纤维和投射纤维 3 种：①联络纤维是联系同侧半球各部分之间的纤维；②连合纤维是连接左右两侧半球皮质的纤维；③投射纤维，是由联系大脑皮质和皮质下结构的上行和下行纤维构成。投射纤维大部分都经过内囊（internal capsule）。

内囊：是位于背侧丘脑、尾状核与豆状核之间的投射纤维（图上-9-11）。在大脑两半球的水平切面上，双侧内囊略呈"><"形，可分为内囊前肢、内囊后肢和内囊膝三部分。内囊是上行感觉纤维和下行运动纤维密集而成的白质区，主要含有皮质核束、皮质脊髓束、丘脑皮质束、视辐射和听辐射等。当一侧内囊损伤，可导致对侧半身随意运动障碍、对侧半身感觉障碍、双眼对侧半视野偏盲，即临床所谓的"三偏"综合征。

3. 边缘系统　由边缘叶及其与之密切联系的皮质和皮质下结构（如杏仁体、下丘

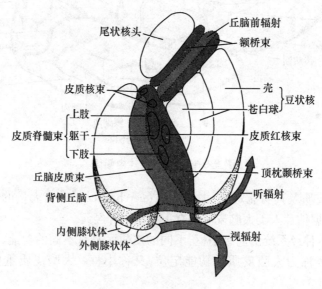

图上-9-11　内囊示意图

脑、丘脑前核群等)共同组成。边缘系统的主要功能与内脏活动、情绪和记忆等有关，故又称"内脏脑"。

三、脑和脊髓的被膜

脑和脊髓的外面包有 3 层膜,由外向内依次为硬膜、蛛网膜和软膜。它们有保护、支持脑和脊髓的作用。

（一）硬膜

硬膜是一层坚韧的致密结缔组织膜,包被于脊髓的部分称硬脊膜;包被于脑的部分称硬脑膜。

1. 硬脊膜　硬脊膜(spinal dura mater)上端附着于枕骨大孔周缘,并与硬脑膜相续,下端附于尾骨的背面。

硬脊膜与椎管内面的骨膜之间的狭窄腔隙称硬膜外隙。硬膜外隙内为负压,内有脊神经根、疏松结缔组织、脂肪、淋巴管和静脉丛等(图上-9-12)。临床上将麻醉药物注入此腔隙内,阻滞脊神经根的传导,称硬膜外麻醉。

2. 硬脑膜　硬脑膜(cerebral dura mater)由内外两层构成。硬脑膜的内层伸入大脑纵裂内形成大脑镰,伸入大脑横裂内形成小脑幕。硬脑膜在某些部位分成两层分开,形成含静脉血的腔隙,称为硬脑膜窦,汇集脑的静脉血,最后汇入颈内静脉。主要的硬脑膜窦有:上矢状窦、下矢状窦、直窦、窦汇、海绵窦等(图上-9-13)。

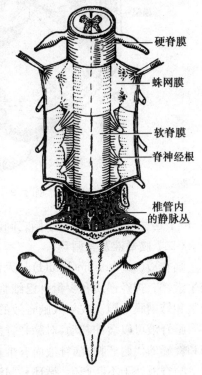

图上-9-12　脊髓的被膜

（二）蛛网膜

蛛网膜位于硬膜的深面,跨越脊髓和脑的沟裂,包括脊髓蛛网膜和脑蛛网膜两部分。蛛网膜由纤细的结缔组织构成,薄而透明,无血管和神经。

蛛网膜与软膜之间的间隙称蛛网膜下隙。脊髓蛛网膜下隙和脑蛛网膜下隙相通连。脑蛛网膜在上矢状窦附近形成许多细小的突起,突入上矢状窦内,称蛛网膜粒。蛛网膜下隙内的脑脊液经蛛网膜粒渗入上矢状窦,进入血液。

（三）软膜

软膜紧贴于脊髓和脑的表面,为薄层结缔组织,富含血管,分为软脊膜和软脑膜。

在脑室附近,软脑膜上的毛细血管形成毛细血管丛,与软脑膜和脑室壁上的室管膜上皮一起突入脑室内,形成脉络丛,是产生脑脊液的主要结构。

四、脑室和脑脊液循环

（一）脑室

脑室是脑内的腔隙,包括位于左、右大脑半球内的侧脑室;位于间脑内的第三脑

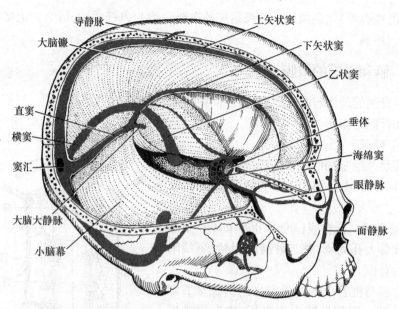

导静脉
大脑镰
上矢状窦
下矢状窦
乙状窦
直窦
横窦
窦汇
垂体
海绵窦
眼静脉
大脑大静脉
面静脉
小脑幕

图上-9-13 硬脑膜与硬脑膜窦

室;位于延髓与脑桥背面和小脑之间的第四脑室,各脑室内均有脉络丛并充满脑脊液。

（二）脑脊液及其循环

脑脊液(cerebrospinal fluid)是无色透明的液体,内含葡萄糖、无机盐、少量蛋白质、维生素、酶、神经递质和少量淋巴细胞等。脑脊液主要由各脑室的脉络丛产生,充满于脑室和蛛网膜下隙。成年人脑脊液的总量约 150ml。

脑脊液可以缓冲震动,对脑和脊髓有保护作用;脑脊液具有运送营养物质,并带走脑和脊髓的代谢产物;脑脊液尚有维持正常颅内压的作用。

脑脊液处于不断产生、循环和回流的相对平衡状态,其循环途径是:侧脑室脉络丛产生的脑脊液,经左、右室间孔流经第三脑室,经中脑水管流向第四脑室,经第四脑室正中孔和两个外侧孔流向蛛网膜下隙,最后经蛛网膜颗粒渗入上矢状窦,汇入颈内静脉(图上-9-14)。

（三）血-脑屏障

在中枢神经系统内,毛细血管内的血液与脑组织之间具有一层选择通透性作用的结构,称血-脑屏障(blood-brain barrier)。脑和脊髓的毛细血管内皮、毛细血管的基膜以及神经胶质细胞突起形成的胶质膜等是构成血-脑屏障的结构基础。

血-脑屏障能选择性地允许某些物质的通过,阻止另一些物质通过;可以阻止有害物质进入脑组织,但营养物质和代谢产物可顺利通过,以维持脑细胞内环境的相对稳定。

五、脑和脊髓的血管

（一）脑的血管

脑的动脉主要来源于颈内动脉和椎动脉,其分支可分为皮质支和中央支。皮质支供应大脑皮质和大脑髓质浅层;中央支供应间脑、基底核和内囊等。

1. 颈内动脉 起自颈总动脉,经颈动脉管入颅后分出大脑前动脉和大脑中动脉。

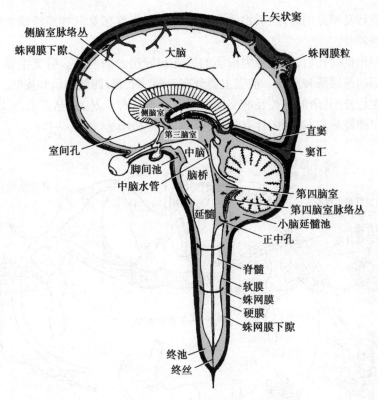

图上-9-14　脑脊液循环模式图

分支分布于大脑半球前 2/3 和部分间脑。

临床上患有高血压动脉硬化症的病人，分布于内囊的中央动脉容易破裂出血，导致严重的脑出血，因此有"易出血动脉"之称。

2. 椎动脉　起自锁骨下动脉，经枕骨大孔入颅腔，在脑桥下缘左、右椎动脉合成 1 条基底动脉。基底动脉在脑桥基底沟上行，至脑桥上缘发出左、右大脑后动脉。椎动脉的分支分布于大脑半球半球后 1/3 区、脊髓、脑干、间脑和小脑等。

脑的静脉不与动脉伴行，可分浅、深两组，浅静脉汇入邻近的硬脑膜窦，如上矢状窦、海绵窦和横窦等。深静脉汇入直窦。

（二）脊髓的血管

1. 动脉　主要来自椎动脉，该动脉发出脊髓前、后动脉，与肋间后动脉、腰动脉发出的分支吻合，并在脊髓表面形成血管网，由血管网发出分支营养脊髓。

2. 静脉　与动脉伴行，大多数注入硬膜外隙的椎静脉丛。

第三节　周围神经系统

一、脊神经

脊神经（spinal nerves）共 31 对，包括颈神经 8 对、胸神经 12 对、腰神经 5 对、骶神经 5 对、尾神经 1 对。

脊神经均由脊神经前根和后根在椎间孔处合并而成。脊神经前根含有躯体运动神经和内脏运动神经的纤维;后根含有躯体感觉和内脏感觉的神经纤维。因此,脊神经是混合性神经。

脊神经出椎间孔后,立即分为细小的后支和较粗大的前支。后支主要分布于项、背、腰、骶部的深层肌和皮肤。前支主要分布于颈、胸、腹、四肢的肌和皮肤。除胸神经前支单独走行外,其余的脊神经前支均相互交织形成神经丛,由丛发出分支分布于相应的区域。神经丛左右对称,计有颈丛、臂丛、腰丛和骶丛(图上-9-15)。

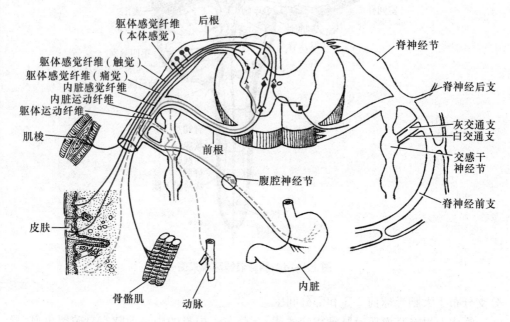

图上-9-15　脊神经的组成及分布模式图

（一）颈丛

颈丛(cervical plexus)由第1～4颈神经的前支组成。位于胸锁乳头肌的深面。其分支布于枕部,耳郭、颈前部及肩部的皮肤和部分颈肌。

颈丛的主要分支是膈神经,为混合性神经,其运动纤维支配膈肌,感觉纤维分布于胸膜、心包和膈下面中央部的腹膜。

（二）臂丛

臂丛(brachial plexus)由第5～8颈神经的前支和第1胸神经前支的大部分纤维组成。经锁骨后方进入腋窝。主要分支有肌皮神经、正中神经、尺神经、桡神经、腋神经等。分布于上肢的皮肤、肌及胸、背部的浅肌群。

（三）胸神经前支

胸神经前支共12对,不形成丛。其中胸1～11对胸神经的前支走行于相应的肋间隙内,称肋间神经;第12对胸神经的前支走行于肋下方,称肋下神经。肋间神经和肋下神经的肌支支配肋间肌、腹肌的前外侧群;皮支分布于胸、腹壁的皮肤以及壁胸膜和壁腹膜。胸神经前支的皮支在胸、腹壁皮肤的分布有明显的节段性。

（四）腰丛

腰丛(lumbar plexus)由第12胸神经前支一部分及第1～3腰神经前支和第4腰神经前支一部分组成。位于腰大肌的深面。其分支主要分布到腹壁下部,大腿前内侧的肌、皮肤。

主要分支是股神经,支配大腿前肌群及大腿前面、小腿内侧和足内侧缘的皮肤。

（五）骶丛

骶丛(sacral plexus)由第4~5腰神经的前支,全部骶神经和尾神经前支组成。位于盆腔侧壁。分支分布于盆壁、会阴、臀部、小腿及足的肌和皮肤。主要分支是坐骨神经,在臀大肌深面由盆腔穿出后,分布于大腿后肌群及后面皮肤,在腘窝上方分为胫神经和腓总神经。胫神经在小腿三头肌深面下行,其分支分布于小腿后面及足底的肌肉和皮肤。腓总神经向外侧绕过腓骨上端至小腿前外侧面,分支分布于小腿前群肌、小腿外侧群肌及足背的肌,并分布于小腿外侧、足背和趾背的皮肤。

二、脑神经

脑神经(cranial nerves)共12对,它们的顺序(通常以罗马数字表示序号)名称是: Ⅰ嗅神经、Ⅱ视神经、Ⅲ动眼神经、Ⅳ滑车神经、Ⅴ三叉神经、Ⅵ展神经、Ⅶ面神经、Ⅷ前庭蜗神经、Ⅸ舌咽神经、Ⅹ迷走神经、Ⅺ副神经、Ⅻ舌下神经(图上-9-16)。

按脑神经的纤维成分可分为3类:①感觉性神经: Ⅰ嗅神经、Ⅱ视神经、Ⅷ前庭蜗神经;②运动性神经: Ⅲ动眼神经、Ⅳ滑车神经、Ⅵ展神经、Ⅺ副神经、Ⅻ舌下神经;③混合性神经: Ⅴ三叉神经、Ⅶ面神经、Ⅸ舌咽神经、Ⅹ迷走神经。脑神经主要分布于头颈部,其中第Ⅹ对迷走神经还分布于胸腔、腹腔脏器等。12对脑神经的分布及主要功能见表上-9-1。

表上-9-1　脑神经的分布及主要功能

名　　称	性质	核的位置	连接的脑部	分布及功能
嗅神经（Ⅰ）	感觉	大脑半球	端脑	鼻腔上部黏膜;传导嗅觉冲动
视神经（Ⅱ）	感觉	间脑	间脑	视网膜;传导视觉冲动
动眼神经（Ⅲ）	运动	中脑	中脑	支配眼球上直肌、下直肌、内直肌、下斜肌、提上睑肌的运动;支配瞳孔括约肌、睫状肌的运动
滑车神经（Ⅳ）	运动	中脑	中脑	支配眼球上斜肌的运动
三叉神经（Ⅴ）	混合	脑桥	脑桥	支配咀嚼肌运动;管理面部、额顶部、颞部皮肤;角膜、鼻腔、上颌牙齿、牙龈、口腔黏膜等处的感觉;舌前2/3黏膜的一般感觉
展神经（Ⅵ）	运动	脑桥	脑桥	眼外直肌收缩,使眼球转向外
面神经（Ⅶ）	混合	脑桥	脑桥	支配面肌运动;泪腺、下颌下腺、舌下腺的分泌;管理舌前2/3黏膜的味觉
前庭蜗神经（Ⅷ）	感觉	脑桥、延髓	延髓、脑桥	蜗神经传导听觉冲动;前庭神经传导平衡觉冲动
舌咽神经（Ⅸ）	混合	延髓	延髓	支配咽肌运动;管理咽部黏膜感觉、舌后1/3味觉和一般感觉、颈动脉窦、颈动脉小体的感觉

续表

名 称	性质	核的位置	连接的脑部	分布及功能
迷走神经(Ⅹ)	混合	延髓	延髓	支配咽喉肌运动；管理咽喉部感觉；支配心肌、支气管平滑肌、横结肠左曲以上消化管平滑肌的运动；支配消化腺的分泌
副神经(Ⅺ)	运动	延髓	延髓	支配胸锁乳突肌、斜方肌的运动
舌下神经(Ⅻ)	运动	延髓	延髓	支配舌肌的运动

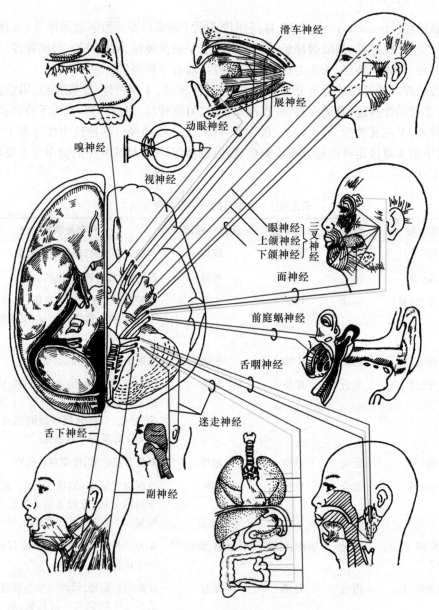

图上-9-16 脑神经示意图

三、内脏神经系统

内脏神经系统(visceral nervous system)是主要分布于内脏、心血管和腺体的神经
(图上-9-17)。

内脏神经系统分内脏运动神经和内脏感觉神经两种。内脏运动神经支配平滑肌、

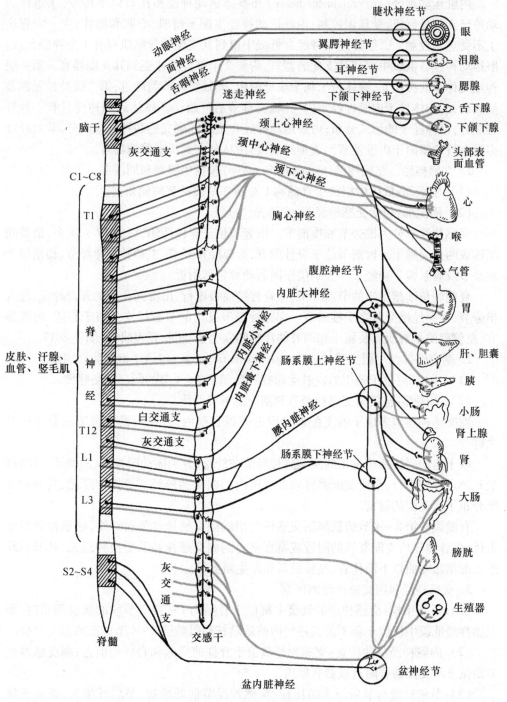

图上-9-17 内脏运动神经概况

心肌和腺体的分泌活动,其功能在一定程度上不受意识支配,故又称自主神经系统(autonomic nervous system);又因为它主要控制和调节动、植物共有的物质代谢活动,而不支配动物所特有的骨骼肌运动,所以也称植物神经系统(vegetative nervous system)。

（一）内脏运动神经

内脏运动神经(visceral motor nerve)和躯体运动神经相比有以下特点:①躯体运动神经支配骨骼肌,受意识控制;内脏运动神经支配平滑肌、心肌和腺体,在一定程度上不受意识控制。②躯体运动神经自低级中枢到其支配的骨骼肌只有1个神经元;内脏运动神经自低级中枢到其支配的器官,需要2个神经元才能到其支配器官。第一级神经元称节前神经元,胞体位于脑干或脊髓内,其轴突称节前纤维;第二级神经元称节后神经元,胞体位于内脏神经节内,其轴突称节后纤维。③躯体运动神经只有一种纤维成分,以神经干的形式分布;内脏运动神经有交感和副交感两种纤维成分,节后纤维多沿血管或攀附于内脏器官形成神经丛,再由丛分支到所支配的器官。

1. 交感神经　交感神经(sympathetic nerve)包括中枢部和周围部。

（1）中枢部:低级中枢位于脊髓胸1至腰3节段的灰质侧角内。

（2）周围部:包括交感神经节、交感神经纤维。

交感神经节分为椎旁节和椎前节。椎旁节位于脊柱两侧,每侧19~24个,借节间支连成两条交感干。椎前节位于脊柱前方,有腹腔神经节、主动脉肾神经节、肠系膜上神经节及肠系膜下神经节。分别位于同名动脉根部附近。

脊髓侧角细胞发出的节前纤维,随脊神经前根走行,出椎间孔后离开脊神经,进入椎旁节,或穿经椎旁节终于椎前节。交感神经节发出的节后纤维分布于心肌、内脏器官、血管壁的平滑肌以及躯干和四肢的汗腺和立毛肌、瞳孔开大肌等(图上-9-17)。

2. 副交感神经　副交感神经(parasympathetic nerve)包括中枢部和周围部。

（1）中枢部:位于脑干的内脏运动核和骶髓第2~4节的骶部副交感核。

（2）周围部:包括副交感神经节和副交感神经纤维。

副交感神经节多位于所支配器官附近或器官壁内,因而有器官旁节和器官内节之称。

脑干内的副交感核发出的副交感神经节前纤维,分别随动眼神经、面神经、舌咽神经和迷走神经走行,至所支配器官附近或壁内的副交感神经节更换神经元,其节后纤维分布于所支配的器官。

脊髓骶段第2~4节的骶部副交感核发出的副交感神经节前纤维,随骶神经前根走行,至各神经所支配器官的附近或器官壁内的副交感神经节更换神经元,其节后纤维支配结肠左曲以下消化管、盆腔脏器和外生殖器等。

3. 交感神经和副交感神经的区别

（1）低级中枢:交感神经的低级中枢位于脊髓胸1~腰3节段的灰质侧角内;副交感神经低级中枢位于脑干的脑神经内脏运动核和骶髓第2~4节的骶部副交感核。

（2）内脏神经节的位置:交感神经节位于脊柱的两旁和脊柱的前方;副交感神经节则位于所支配器官附近或器官壁内。

（3）节前纤维与节后纤维的比较:交感神经节前纤维短,节后纤维长;副交感神经则节前纤维长,节后纤维短。

（4）分布范围：交感神经分布范围广，除分布于胸、腹、盆腔器官外，还遍布于全身的血管、汗腺和立毛肌等；副交感神经不及交感神经分布范围广，一般认为大部分血管、汗腺、立毛肌、肾上腺髓质均无副交感神经支配。

（5）对同一器官的作用：当机体处于运动状态时，交感神经的兴奋性增强，而副交感神经的兴奋性减弱。当机体处于安静状态时，副交感神经的兴奋性增强，而交感神经的兴奋性减弱。

（二）内脏感觉神经

内脏器官除有内脏运动神经支配外，还有丰富的感觉神经分布。内脏感觉神经（visceral sensory nerve）将内脏、心血管等处内感受器的感觉传入，经各级中枢到达大脑皮质。内脏感觉神经传入的信息经中枢整合后，通过内脏运动神经调节内脏、心血管和腺体等器官的活动。

第四节　神经传导通路

神经传导通路是指大脑皮质与感受器或效应器之间传导神经冲动的神经通路。由感受器将神经冲动传导到大脑皮质（或其他高位中枢）的神经通路，称感觉（上行）传导通路；将大脑皮质发出的神经冲动传至骨骼肌的神经通路，称运动（下行）传导通路。

一、感觉传导通路

（一）躯干和四肢的浅感觉传导通路

皮肤和黏膜的痛觉、温度觉、触（粗）觉、压觉又称浅感觉。

躯干和四肢的浅感觉传导通路由三级神经元组成。

第一级神经元是脊神经节内的神经元，其周围突随脊神经分布于躯干和四肢皮肤内的痛觉、温度觉、触（粗）觉、压觉感受器，中枢突经脊神经后根入脊髓，终于脊髓灰质后角。

第二级神经元是脊髓灰质后角内的神经元，其发出的纤维交叉到对侧脊髓外侧索和前索内上行，构成脊髓丘脑束，向上经脑干，终于背侧丘脑。

第三级神经元是背侧丘脑的神经元，其发出的纤维参与组成丘脑皮质束，经内囊后肢投射到大脑皮质中央后回的上 2/3 部及中央旁小叶的后部（图上-9-18）。

（二）头面部的浅感觉传导通路

头面部的痛觉、温度觉、触（粗）觉、压觉传导通路也是由三级神经元组成。

第一级神经元的胞体位于三叉神经节内，其周围突随三叉神经分支分布头面部皮肤和鼻腔、口腔黏膜的痛觉、温度觉、触（粗）觉、压觉的感受器，中枢突组成三叉神经感觉根入脑干。

第二级神经元是脑干内三叉神感觉核，发出的纤维交叉到对侧，组成三叉丘系上行，终于背侧丘脑。

第三级神经元是背侧丘脑的神经元，发出的纤维参与组成丘脑皮质束，经内囊后肢投射到大脑皮质中央后回的下 1/3 部（图上-9-18）。

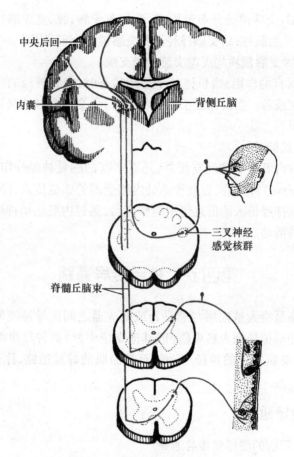

中央后回

内囊

背侧丘脑

三叉神经
感觉核群

脊髓丘脑束

图上-9-18 痛、温度觉和粗触觉传导通路

（三）躯干和四肢深感觉（本体感觉）传导通路

深感觉又称本体感觉，是指来自肌、腱、关节的位置觉、运动觉、振动觉及皮肤的精细触觉（是指辨别皮肤两点距离的辨别觉和辨别物体的形状、大小、质地软硬和纹理粗细的感觉）。

躯干和四肢深感觉传导通路是由三级神经元所组成。

第一级神经元是脊神经节内的神经元，其周围突随脊神经分布于躯干和四肢的肌、腱、关节及皮肤的深感觉感受器，中枢突经脊神经后根进入脊髓，在脊髓同侧的后索内组成薄束和楔束上升至延髓，两束分别终止于延髓的薄束核和楔束核。

第二级神经元是薄束核和楔束核内的神经元，发出的纤维左右交叉到对侧，构成内侧丘系，向上经脑桥、中脑终于背侧丘脑。

第三级神经元是背侧丘脑的神经元，发出纤维参与丘脑皮质束，经内囊后肢，投射到大脑皮质中央后回的上 2/3 部及中央旁小叶的后部（图上-9-19）。

（四）视觉传导通路

当眼球固定向前平视时，所能看得到空间范围称为视野。由于眼球屈光装置对光线的折射作用，鼻侧半视野的物像投射到颞侧半视网膜，颞侧半视野的物像则投射到鼻侧半视网膜。

视觉传导通路由三级神经元组成。

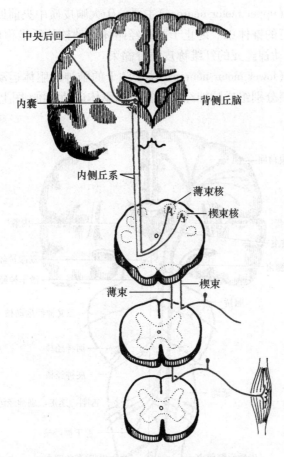

图上-9-19　本体感觉和精细触觉传导通路

第一极神经元为视网膜的双极细胞,其周围突与视网膜内的视锥细胞和视杆细胞形成突触,中枢突与节细胞形成突触。

第二级神经元是视网膜的节细胞,发出的纤维构成视神经入颅腔,两侧视神经在颅中窝内,形成视交叉,视交叉向后延为视束。每侧视束由来自视网膜颞侧半的纤维和对侧视网膜鼻侧半的纤维共同组成。视束的大部分纤维向后绕过大脑脚,终于外侧膝状体。

第三级神经元的胞体在外侧膝状体内,由外侧膝状体发出的纤维组成视辐射,经内囊后肢投射到距状沟上、下的皮质。

瞳孔对光反射:视束的另一部分纤维终于上丘的上方。更换神经元后,终于双侧动眼神经副核,发出的副交感神经纤维支配瞳孔括约肌和睫状肌。当一侧眼受光照时,引起两侧瞳孔缩小的反应,称瞳孔对光反射。

二、运动传导通路

运动传导通路包括锥体系和锥体外系。

（一）锥体系

锥体系(pyramidal system)是管理骨骼肌的随意运动的传导通路。锥体系由上下两级神经元组成。

上运动神经元(upper motor neurons)主要位于大脑皮质中央前回和中央旁小叶前部,其轴突组成下行的锥体束。终止于脑神经躯体运动核的纤维称皮质核(脑干)束;终止于脊髓前角运动神经元的纤维称皮质脊髓束。

下运动神经元(lower motor neurons)位于脑干的脑神经躯体运动核和脊髓前角运动细胞,发出的轴突分别组成脑神经和脊神经的躯体运动纤维(图上-9-20)。

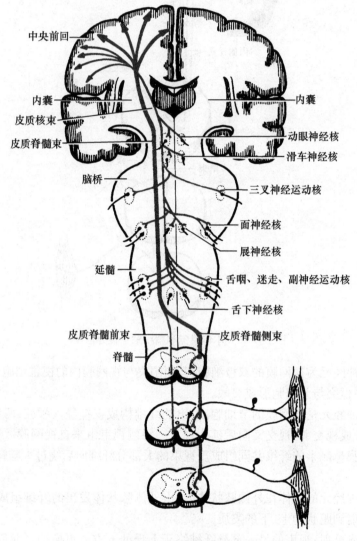

图上-9-20 锥体系

1. 皮质核(脑干)束 上运动神经元主要是中央前回下 1/3 部锥体细胞,其发出的纤维经内囊膝下行到脑干,大部分纤维陆续终于双侧的脑神经躯体运动核,小部分纤维终于对侧的面神经核的下部(支配睑裂以下面肌的核群)和舌下神经核。

下运动神经元的胞体是脑干的脑神经躯体运动核的神经元,其发出的轴突组成脑神经的躯体运动纤维,随各有关脑神经支配头、颈、咽、喉部骨骼肌的随意运动。

2. 皮质脊髓束 上运动神经元主要是中央前回上 2/3 部和中央旁小叶前部的锥体细胞,发出的轴突经内囊后肢、中脑、脑桥,至延髓形成锥体束。在锥体的下端大部分纤维左右交叉形成锥体交叉。交叉后的纤维沿脊髓外侧索下行,称皮质脊髓侧束,其纤维沿途止于脊髓各节段的前角运动神经元。小部分不交叉的纤维,沿脊髓同侧的前索下行称皮质脊髓前束,其逐节交叉终于对侧脊髓颈、胸节段的前角运动神经元。

下运动神经元是脊髓前角运动神经元,发出的轴突构成脊神经的躯体运动纤维,随脊神经支配躯干、四肢骨骼肌的随意运动。

(二)锥体外系

锥体外系(extrapyramidal system)是指锥体系以外的影响和控制骨骼肌运动的传导通路。

锥体外系包括大脑皮质、纹状体、小脑、红核、黑质、脑干网状结构以及它们的联系纤维等。锥体外系的纤维起自大脑皮质中央前回以外的皮质,经上述组成部位多次换元后,终于脑神经躯体运动核或脊髓前角细胞,然后通过脑神经或脊神经支配骨骼肌的随意运动。

锥体外系的主要功能是维持肌张力,协调肌群活动、维持和调整体态姿势、习惯性和节律性动作等。锥体外系协调锥体系的活动,两者协同完成随意运动功能。

(刘　杰)

 复习思考题

扫一扫,测一测

1. 名词解释:灰质和白质、神经核和神经节、纤维束和神经、内囊、硬膜外隙、蛛网膜下隙、脉络丛、血-脑屏障。

2. 简述神经系统的组成。

3. 试述脊髓、脑干、小脑、间脑的内部结构。

4. 大脑皮质中枢包括哪些? 各位于何处?

5. 内脏运动神经的主要特点有哪些?

6. 神经传导通路主要包括哪些? 其传导途径如何?

第十章

内分泌系统

 学习要点

1. 内分泌系统的组成。
2. 垂体、甲状腺、甲状旁腺、肾上腺的位置和结构。
3. 垂体、甲状腺、甲状旁腺、肾上腺分泌的激素。

　　内分泌系统(endocrine system)包括内分泌器官和内分泌组织两部分。内分泌器官是指形态结构上独立存在、肉眼可见的内分泌腺(endocrine glands),如垂

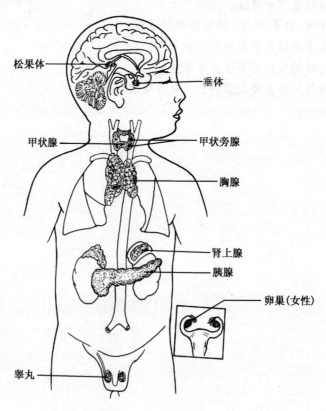

图上-10-1　人体主要内分泌腺

体、甲状腺、甲状旁腺、肾上腺、松果体和胸腺等;内分泌组织(endocrine tissue)是指散在于其他器官组织中的内分泌细胞团,如胰腺内的胰岛、睾丸内的间质细胞、卵巢内的卵泡和黄体,以及消化管壁内、肾内等处的内分泌细胞(endocrine cell)等(图上-10-1)。

内分泌系统是人体内的调节系统,其调节形式是通过激素来实现的。内分泌细胞的分泌物,称为激素。激素直接进入血液,随血液循环运送至全身各部,调节人体的新陈代谢、生长发育和生殖功能等。

第一节 垂 体

一、垂体的位置、形态和分部

垂体(hypophysis)呈椭圆形,色灰红,重约0.6g。垂体位于颅底内面的垂体窝内,在视交叉的下方,通过漏斗连于下丘脑。

垂体包括腺垂体和神经垂体两部分。腺垂体包括远侧部、中间部和结节部。神经垂体包括神经部和漏斗。通常将远侧部和结节部,称垂体前叶;将神经部和中间部,称垂体后叶(图上-10-2)。

二、垂体的微细结构

(一)腺垂体

腺垂体(adenohypophysis)主要由腺细胞构成,可分为嗜酸性细胞、嗜碱性细胞和嫌色细胞3种。

1. 嗜酸性细胞 数量较多,细胞较大,呈圆形或椭圆形,胞质内含嗜酸性颗粒。嗜酸性细胞分泌生长激素和催乳素。

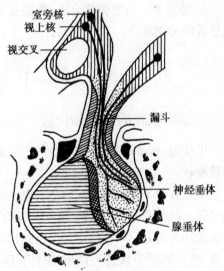

图上-10-2 垂体结构示意图

(1)生长激素:能促进骨骼的生长。

(2)催乳素:能促进乳腺的发育,在妊娠晚期和哺乳期能促进乳汁的分泌。

2. 嗜碱性细胞 数量较小,细胞呈椭圆形或多边形,细胞质内含嗜碱性颗粒。嗜碱性细胞主要分泌促甲状腺激素、促肾上腺皮质激素和促性腺激素。

(1)促甲状腺激素:能促进甲状腺滤泡的增生和甲状腺素的合成与释放。

(2)促肾上腺皮质激素:能促进肾上腺皮质束状带分泌糖皮质激素。

(3)促性腺激素:包括:①促卵泡激素:在女性可促进卵泡的生长发育,在男性可促进精子的生成;②黄体生成素:在女性可促进黄体形成,在男性又称间质细胞刺激素,能促进睾丸间质细胞分泌雄激素。

3. 嫌色细胞 数量最多,细胞较小,着色较浅,细胞质内无颗粒。嫌色细胞可能是脱颗粒的嗜酸性细胞和嗜碱性细胞,或是处于形成嗜酸性细胞和嗜碱性细胞的初级阶段。

（二）神经垂体

神经垂体（neurohypophysis）主要由无髓神经纤维和神经胶质细胞构成，富含血窦，不含腺细胞，无内分泌功能。

无髓神经纤维来自下丘脑的视上核和室旁核，是两个神经核内神经元的轴突。视上核和室旁核神经内分泌神经元分泌的激素，经无髓神经纤维运输至垂体贮存，当机体需要时释放入血。

神经垂体的神经胶质细胞又称垂体细胞，其形状和大小不一。垂体细胞具有支持和营养神经纤维的作用。

在视上核和室旁核内合成，由神经垂体释放的激素有抗利尿激素和缩宫素。

1. 抗利尿激素　由视上核合成，能促进肾远端小管曲部和集合小管对水的重吸收，使尿量减少。抗利尿激素若超过生理剂量，能使小动脉的平滑肌收缩，血压升高，故也称血管升压素。

2. 缩宫素　由室旁核合成，能使受孕的子宫平滑肌收缩，加速胎儿的娩出；也能促进乳腺分泌乳汁。

第二节　甲　状　腺

一、甲状腺的形态和位置

甲状腺（thyroid gland）呈棕红色、质地柔软，近似 H 形，分为左右两侧叶及中间的甲状腺峡。

甲状腺位于颈前部，左、右侧叶贴于喉下部和气管上部的两侧，甲状腺峡多位于第 2～4 气管软骨环的前方。甲状腺借结缔组织固定于喉软骨，故吞咽时甲状腺可随喉而上下移动（图上-10-3）。

二、甲状腺的微细结构

甲状腺的实质分为许多大小不等的小叶，每个小叶内有许多甲状腺滤泡，滤泡上皮之间和滤泡之间的结缔组织内有散在的滤泡旁细胞（图上-10-4）。

甲状腺滤泡大小不等，呈球形或椭圆形。滤泡由单层立方上皮围成，滤泡腔内充满胶状物质。滤泡上皮细胞分泌甲状腺素。

滤泡旁细胞又称 C 细胞，单个或成群分布。滤泡旁细胞分泌降钙素。

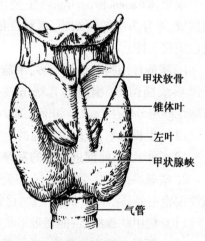

甲状软骨
锥体叶
左叶
甲状腺峡
气管

图上-10-3　甲状腺的位置

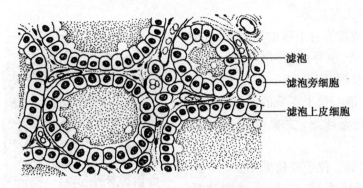

图上-10-4 甲状腺的微细结构

滤泡
滤泡旁细胞
滤泡上皮细胞

第三节 甲状旁腺

一、甲状旁腺的形态和位置

甲状旁腺(parathyroid gland)呈棕黄色的扁椭圆形小体,形似黄豆。

甲状旁腺通常有上下两对,分别位于甲状腺左、右侧叶的后缘,有时埋入甲状腺的实质内(图上-10-5)。

二、甲状旁腺的微细结构

甲状旁腺的腺细胞呈团索状排列,其间有少量结缔组织和丰富的毛细血管,腺细胞包括主细胞和嗜酸性细胞。

主细胞是甲状旁腺的主要腺细胞,呈圆形或多边形,核圆、居细胞的中央,胞质淡染。

嗜酸性细胞单个或成群分布于主细胞之间,体积较大,胞质内含有大量密集的嗜酸性颗粒。

甲状旁腺的主细胞分泌甲状旁腺素。嗜酸性细胞的功能尚不明了。

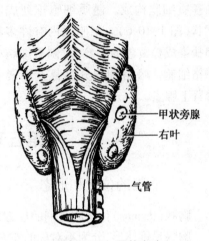

甲状旁腺
右叶
气管

图上-10-5 甲状旁腺

第四节 肾 上 腺

一、肾上腺的形态和位置

肾上腺(suprarenal gland)左右各一,质地柔软,呈淡黄色,左肾上腺似半月形,右肾上腺呈三角形。

肾上腺位于腹后壁,两肾的内上方,与肾共同包裹在肾筋膜和肾脂肪囊内。

二、肾上腺的微细结构

肾上腺的实质分为皮质和髓质两部分。

（一）肾上腺皮质

肾上腺皮质为肾上腺的周围部,依细胞的排列形式,由外向内可分为球状带、束状带和网状带(图上-10-6)。

1. 球状带 位于皮质的浅层,较薄。腺细胞排列成球形,主要分泌盐皮质激素。

2. 束状带 位于皮质的中层,最厚。腺细胞排列成索状,主要分泌糖皮质激素。

3. 网状带 位于皮质的深层,靠近髓质,最薄。腺细胞排列不规则并连接成网,主要分泌雄激素和少量雌激素。

（二）肾上腺髓质

肾上腺髓质为肾上腺的中央部,主要由髓质细胞构成。髓质细胞排列成团或索状(图上-10-6)。细胞质内有许多易被铬盐染成棕黄色的颗粒,故髓质细胞亦称嗜铬细胞。嗜铬细胞分泌肾上腺素和去甲肾上腺素。

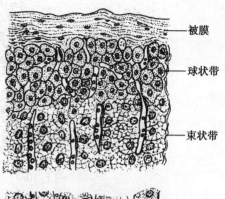
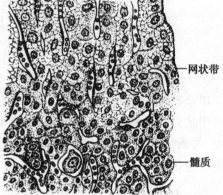

被膜
球状带
束状带
网状带
髓质

图上-10-6 肾上腺的微细结构

第五节 胸 腺

一、胸腺的位置和形态

胸腺(thymus)位于胸骨柄的后方,上纵隔的前部。

胸腺呈锥体形,分为不对称的左右两叶,色灰红,质柔软。新生儿及幼儿胸腺相对较大,随年龄的增长,胸腺继续发育,性成熟后最大,重达25～40g。成年以后,逐渐萎缩,被脂肪组织代替。

二、胸腺的微细结构

胸腺实质分成许多小叶,每个小叶可分为浅部的皮质和深部的髓质。

胸腺实质主要由网状上皮细胞和淋巴细胞构成。胸腺内的淋巴细胞都是T淋巴细胞,又称胸腺细胞。

网状上皮细胞分泌胸腺素,其可以使从骨髓来的造血干细胞分裂和分化,成为具有免疫活性的淋巴细胞,称为胸腺依赖淋巴细胞,简称T淋巴细胞。

（杨 涛）

复习思考题

1. 简述内分泌系统的组成。
2. 简述甲状腺、甲状旁腺、肾上腺的位置和结构。
3. 简述垂体的位置、分部和结构。

下　篇

生　理　学

绪　论

 学习要点

1. 人体生命活动的基本特征。
2. 人体生理功能活动的调节。

一、生命活动的基本特征

生物体在生存过程中表现出来的各种活动,称为生命活动。生命活动的基本特征包括新陈代谢、兴奋性和适应性。

(一) 新陈代谢

生物体在生命活动过程中,与环境之间不断进行物质和能量交换,实现自我更新的过程,称为新陈代谢(metabolism)。新陈代谢包括合成代谢(同化作用)和分解代谢(异化作用)两个方面。机体不断从外界环境中摄取营养物质,合成为自身成分的过程,称为合成代谢;机体不断将自身成分分解、转化为代谢产物排出体外,并伴以能量释放的过程,称为分解代谢。在物质代谢过程中,同时伴随能量的产生、转化、贮存、释放和利用,称为能量代谢。

新陈代谢是生物体整个生命过程中一个最重要的生命现象,一旦新陈代谢停止,生命活动也随之终止,因而新陈代谢是生物体一切生命活动的最基本特征。

(二) 兴奋性

机体或组织对刺激产生反应的能力或特性,称为兴奋性(excitability)。兴奋性是一切生物体所具有的特性,它使生物体能对环境变化发生反应,是一切生物体普遍具有的功能,也是生物体能够生存的必要条件。

1. 刺激与反应　凡能引起机体功能活动改变的内、外环境变化,称为刺激。按照刺激性质的不同,可将刺激分为物理性刺激、化学性刺激、生物性刺激和社会心理性刺激等。

刺激引起机体或组织发生反应必须具备三个要素:即强度(刺激的强度)、时间(刺激的作用时间)和强度-时间变化率(刺激强度变化速度)。三个要素之间相互影响。

141

刺激必须达到一定强度时,才能引起组织发生反应。能引起组织发生反应的最小刺激强度,称为阈值(阈强度)。强度等于阈值的刺激,称为阈刺激;大于阈值的刺激,称为阈上刺激;小于阈值的刺激,称为阈下刺激。阈刺激和阈上刺激都能引起组织发生反应,所以称为有效刺激。

刺激必须持续一定的时间,才能引起组织发生反应。如果刺激持续时间太短,即使刺激强度足够,也不能引起组织发生反应。

单位时间内刺激强度增减的量,即强度变化速度称为强度-时间变化率。单位时间变化率愈大,刺激作用愈强。

刺激引起反应是一种普遍存在的生命现象。只有给予适宜的刺激,人体才会产生反应,刺激是引起反应的外在条件,反应是适宜刺激作用的结果。刺激引起的反应是兴奋还是抑制,取决于机体功能状态和刺激的质和量。

2. 兴奋与抑制 刺激引起的生物体或组织细胞活动状态的改变,称为反应。根据接受刺激后机体功能变化的情况,可将反应分为兴奋和抑制两种形式。机体接受刺激后,功能活动由弱变强或由生理静息状态转为活动状态的变化,称为兴奋;机体接受刺激后,功能活动由强变弱或由活动状态到生理静息状态的变化,称为抑制。

(三)适应性

机体根据内外环境变化不断调整机体各部分功能活动的生理特性,称为适应性(adaptability)。适应性分为行为性适应和生理性适应两类,行为性适应是生物界普遍存在的本能;生理性适应是指机体内部的协调性反应,以体内各系统、器官的协调活动和功能变化为主。以体温调节为例,当外界气温高于体温时,机体可以通过减少衣着、寻找阴凉通风的地方、或借助于风扇、空调以维持体温正常,此为体温的行为性适应;与此同时,机体皮肤血管扩张,血流加快,通过辐射、传导、对流、蒸发散热过程,以维持体温正常,此为体温的生理性适应。

二、机体的内环境及稳态

(一)机体的内环境

人体的绝大多数细胞并不直接与外环境相接触,而是生活在机体内的液体环境中。人体内液体的总称为体液(body fluid),约占体重的60%,按其所在部位,可分为细胞内液(intracellular fluid)和细胞外液(extracellular fluid)两大部分:存在于细胞内的液体称为细胞内液,约占40%;存在于细胞外的液体称为细胞外液,约占20%。细胞外液包括血浆和组织液等。为区别于人体所处的自然环境,生理学上将细胞外液称为机体的内环境(internal environment)。

(二)稳态

内环境的各项理化性质,如温度、pH、氧分压、二氧化碳分压、离子的组成与浓度、渗透压等始终保持相对稳定的状态,称为稳态(homeostasis)。稳态的维持需要人体各器官系统功能的密切配合。即便是在正常情况下,细胞外液理化性质相对恒定的状态随时可因机体代谢或所处外环境的变化而被干扰,在此情况下,机体通过神经和体液等调节机制的作用,使各器官系统的功能及时做出相应的调整,以保证内环境的各项理化性质始终保持在相对稳定的状态,而不至于出现过度的波动。例如,当机体因运动导致体内 CO_2 增多时,可增强呼吸运动,排出 CO_2 增多,吸入 O_2 增多;当体内水分过剩时,可通过肾增加尿的生成,排出多余的水,可见内环境稳态是细胞进行正常生命活动的必要条件。

三、人体生理功能的调节

人体生理功能的调节是指人体对内、外环境变化产生的适应性反应的过程。机体能根据内外环境的变化来调节和控制机体的各种功能活动,使机体内部各器官与系统功能协调一致,以达到维持内环境的相对稳态。人体内存在着一整套调节装置,因而能对各种生理功能进行有效的调节。

(一) 人体生理功能的调节方式

人体对各种功能活动调节的方式主要有神经调节、体液调节和自身调节三种。

1. 神经调节(nervous regulation)　通过神经系统的活动实现对机体生理功能活动的调节,称为神经调节。神经调节是人体功能调节中最重要的调节方式。神经调节的基本方式是反射。反射是指在中枢神经系统参与下,机体对内外环境变化刺激发生的规律性反应。反射的结构基础是反射弧,由感受器、传入神经、中枢、传出神经和效应器五个部分组成。反射活动的完成有赖于反射弧的完整,反射弧的任何一部分受到损坏,反射活动都将不能产生。

反射可分为非条件反射和条件反射两类。

非条件反射是由种族遗传因素决定的,是人与动物共有的一种初级反射。如吸吮反射、吞咽反射、角膜反射、屈肌反射等。非条件反射多与维持生命的本能活动有关,对于个体生存和种族繁衍具有重要意义。

条件反射是通过后天学习和训练而形成的高级反射活动。它是人和动物在个体的生活过程中,按照所处的生活条件,在非条件反射的基础上不断建立起来的,如望梅止渴等。条件反射的数量是无限的,可以建立,也可以消退。条件反射可使大量无关刺激成为某种环境变化即将到来的信号,使个体提前调节相关的功能活动,具有更大的预见性、适应性、灵活性,提高了机体对环境的适应能力。

神经调节的特点是反应迅速,作用时间短暂,作用部位局限、精确。

2. 体液调节(humoral regulation)　是指体内某些化学物质通过体液途径,对人体器官或组织功能活动进行的调节。参与体液调节的化学物质主要是内分泌腺和内分泌细胞所分泌的激素,通过体液运输抵达身体各部,对人体新陈代谢、生长、发育、生殖等生理功能进行调节。

除激素外,某些组织细胞产生的一些化学物质或代谢产物,如组胺、5-羟色胺、CO_2、乳酸等,虽不能随血液至机体各部发挥作用,但可在局部的组织液内扩散,调节邻近组织细胞的功能活动,这种调节称为局部性体液调节。

体液调节的特点是反应缓慢、持续时间较长、作用部位广泛。

3. 自身调节(autoregulation)　是指机体的组织细胞不依赖于神经或体液调节,而由其自身对刺激产生的一种适应性反应过程。这种调节只限于少部分组织和器官,在心肌和平滑肌表现尤为明显。一般来说,自身调节的特点是作用准确,稳定与局限,影响范围较小,灵敏度较低,但对维持某些组织细胞生理功能相对稳定仍具有重要意义。

（二）人体生理功能的自动控制系统

人体功能的各种调节过程和工程技术中的控制过程有许多相同的规律,按照控制论的原理,可将人体的各种功能调节系统看做是一种自动控制系统(图下-绪-1)。人体的自动控制系统由控制部分和受控部分组成。在人体,控制部分相当于反射中枢或内分泌腺;受控部分相当于效应器或靶细胞。将后者的状态或所产生的效应称为输出变量。控制部分与受控部分存在着双向的信息联系,通过一种闭合环路来完成。

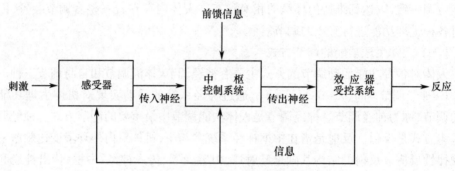

图下-绪-1　人体功能调节的自动控制示意图

控制部分发出的指令作为控制信息抵达受控部分改变其功能活动状态,来自受控部分反映输出变量变化情况的反馈信息返回到控制部分,使控制部分不断地根据反馈信息来调整其功能活动,从而实现自动精确的调节。这种由受控部分发出的反馈信息影响控制部分功能活动的过程称为反馈。反馈包括负反馈与正反馈两种方式。

1. 负反馈　是指受控部分发出的反馈信息抑制或减弱控制部分功能活动的过程,称为负反馈(negative feedback)。在正常生理功能调节中负反馈较为多见。例如,动脉血压的压力感受性反射,当动脉血压升高时压力感受器传入冲动通过心血管中枢的整合作用,再由中枢发出指令到心和血管,调整心血管功能状态,使心跳减慢、减弱,血管舒张,动脉血压降至正常水平;反之,当动脉血压降低时,这种对心血管中枢的抑制作用减少,使心血管活动增加,血压得以回升,从而使动脉血压保持于相对稳定的水平。

机体有许多种功能活动,总是处于相对恒定的状态,仅在一定的生理范围内波动。当机体功能状态偏离生理波动范围时,多是通过负反馈调节,使各系统功能得以维持相对稳定状态,因此,负反馈调节是机体维持内环境稳态的最重要的调节方式。

2. 正反馈　是指受控部分发出的反馈信息促进或加强控制部分功能活动的过程,称为正反馈(positive feedback)。正反馈使控制效应得到加强,促使生理控制过程加强、加快。这种反馈在机体调节控制中常见于需要快速完成的一些生理过程,如血液凝固、排尿反射、排便反射、分娩等均为正反馈的实例。其生理意义在于促使某些生理功能一旦发动起来就会迅速加强直至完成,保证在最短时间内得以实现。

反馈控制系统是保持机体正常功能活动的重要调节机构,反馈作用反映了人体生理功能活动调节的自动化。通过反馈作用,使机体能自动、及时地调节功能活动状态,从而更好地适应内、外环境的变化。

（杨　蓉）

 复习思考题

扫一扫,
测一测

1. 何谓稳态、负反馈、正反馈?

2. 简述人体生命活动的基本特征。

3. 人体生理功能活动调节的方式有哪些? 各有什么特点?

PPT 课件

扫一扫，
知重点

第一章

细胞的基本功能

 学习要点

1. 细胞膜的跨膜物质转运功能。
2. 细胞静息电位和动作电位的概念、特征及其产生机制。
3. 骨骼肌收缩的原理和兴奋-收缩耦联、影响骨骼肌收缩的主要因素。

细胞是人体结构和功能的基本单位。只有了解细胞的基本功能,才能对人体各种功能及其发生机制有更深入的理解与认识。本章主要讨论各种细胞共有的基本功能,包括细胞膜的物质转运功能、生物电现象和肌细胞的收缩功能等。

第一节 细胞膜的物质转运功能

一、细胞膜的跨膜物质转运功能

细胞膜是一种具有特殊结构和功能的半透膜,又称质膜。它位于细胞的最外层,是细胞膜内外各种物质交换的屏障,由于它的存在,从而保证了细胞内环境的相对稳定,使各种生化反应能够有序运行。在正常新陈代谢的条件下,细胞与内环境的物质交换是非常活跃的,细胞不断地摄取营养物质并及时排除代谢产物,才能完成特定的生理功能,因此细胞膜必须具备一套物质转运体系。现将细胞膜的主要物质转运方式分述如下。

(一)被动转运

被动转运(passive transport)是指小分子和离子顺浓度梯度和电位梯度进行跨膜转运的方式,其过程中不需要消耗能量。根据转运过程中膜蛋白参与的情况,可将被动转运分成单纯扩散和易化扩散两种。

1. 单纯扩散 是指脂溶性小分子物质由高浓度侧向低浓度侧跨膜转运的过程,称为单纯扩散(simple diffusion)。单纯扩散是一种简单的物理扩散,其特点为顺浓度差转运、不消耗能量、也不需要膜蛋白的帮助。影响单纯扩散的因素有:①浓度差:物质在膜两侧的浓度差越大,单位时间内扩散的量就越多;②通透性:物质通过细胞膜的难易程度称为膜对该物质的通透性。通透性越大,单位时间内扩散的量就越多。在人体内以单纯扩散方式进出细胞的物质很少,主要有 O_2、CO_2、尿素、类固醇激素等。

2. 易化扩散 非脂溶性或脂溶性很低的小分子物质,在细胞膜上特殊蛋白质帮助下,顺电位差或浓度差的跨膜转运称为易化扩散(facilitated diffusion)。根据膜蛋白的不同将易化扩散分为:载体蛋白帮助下的易化扩散(简称载体转运)和通道蛋白帮助的易化扩散(简称通道转运)。

(1) 载体转运:是非脂溶性物质在膜上的载体蛋白的帮助下顺电-化学梯度进行的跨膜转运。细胞膜的上载体蛋白在高浓度一侧与被转运物质结合,引起载体蛋白的构象改变,将物质转运到低浓度的一侧,然后与被转运物质解离。载体转运的物质有葡萄糖、氨基酸等(图下-1-1)。

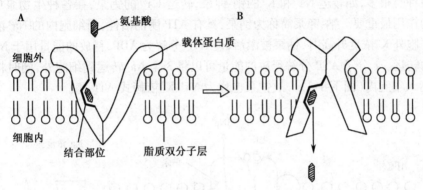

图下-1-1 载体运输示意图
A. 载体蛋白质在膜的一侧与被转运物质结合 B. 载体蛋白质在膜的另一侧与被转运物质分离

载体转运具有以下特点:①特异性,即载体的结合位点只能选择性地与具有特定化学结构的物质结合;②饱和现象,由于膜上的载体和结合位点,数量有限,当被载体转运的物质达到一定限度时,转运量不能再增加,出现饱和现象;③竞争性抑制,如果一种载体可以同时转运两种物质时,由于载体数量是一定的,因此一种物质的增多,将会减弱对另一种物质的转运。

(2) 通道转运:在细胞膜上的通道蛋白的帮助下顺电-化学梯度进行的跨膜转运。通道蛋白是一类贯穿膜脂质双分子层的、中央带有亲水性孔道的膜蛋白。孔道开放时,物质顺浓度差或电位差经过通道转运;孔道关闭时,物质不能通过。细胞膜上有多种通道,如K^+通道、Na^+通道、Ca^{2+}通道等,它们可分别让K^+、Na^+、Ca^{2+}等离子通过(图下-1-2)。

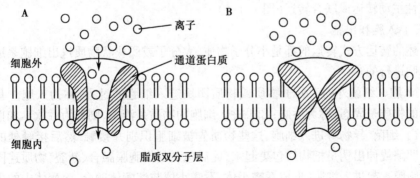

图下-1-2 通道转运模式图
A. 通道开放 B. 通道关闭

（二）主动转运

离子或小分子物质在生物泵的帮助下，逆电-化学梯度的耗能跨膜转运过程，称为主动转运（active transport）。根据物质转运过程中是否需要 ATP 直接供给能量，可将其分为原发性和继发性两种。

1. 原发性主动转运　细胞直接利用细胞代谢产生的能量，将物质（多为带电离子）逆浓度差或电位差进行跨膜转运的过程，称为原发性主动转运。介导这一过程的膜蛋白，称为离子泵。离子泵可将细胞内的 ATP 水解为 ADP，并利用高能磷酸键贮存的能量完成离子的跨膜转运。由于离子泵具有水解 ATP 的能力，所以也称为 ATP 酶。离子泵种类很多，如转运 Na^+ 和 K^+ 的钠-钾泵，转运 Ca^{2+} 的钙泵，在各种生物泵中，钠-钾泵的作用最重要。钠-钾泵简称为钠泵，具有 ATP 酶的活性，当细胞内的 Na^+ 浓度升高或细胞外 K^+ 浓度升高时，钠泵被激活，使 ATP 分解为 ADP，释放的能量用于 Na^+、K^+ 的主动转运。1 分子 ATP 分解释放的能量可以将 3 个 Na^+ 转运到细胞外，同时将 2 个 K^+ 转运入细胞内（图下-1-3）。故钠泵也称为 Na^+-K^+ 依赖式 ATP 酶。

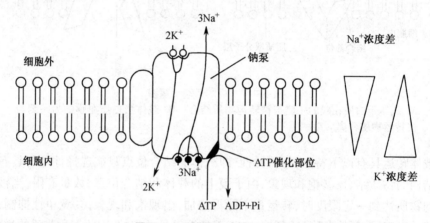

图下-1-3　钠泵主动转运示意图

图示钠泵将 ATP 分解为 ADP，释放能量，将 Na^+ 逆浓度差移出膜外，同时将 K^+ 逆浓度差移入膜内

2. 继发性主动转运　许多物质在进行逆浓度梯度或电位梯度的跨膜转运时，所需要的能量并不直接来自 ATP 的分解，而是来自 Na^+ 在膜两侧的浓度势能差，后者是钠泵利用分解 ATP 释放的能量建立的。这种间接利用 ATP 能量的主动转运过程，称为继发性主动转运或联合转运（图下-1-4）。

（三）入胞和出胞

前述的转运方式转运的都是小分子物质，大分子或团块状物质进出细胞是通过入胞和出胞进行的。

1. 入胞　细胞外的大分子物质或物质团块进入细胞的过程，称为入胞。其中进入细胞的物质是固态，称为吞噬；如果进入细胞的物质是液态，则称为吞饮。如血浆中的脂蛋白、细菌、异物等进入细胞，这些物质先被细胞识别并接触，然后接触处的细胞膜向内凹陷或伸出伪足把物质包裹起来，此后包裹的细胞膜融合、断裂，物质连同包裹它的细胞膜一起进入细胞，形成吞噬小体，吞噬小体与溶酶体融合，溶酶体中的蛋白水解酶将被吞入的物质进行消化分解（图下-1-5）。

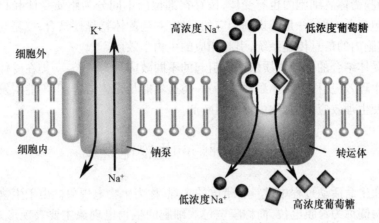

图下-1-4 继发性主动转运示意图

钠泵造成细胞外 Na^+ 的高浓度,转运体将 Na^+ 顺浓度差转入细胞,同时利用释放的能量将葡萄糖逆浓度差移入细胞

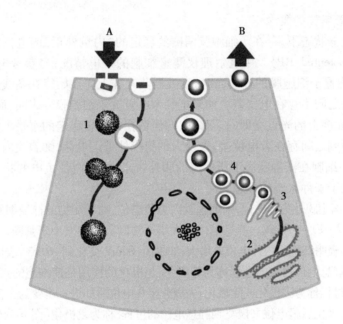

图下-1-5 入胞和出胞示意图

A. 入胞　　B. 出胞

1. 溶酶体　2. 粗面内质网　3. 高尔基复合体　4. 分泌颗粒

2. 出胞　大分子物质或物质团块排出细胞的过程,称为出胞。主要见于细胞的分泌,如消化腺细胞分泌消化酶、内分泌细胞分泌激素、神经末梢释放神经递质等,都属于细胞的出胞作用。大分子物质在细胞内形成后,被一层膜性物质包裹形成囊泡,当分泌时囊泡向细胞膜移动,囊泡膜与细胞膜融合、破裂,囊泡内贮存的物质一次性全部排出细胞(图下-1-5)。

二、细胞膜的受体功能

受体是指能与配体特异性结合并传递信息的特殊蛋白质。受体主要存在于细胞膜上,称为膜受体。细胞内也有受体,按存在部位的不同分为胞质受体和核受体。受体的功能包括两方面:一是能识别相应的配体,并与配体特异性结合;二是与配体结合后,启动细胞内的信息传递系统,引起相应的生物学效应。

能与受体结合的化学物质依据所引起的不同效应分为两类:一类在受体结合后引发特定的生理效应,称为受体激动剂;另一类虽然能与受体结合,但不能引发特定的生理效应或使生理效应减弱,称为受体阻断剂。

第二节　细胞的生物电现象

细胞在生命活动过程中常具有带电的表现,称为生物电现象。由于生物电发生在细胞膜的两侧称为跨膜电位,简称膜电位。细胞的生物电现象主要表现形式有两种:一是安静状态下的静息电位;二是兴奋时的动作电位。

一、静息电位

(一)静息电位的概念

细胞在安静状态下,存在于细胞膜两侧的稳定的"内负外正"的电位差,称为静息电位(resting potential,RP)。用电生理仪测量细胞的带电情况,当参考电极和测量电极(微电极)均置于细胞膜的外表面时,示波器荧光屏上光点始终在基线水平上扫描,表明两个电极之间不存在电位差。如果把参考电极置于细胞膜外表面,而把微电极插入膜内时,荧光屏上的光点立即向下移动,并停留在一个较稳定的水平上。由此可见,细胞膜内外两侧之间存在着电位差,表现为细胞膜外带正电荷,细胞膜内带负电荷,即"内负外正"。细胞在安静状态下所保持的膜外带正电,膜内带负电的状态称为极化。极化是细胞处于安静状态的标志。

如果规定细胞膜外为 0 电位,则细胞膜内为负电位,哺乳动物的神经细胞和骨骼肌细胞的静息电位为-70 ~ -90mV。静息电位的大小通常以负值的大小来判断,如果由-60mV变化到-80mV,表明细胞膜内外电位差增大;如果由-80mV 变化到-60mV,表明细胞膜内外电位差减小。静息电位增大的过程称为超极化,超极化的作用是使细胞的兴奋性降低;静息电位减小的过程称为去极化或除极化;去极化至 0 电位后如进一步变为正值则称为反极化;细胞发生去极化后膜电位又恢复到静息电位的过程,称为复极化(图下-1-6)。

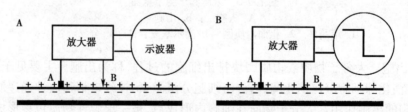

图下-1-6　静息电位测定示意图

A. 电极 A 与 B 均置于细胞外表面　B. 电极 A 置于细胞外,电极 B 插入细胞内,记录到细胞内外的电位差

(二)静息电位产生的机制

细胞的生物电现象一般用离子流学说来解释。即需要具备两个前提条件:一是细

胞膜内外离子分布不均,即存在浓度差;二是细胞膜在不同状态下,对各种离子的通透性不同(表下-1-1)。

表下-1-1　哺乳动物骨骼肌细胞内外离子的浓度(mmol/L) 和流动趋势

项目	K^+	Na^+	Cl^-	A^-
细胞内	155	12	4	155
细胞外	4	145	120	
细胞内外浓度比	39:1	1:12	1:31	
离子流动趋势	外流	内流	内流	外流

正常细胞处于静息状态时,细胞膜对 K^+ 的通透性较大,对 Na^+ 的通透性很小,而对 A^- 几乎没有通透性。因此,细胞静息时 K^+ 顺浓度梯度外流,由于 K^+ 外流必然带有正电荷向外转移,膜内的 A^- 不能通过细胞膜被留在膜内,对 K^+ 形成隔膜相吸。这样就形成了细胞膜外侧带正电荷,细胞膜内侧带负电荷。当浓度差形成的促使 K^+ 外流的力量与电场力形成的阻止 K^+ 外流的力量达到平衡时,膜内外不再有 K^+ 的净移动。此时,细胞膜两侧形成的电位差,稳定于某一数值,即静息电位。由于静息电位主要是 K^+ 外流达到平衡时的电位,所以称为 K^+ 电-化学平衡电位。

二、动作电位

(一) 动作电位的概念

可兴奋细胞受到刺激发生兴奋时,细胞膜在静息电位基础上发生的一次迅速、可传播的电位变化,称作动作电位(action potential,AP)。动作电位是细胞兴奋的标志。

不同组织受刺激后产生的动作电位具有不同的形态,神经纤维的动作电位,一般只持续 0.5~2 毫秒,而心肌细胞动作电位持续时间较长,可达数百毫秒。以神经细胞的轴突为例,简述动作电位的变化过程。当细胞受刺激兴奋时,膜内电位很快由原来的 -70mV 到+30mV,这样就构成了动作电位的上升支。膜内电位由 -70mV 到 0mV 为去极化。膜内电位由 0mV 到+30mV 称为超射。膜内电位表现为内正外负,称为反极化。可见,上升支是细胞膜的去极化的过程,动作电位上升支达到顶点(+30mV)后立即快速下降,膜内由正电位又回到负电位,直到接近静息电位水平,构成动作电位的下降支。膜内电位迅速下降的过程即为复极化。动作电位形成尖峰样波形,称为峰电位。峰电位后膜内电位下降较缓慢,最后回到静息电位水平。峰电位后膜电位经历的这段微小而缓慢的过程,称为后电位,包括负后电位和正后电位。后电位的时程较长,只有在后电位结束后,膜电位才能完全恢复到静息电位水平(图下-1-7)。

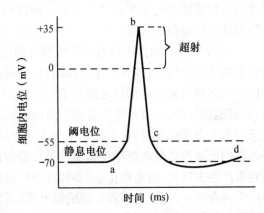

图下-1-7　神经纤维动作电位模式图
ab. 锋电位上升支　　bc. 锋电位下降支
abc. 锋电位　cd. 后电位

（二）动作电位的产生机制

动作电位的产生机制也用离子流学说来解释，一是细胞内外 Na^+ 的浓度分布不均；二是细胞受到有效刺激时，膜对 Na^+ 的通透性发生突然变化，引起 Na^+ 跨膜流动而形成的。

当细胞受到有效刺激而兴奋时，细胞膜上少量的 Na^+ 通道开放，少量 Na^+ 顺浓度差内流，使静息电位减小，当电位减小到阈电位时，膜上大量 Na^+ 通道开放，细胞外的 Na^+ 顺浓度差和电位差迅速、大量内流，导致膜内电位急剧上升，形成膜的去极化和反极化，构成动作电位的上升支。当膜内正电位增大到足以制止 Na^+ 内流时，Na^+ 的净移动量为零，膜电位达到了 Na^+ 的平衡电位，形成峰电位。随后大量 Na^+ 通道失活而关闭，导致 Na^+ 内流停止，与此同时钾通道被激活而开放，K^+ 顺着浓度差和电位差快速外流，使膜内电位迅速下降，直到恢复静息电位水平，形成动作电位的下降支，也就是复极化。这时膜电位虽已基本恢复，但离子状态并未恢复，这就需要通过钠泵的活动，恢复细胞膜两侧原先的 Na^+、K^+ 分布不均衡状态。

动作电位的上升支主要是由于 Na^+ 大量、快速内流，形成 Na^+ 平衡电位；下降支主要是 K^+ 快速外流，形成 K^+ 平衡电位。

（三）动作电位的引起与阈电位

刺激作用于细胞，引起细胞膜上钠通道部分开放，出现 Na^+ 少量内流，使细胞膜的静息电位减小而发生去极化，当去极化达到一个临界值时，就可引起钠通道大量开放，导致 Na^+ 大量内流而触发动作电位。这个能触发动作电位的膜电位临界值称为阈电位。因此，静息电位去极化达到阈电位是产生动作电位的必要条件。细胞兴奋性的高低一般与细胞的静息电位和阈电位的差距呈反变关系，即差距越大，细胞的兴奋性越低；差距越小，细胞的兴奋性越高。任何形式的刺激只要能使膜电位达到阈电位，都能引起动作电位的产生。一旦达到阈电位后，动作电位的幅度就由静息电位的水平及膜内外的 Na^+ 浓度差决定，而与所给刺激的种类和强度无关。因此动作电位具有"全或无"的特性。

（四）动作电位的传导

动作电位在同一细胞的传播称为传导。在神经纤维上传导的动作电位又称为神经冲动。如果动作电位是在两个细胞之间进行传播则称为传递。现以神经纤维为例加以叙述动作电位的传导。

1. 传导机制　动作电位的传导机制可用局部电流学说来解释。当轴突膜局部区域受刺激达阈电位时，该处产生动作电位，出现内正外负的反极化状态，这样在细胞膜两侧兴奋部位与未兴奋部位之间有了电位差，因此会产生局部电流流动。其流动方向是，在细胞膜外侧，电流由未兴奋部位流向兴奋部位；在细胞膜内侧，电流则由兴奋部位流向未兴奋部位，这种在兴奋部位与未兴奋部位之间产生的电流称为局部电流。局部电流的流动造成与兴奋部位相邻的未兴奋部位的膜内电位上升，膜外电位下降，使细胞膜产生去极化，当去极化达到阈电位时，即暴发动作电位，使动作电位由兴奋部位传向未兴奋部位，这样的过程在细胞膜上连续进行下去，就表现为动作电位在整个细胞膜上的传导。可见，动作电位的传导是局部电流作用的结果。有髓神经纤维的髓鞘具有绝缘作用，动作电位的传导只能在没有髓鞘的郎飞结处进行。郎飞结膜上钠通道密集，易产生动作电位。传导时，出现动作电位的郎飞结与它相邻的郎飞结之间产生局部电流,使相邻的郎飞结产生动作电位,这种传导称为跳跃式传导。故其传导速度比无髓鞘神经纤维传导速度要快得多(图下-1-8)。

2. 神经纤维传导的特点

(1)双向性:传导动作电位从受刺激的兴奋部位可向两侧未兴奋部位同时传导,称为双向性。

(2)不衰减性:兴奋传导过程中,动作电位的幅度不会随传导距离而减小,称为不衰减性。

(3)相对不疲劳性:由于一次兴奋过程引起细胞膜内外离子浓度的变化很小,而且通过钠-钾泵转运,可使离子浓度及时恢复,因而能较持久地保持其兴奋性和传导能力。

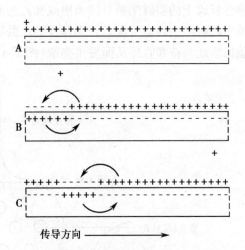

图下-1-8　神经冲动传导机制模式图
A. 安静的无髓鞘神经纤维　B. 左侧段受到阈上刺激产生兴奋后　C. 传导过程中弯箭头表示膜内外局部电流流动的方向,下方箭头表示冲动传导的方向

第三节　肌细胞的收缩功能

骨骼肌、心肌和平滑肌在结构和功能上虽有差异,但收缩的原理基本相同。因此,下面以骨骼肌为例讨论肌细胞的收缩功能。

一、神经-肌接头处的兴奋传递

(一)神经-肌接头的微细结构

神经-肌接头是运动神经末梢与骨骼肌细胞之间相互接触形成的。运动神经末梢接近骨骼肌细胞时失去髓鞘,末梢部位膨大。在神经末梢中含有许多囊泡,称接头小泡,内含乙酰胆碱(ACh)递质。神经-肌接头由接头前膜、接头后膜和接头间隙三部分组成。接头前膜是运动神经末梢嵌入肌细胞膜的部位。接头后膜是与接头前膜相对应的肌细胞膜,又称运动终板或终板膜。在接头后膜上有能与乙酰胆碱特异结合的受体。接头前膜与接头后膜之间有一个充满细胞外液的间隙,称为接头间隙。

(二)神经-肌接头处的兴奋传递过程

兴奋由一个细胞传给另一个细胞的过程称为兴奋传递。当神经冲动沿神经纤维传到轴突末梢时,引起接头前膜上钙通道开放,Ca^{2+}从细胞外液顺电-化学差进入轴突末梢,触发轴浆中的囊泡向接头前膜方向移动,囊泡膜与接头前膜融合、破裂,以出胞方式使乙酰胆碱释放进入接头间隙,乙酰胆碱扩散到达终板膜时,立即与终板膜上的乙酰胆碱受体结合,使钠、钾通道开放,允许 Na^+、K^+通过,但以 Na^+ 内流为主,产生终板膜的去极化,称为终板电位。当终板电位达到阈电位时,使附近肌细胞膜上的 Na^+通道大量开放而暴发动作电位,引起骨骼肌细胞的兴奋。接头前膜释放到接头间隙中的乙酰胆碱并没有进入肌细胞,它只起到传递信息的作用,很快就被存在于接头间隙和终板膜上的胆碱酯酶分解为胆碱和乙酸而失去活性,这样就保证了一次神经冲动仅能引起肌细胞兴奋一次。否则释放的乙酰胆碱在接头间隙中积聚起来,将使骨骼肌细胞持续地兴奋和收缩从而发生痉挛(图下-1-9)。

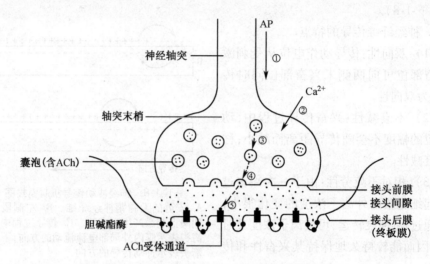

图下-1-9　神经-肌接头的结构与化学传递过程示意图

AP. 动作电位:①AP 到达神经轴突末梢;②细胞外 Ca^{2+} 进入轴突末梢;③囊泡向接头前膜方向移动;④囊泡与接头前膜融合破裂并释放 ACh;⑤ACh 进入接头间隙与接头后膜上的 ACh 受体通道结合

二、骨骼肌的收缩功能与形式

骨骼肌细胞中含有大量的肌原纤维和丰富的肌管系统,它们很有规律地排列,形成特殊的微细结构,与肌肉的收缩密切相关。

（一）肌原纤维、肌小节和肌管系统

如图下-1-10 所示,肌细胞内含有大量的肌原纤维,它们平行排列纵贯肌细胞全长。在显微镜下观察,每条肌原纤维都呈现出规则的明暗相间的明带和暗带。暗带中

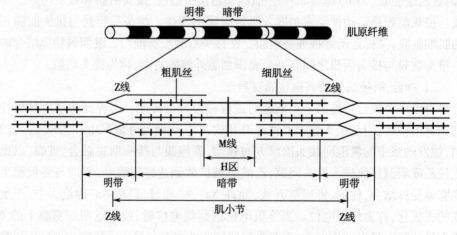

图下-1-10　肌原纤维结构模式图

央有一条横线称为M线。M线两侧有相对透明的 H 区。明带中央有一条与肌原纤维垂直的横线称为 Z 线。两条相邻 Z 线间的节段就是一个肌小节,它是肌细胞收缩的基本单位。一个肌小节包括一个位于中间部位的暗带和其两侧各 1/2 的明带。肌细胞的收缩或舒张,实际上就是肌小节的缩短或延长。肌小节的明带和暗带是由不同的肌丝组成的,细肌丝的一部分伸入到相邻的粗肌丝之间,所以粗、细肌丝有一部分重叠。暗带的长度固定,而明带的长度是可变的,它只由细肌丝组成。M 线是把成束的粗肌丝固定在一定位置。Z 线是联结许多细肌丝的结构,细肌丝从 Z 线向两侧明带伸出。

肌管系统指包绕在每一个肌原纤维周围的膜性管状结构。它包括两部分,一部分称为横管,另一部分称为肌质网,又名纵管(图下-1-11)。横管是肌膜的延续,它由肌膜垂直向肌原纤维内凹陷,形成垂直包绕肌原纤维的管道系统。所以当动作电位在肌膜产生并传导时,定能沿横管向肌细胞内部传播。肌质网与肌原纤维平行排列,形成网状包绕肌原纤维。肌质网在横管附近膨大,称为终池,是细胞内贮存 Ca^{2+} 的场所,故又称钙池。以横管加上它两侧各一组终池形成三联体的结构,横管膜与终池之间有一间隔,所以横管与终池并不相通。三联体的作用是把从横管传来的电信息和终池的 Ca^{2+} 释放联结起来,完成横管向肌质网的信息传递。而终池的 Ca^{2+} 释放则是引起肌细胞收缩的直接动因。

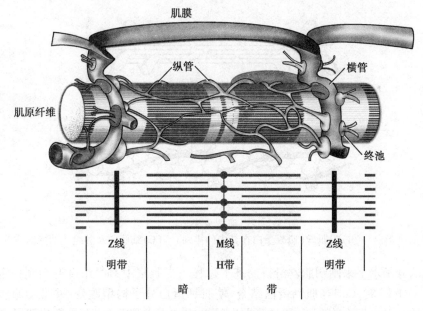

图下-1-11　骨骼肌细胞的结构及肌管系统模式图

（二）骨骼肌的肌丝的分子组成及肌丝滑行学说

骨骼肌细胞的收缩目前主要是用肌丝滑行学说来解释。滑行学说的要点是:肌细胞收缩时肌原纤维的缩短,并不是由于肌丝本身的缩短或卷曲,而是细肌丝在粗肌丝之间滑行的结果。肌丝滑行理论在实验中已得到证实。那么,细肌丝为什么会在粗肌丝之间滑行呢? 这个问题涉及组成肌丝的蛋白质分子结构。

粗肌丝是由许多肌凝蛋白(肌球蛋白)分子组成。一个肌凝蛋白分子分为头和杆两部分,杆部朝向 M 线,呈束状排列,头部则规律地分布在粗肌丝表面,形成横桥(图下-1-12A、B)。横桥有两个重要特性:①横桥具有 ATP 酶的作用,可分解 ATP,放出能量,供细肌丝滑行时使用;②横桥具有同细肌丝上的肌动蛋白进行可逆性结合的能力,一旦结合就会使 ATP 酶激活从而分解 ATP,提供能量供横桥摆动,拖动肌动蛋白向 M 线方向滑行。

细肌丝是由肌动蛋白(肌纤蛋白)、原肌凝蛋白(原肌球蛋白)和肌钙蛋白三种蛋白质分子组成(图下-1-12C)。许多肌动蛋白分子聚合成双螺旋状构成细肌丝的主体,肌动蛋白上有与横桥结合的位点,在肌细胞静息时,原肌凝蛋白正好覆盖位点并被肌钙蛋白锁定称位阻效应,当 Ca^{2+} 增多时, Ca^{2+} 可与肌钙蛋白结合,进而引起原肌凝蛋白分子的构象改变和位置变化,位阻效应消失,横桥就会与肌动蛋白上位点结合(图下-1-13B)而分解 ATP 获得能量产生扭动拖动细肌丝向粗肌丝滑行。由于肌凝蛋白和肌动蛋白是直接参加肌细胞收缩的蛋白质,所以合称为收缩蛋白。原肌凝蛋白和肌钙蛋白调控位点,故合称为调节蛋白。

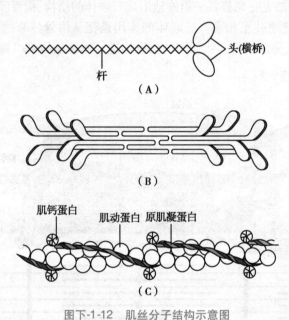

图下-1-12　肌丝分子结构示意图
(A)肌凝蛋白　(B)粗肌丝(肌凝蛋白在其中的排列)　(C)细肌丝及其组成的蛋白质分子

现从分子水平来阐明肌丝滑行的基本过程。当肌浆中 Ca^{2+} 浓度升高到一定程度($\geqslant 10^{-5}$ mol/L)时, Ca^{2+} 与肌钙蛋白结合,使肌钙蛋白分子构型改变,并带动原肌凝蛋白分子的构型也发生改变,从肌动蛋白上的横桥作用点移开,从而暴露出肌动蛋白上的结合点,横桥与肌动蛋白结合。两者一旦结合又产生两种作用:①激活横桥 ATP 酶,分解 ATP 放出能量引起横桥向 M 线方向摆动;②激发横桥作同方向的连续摆动,即当横桥摆动与肌动蛋白分离、复位后,又会与下一个结合点结合,出现一次新的摆动,如此反复,拉动细肌丝向 M 线方向滑行,结果是肌小节缩短,肌细胞收缩(图下-1-13B)。反之,当肌浆中 Ca^{2+} 浓度降低($< 10^{-5}$ mol/L)时, Ca^{2+} 即与肌钙蛋白分离,原肌凝蛋白即复位回到肌动蛋白的横桥作用点上,使横桥与肌动蛋白分离,横桥停止摆动,细肌丝恢复到收缩前的位置,结果是肌小节变长,肌细胞舒张(图下-1-13A)。由上可

知,Ca^{2+}的浓度变化在细肌丝滑行中起很重要的作用。那么 Ca^{2+} 的浓度变化又是怎样发生的呢？这就是我们下面要讨论的问题。

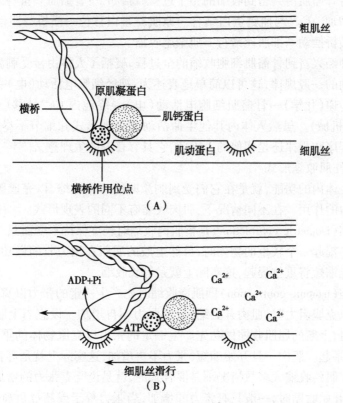

图下-1-13 细肌丝滑行机制示意图
（A）肌肉舒张　（B）肌肉收缩

（三）骨骼肌细胞的兴奋-收缩耦联

当肌细胞发生兴奋时,首先是肌膜上出现动作电位,然后肌细胞才发生收缩反应。把肌细胞的电兴奋(电活动)和肌细胞的机械收缩(机械活动)耦联起来的中介过程即称为肌细胞的兴奋-收缩耦联(excitation-contraction coupling)。在这个中介过程中起关键作用的耦联物就是 Ca^{2+}。据测定,肌细胞兴奋时肌浆中 Ca^{2+} 的浓度比安静时要高出 100 倍左右。

当肌膜产生动作电位时可沿肌膜迅速传播,经横管膜进入肌细胞内到达三联体,动作电位所造成的刺激使终池上的钙通道开放,贮存在终池内的 Ca^{2+} 顺浓度差以易化扩散的方式经钙通道进入肌浆到达肌丝区域,Ca^{2+} 与细肌丝的肌钙蛋白结合,引发上述肌丝滑动肌细胞收缩,这就是肌细胞从兴奋到收缩的全过程。

肌细胞收缩时释放到肌浆中的 Ca^{2+} 可将肌浆网膜上的钙泵激活,在钙泵的作用下,进入肌浆的 Ca^{2+} 又可逆浓度差重新摄入终池,贮存起来以备再次使用。肌浆内 Ca^{2+} 减少后,肌钙蛋白便与 Ca^{2+} 分离,结果如前所述引起肌细胞的舒张。所以,肌肉的舒张也是个耗能过程。

综上所述,骨骼肌兴奋-收缩耦联主要有三个步骤,即:①肌膜动作电位经过横管到达三联体;②三联体的信号传递;③终池对 Ca^{2+} 的释放和回收。由此可见,这一过程的关键部位在三联体,它是兴奋-收缩耦联的结构基础,而起关键作用的耦联因子是 Ca^{2+}。肌浆中 Ca^{2+} 浓度在一定范围内与肌肉的收缩力呈正变关系,这一点有重要的实际意义。现将骨骼肌由兴奋到收缩的整个过程概括如下:骨骼肌兴奋→终池 Ca^{2+} 释放→肌浆 Ca^{2+} 增加→Ca^{2+} 与肌钙蛋白结合→原肌凝蛋白移位→横桥与肌动蛋白结合→ATP 分解→横桥摆动→细肌丝滑行→肌细胞收缩。

从运动神经兴奋到骨骼肌细胞收缩的全过程,概括了人体由接受刺激到产生反应这一生命活动的一般规律,这可以简单地表述为:神经细胞电活动(电)→神经肌肉接头处的化学传递(化学)→骨骼肌细胞电活动(电)→终池内 Ca^{2+} 转移(化学)→骨骼肌细胞收缩(机械)。虽然人体内其他生命活动的表现形式和细节不尽相同,但是这些最基本的程序和规律还是相似的。因此,它具有普遍的生理意义。

（四）骨骼肌收缩形式

骨骼肌在体内的功能,就是在它们受到刺激时能产生收缩,以完成躯体的运动或抵抗某些外力的作用。在不同情况下,肌肉收缩有不同的表现形式。

等长收缩(isometric contraction)是指肌肉收缩时长度保持不变而只产生张力。假设当上肢正在提起一个较重的物体时,虽然上肢的屈肌在用力收缩做功,但是只能产生张力而不能缩短将重物提起,这实际上就是等长收缩。

等张收缩(isotonic contraction)即肌肉收缩时先产生一定的张力以克服阻力,当产生的张力足以克服阻力时,肌肉开始缩短,而张力不再增加。设想当上肢提起一个不太重的物体时,上肢的屈肌收缩做功先产生一定的张力以克服物体的重力,然后开始缩短,将物体举起。肌肉一旦开始缩短,张力不再增加,这实际上就是等张收缩。

人体骨骼肌的收缩大多数情况下是混合式的,就是说既有张力的增加又有长度的缩短,当肌肉开始收缩时,一般只有张力的增加,当张力等于或超过负荷时,肌肉才会缩短。所以总是张力增加在前,长度缩短在后。

三、影响骨骼肌收缩的因素

（一）前负荷

肌肉在收缩之前所承受的负荷,称为前负荷(preload)。前负荷通过改变肌肉收缩前的长度,称为肌肉的初长度。在一定范围内,前负荷增加时,肌肉的初长度增加,可使肌肉收缩时产生的张力增大。当给予最适宜前负荷时,肌肉处于最适初长度,可使肌肉产生最大的收缩张力,收缩所表现的效果最佳。肌肉若不处于最适初长度时,收缩产生的效果降低。

（二）后负荷

肌肉在收缩开始后所遇到的阻力,称为后负荷(afterload)。后负荷是肌收缩的阻力或做功对象。肌肉在有后负荷的作用下收缩,总是先有张力增加以克服后负荷的阻力,然后才有长度的缩短。当后负荷为零,肌肉缩短速度最快,而张力不变。随着后负荷的增加,收缩张力增加而缩短速度减小,当后负荷增大到一定程度时肌肉产生最大的张力,而缩短速度为零。显然,后负荷过小或过大都会降低肌肉做功的效率。适度的后负荷才能获得肌肉做功的最佳效率。

（三）肌肉收缩能力

把不依赖于前、后负荷而影响肌肉收缩效能的肌肉内在特性,称为肌肉收缩能力

（contractility）。其他条件不变时,肌肉收缩能力增强,可以使肌肉收缩的张力增加、收缩的速度加快使它做功效率增加。机体内许多神经递质、体液物质或疾病时的病理变化及一些药物等都是通过调节肌肉收缩能力来影响肌肉收缩效能的。如 Ca^{2+}、肾上腺素使肌收缩能力增强,而酸中毒、缺氧则使肌肉收缩能力减弱。

（杨 蓉）

 复习思考题

 扫一扫, 测一测

1. 名词解释:单纯扩散、主动转运、易化扩散、去极化、超极化、复极化、阈电位、等长收缩、等张收缩。

2. 细胞膜的物质转运形式有哪些?

3. 何谓静息电位与动作电位? 其形成的机制是什么?

4. 影响骨骼肌收缩的主要原因有哪些?

第二章

血　液

学习要点

1. 血浆渗透压的正常值、组成和作用。
2. 各类血细胞的正常值和功能。
3. 血液凝固的基本过程。
4. 临床常用的抗凝和促凝措施。
5. 输血原则

第一节　概　述

血液（blood）是流动于心血管系统内的液体组织，在心脏舒缩活动的推动下，血液在心血管系统中不断循环流动，是内环境中最活跃的部分，具有如下重要的生理功能：①运输功能：运输 O_2、CO_2、营养物质、激素和代谢产物；②免疫防御功能：血液中白细胞能抵抗入侵机体的细菌、病毒等有害物质的侵袭，保护机体免遭损害；③缓冲功能：血液中含有多对缓冲物质，可缓冲进入血液的酸性或碱性物质；④参与体温调节，维持机体内环境稳态；⑤在生理止血过程中发挥重要作用。

一、血液的组成

血液由血浆（blood plasma）和血细胞（blood cells）两部分组成。血细胞分为红细胞、白细胞、血小板3类（图下-2-1，文末彩图3）。若将经抗凝处理的血液置于比容管中，以 3000r/min 的速度离心 30 分钟，可见血液分为 3 层：上层淡黄色透明液体为血浆；下层红色不透明的为红细胞；上、下层之间有一薄层灰白色不透明的为白细胞和血小板。

血细胞在全血中所占的容积百分比，称为血细胞比容。正常成年男性的血细胞比容为 40% ~ 50%，女性为 37% ~ 48%，新生儿约为 55%。由于血细胞中绝大多数是红细胞，故血细胞比容又称红细胞比容。临床上红细胞比容也称红细胞压积。测定血细胞比容可反映全血中血细胞数量和血浆容量的相对关系，如严重贫血患者血细胞比容常减小，严重脱水患者的血细胞比容常增大。

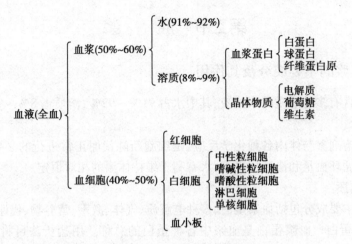

图下-2-1　血液的组成

血浆为血液的液体部分,占血液总容积的55%,是血细胞生存的环境。

二、血液的理化特性

(一) 血液的颜色

血液的颜色主要取决于红细胞内血红蛋白的颜色。动脉血中红细胞含氧合血红蛋白较多,呈鲜红色;静脉血中红细胞含去氧血红蛋白较多,呈暗红色;血浆中因含有微量的胆红素,故呈淡黄色。空腹血浆相对清澈透明,进餐后,尤其摄入较多的脂类食物,会形成较多的血浆脂蛋白而使血浆变得混浊。因此,临床上做某些血液成分检测时要求空腹采血。

(二) 血液的比重

正常成人全血的比重为1.050～1.060,它主要取决于红细胞的数量。血浆的比重为1.020～1.030,它主要与血浆蛋白的含量有关。

(三) 血液的黏滞性

血液黏滞性主要来源于红细胞和血浆蛋白等颗粒之间的摩擦力。血液的黏滞性为水的4～5倍,血浆为水的1.6～2.4倍。严重贫血病人,红细胞减少,黏滞性降低;大面积烧伤病人,由于血浆水分渗出,黏滞性增加。当血液黏滞性增大时,将明显增加血流阻力,加大心脏的负荷,影响血液循环的正常进行。

(四) 血浆的酸碱度

正常人血浆呈弱碱性,pH为7.35～7.45,pH<7.35时即为酸中毒;相反,pH>7.45,则为碱中毒,如果pH<6.9或>7.8,将危及生命。

血浆酸碱度能维持相对稳定,首先是依靠血液本身的缓冲作用。在血液中含有数对具有缓冲作用的物质,其中以血浆中的$NaHCO_3/H_2CO_3$这一缓冲对最为重要。只要两者比值为20/1,pH就稳定在正常范围内。其次,通过肺和肾的功能活动,不断地排出体内过剩的酸或碱,使血中的$NaHCO_3/H_2CO_3$比值和血浆pH保持在正常范围内。

第二节 血 浆

一、血浆的主要成分及其作用

血浆是含有多种溶质的水溶液,其中水占91%~92%,溶质占8%~9%。

（一）水

水作为溶剂参与体内各种化学反应,是细胞新陈代谢正常进行的必要成分;水能维持机体的循环血量和渗透压平衡;水有利于维持体温的相对恒定。

（二）溶质

溶质的主要成分包括血浆蛋白、多种电解质、气体、激素、营养物、代谢产物等。

1. 血浆蛋白　血浆蛋白是血浆中各种蛋白的总称。用盐析法可将其分为白蛋白、球蛋白和纤维蛋白原3类。正常成人血浆蛋白总量为60~80g/L,其中白蛋白为40~50g/L;球蛋白为20~30g/L,纤维蛋白原为2~4g/L,白蛋白与球蛋白的比值(A/G)为1.5~2.5。临床上测定A/G比值,主要用于肝功能检查。当肝脏病变时(如肝硬化),可致A/G比值下降,甚至出现倒置。

血浆蛋白的主要生理作用有:白蛋白与球蛋白可作为载体运输脂质等一些低分子物质;白蛋白能构成血浆胶体渗透压;纤维蛋白原能参与凝血;球蛋白能参与机体的免疫功能。

2. 电解质　血浆中的电解质绝大部分以离子形式存在。血浆中的阳离子主要为Na^+,还有少量K^+、Ca^{2+}、Mg^{2+};阴离子主要为Cl^-,还有HCO_3^-、HPO_4^{2-}等。

电解质对于维持血浆晶体渗透压、酸碱平衡及神经-骨骼肌的正常兴奋性等具有重要作用。

二、血浆渗透压

（一）渗透压的概念

渗透压是指溶液中的溶质分子通过半透膜吸引水分子的力量。渗透压的大小与溶液中溶质颗粒数目成正比。而与溶质颗粒的种类和大小无关。

（二）血浆渗透压的组成和正常值

血浆渗透压由血浆晶体渗透压(crystal osmotic pressure)和血浆胶体渗透压(colloid osmotic pressure)两部分组成。血浆晶体渗透压由血浆中的小分子晶体物质(Na^+、CL^-、K^+、HCO_3^-、Ca^{2+}等)形成。血浆胶体渗透压由血浆蛋白质(主要是白蛋白)等大分子物质形成的。血浆的总渗透压约为300mmol/L(5800mmHg)。由于晶体物质分子量小,颗粒数目多,晶体渗透压占血浆总渗透压的99%以上。而血浆胶体渗透压数值很小,仅为1.3mmol/L(25mmHg),不足血浆总渗透压的1%。

在临床工作中,将与血浆渗透压相等的溶液称为等渗溶液(isosmotic solution)。常用的等渗溶液有0.9% NaCl溶液(生理盐水)和5%葡萄糖溶液等。渗透压高于或低于血浆渗透压的溶液称为高渗溶液或低渗溶液。

（三）血浆渗透压的生理作用

在体内,血浆所接触到的是两种生物膜,即细胞膜和毛细血管壁。由于细胞膜和毛细血管壁通透性不同,因而表现出晶体渗透压与胶体渗透压不同生理作用。

1. 血浆晶体渗透压的作用 细胞膜允许水分子自由通透,不允许蛋白质通过,血浆中大部分的晶体物质不易通透。正常情况下,红细胞内外的渗透压相等,出入细胞的水量保持平衡。若一侧溶液渗透压的改变,膜内外就会出现渗透压差而使水分出入不平衡。当血浆晶体渗透压降低时,可使进入红细胞的水分增多,引起红细胞膨胀甚至破裂,血红蛋白逸出,称为溶血;反之,当血浆晶体渗透压升高时,红细胞内水分则被大量吸出,引起红细胞脱水、皱缩,最后也可破裂溶血,使红细胞难以发挥正常功能。因此,血浆晶体渗透压对维持红细胞内外水的平衡、保持红细胞的正常形态和功能具有重要作用。故临床上给病人输液时,一般应输入等渗溶液。特殊情况下,需要输入高渗或低渗溶液时,量不宜过多,速度不宜过快,以免影响红细胞的形态和功能。

2. 血浆胶体渗透压的作用 毛细血管壁的通透性比细胞膜大,水分子和晶体物质均可以自由通透,因而毛细血管壁两侧的晶体渗透压基本相等,但毛细血管壁不允许大分子的蛋白质通透,因此,毛细血管内外水分的交换取决于血浆胶体渗透压。如肝、肾疾患等引起机体血浆蛋白(主要是白蛋白)含量减少时,血浆胶体渗透压降低,水分由血浆向组织间隙转移,引起组织液生成增多,造成组织水肿;相反,如大量呕吐、腹泻等使血浆胶体渗透压升高,水分由组织间隙向血管渗透,使血浆量增加。因此,血浆胶体渗透压对调节毛细血管内外水分的平衡,维持正常血浆容量有重要的作用。临床上静脉滴注大分子右旋糖酐具有扩充血容量的作用。

知识链接

"有用的"尿素

尿素是血浆溶质中的代谢产物成分。具体来说它为血浆中非蛋白含氮化合物(NPN)的主要成分,血浆中的氨基酸、尿素、尿酸、肌酸、肌酐等,这些非蛋白含氮化合物通常又称非蛋白氮,正常人血液中 NPN 浓度约为 $14 \sim 25mmol/L$,其中 $1/3 \sim 2/3$ 为尿素氮。在正常情况下血中尿素氮主要是经肾小球滤过而随尿排出的。当肾功能不良时血中的尿素氮浓度升高。所以临床上常把血浆尿素氮的水平,作为反映肾功能的一项重要指标。此外,尿素还是一种很好用的保湿成分,它就存在于肌肤的角质层当中,属于肌肤天然保湿因子 NMF 的主要成分。对肌肤来说,尿素具有保湿以及柔软角质的功效,所以也能够防止角质层阻塞毛细孔,藉此改善粉刺的问题。可用于面膜、护肤水、膏霜、护手霜等产品中保湿成分的添加。皮肤科以含有尿素的某些药剂来提高皮肤的湿度。非手术摘除的指甲使用的封闭敷料中,含有 40% 的尿素。尿素还可以测试某些细菌,如:测试幽门螺杆菌存在的碳-14-呼气试验,使用了含有碳 14 或碳 13 标记的尿素。因为幽门螺杆菌的尿素酶使用尿素来制造氨,以提高其周边胃里的 pH 值;同样原理也可测试生活在动物胃中的类似细菌。

第三节 血 细 胞

血细胞分为红细胞(red blood cell,RBC)、白细胞(white blood cell,WBC)和血小板(platelet)3 类。

一、红细胞

（一）红细胞的形态、数量和功能

1. **形态** 正常成熟的红细胞无细胞核,呈双凹圆盘状,直径约 7.5μm,中央较薄,周边较厚(见文末彩图 3)。

2. **数量** 我国正常成年人红细胞的数量:男性为 $(4.0 \sim 5.5) \times 10^{12}/L$,女性为 $(3.5 \sim 5.0) \times 10^{12}/L$,新生儿为 $6.0 \times 10^{12}/L$ 以上。红细胞质内含有大量的血红蛋白(hemoglobin,Hb),血红蛋白的正常含量:男性为 120 ~ 160g/L,女性为 110 ~ 150g/L。

生理情况下,红细胞数量和血红蛋白含量随性别、年龄、体质状况、生活环境不同而存在一定差异,如高原居民红细胞和血红蛋白的含量均高于平原居民;妊娠后期因血浆量增多而使红细胞和血红蛋白含量相对减少。血液中红细胞数量或血红蛋白含量低于正常值,称为贫血。

3. **功能** 红细胞的主要功能是运输 O_2 和 CO_2,并对血液酸碱度变化起缓冲作用。这些功能都是由血红蛋白来完成。血红蛋白只有存在于红细胞中才能发挥作用,如果红细胞被破坏或溶解,血红蛋白被释放出红细胞,即失去正常功能。

（二）红细胞的生理特性

红细胞的生理特性主要有以下几方面:

1. **悬浮稳定性** 红细胞能较稳定地悬浮于血浆中而不易下沉的特性,称为红细胞的悬浮稳定性。红细胞的悬浮稳定性可用测定其沉降率的方法测得。红细胞沉降率(erythrocyte sedimentation rate,ESR)简称血沉,是将新采集的静脉血经抗凝处理后,放入血沉管垂直静放,以第 1 小时末红细胞下沉的距离表示。正常成年男性为 0 ~ 15mm/h;女性为 0 ~ 20mm/h。在临床上某些疾病,如结核活动期、风湿热、恶性肿瘤等,红细胞的悬浮稳定性降低,使血沉加快;女性在月经期或妊娠期,血沉可以加快。

血沉加快主要是由于红细胞彼此以凹面相贴聚集在一起,形成红细胞叠连,使其与血浆的摩擦力减小,血沉加快。决定红细胞叠连的主要原因,是取决于血浆成分的变化,而不是红细胞本身。通常情况下,血浆中球蛋白、纤维蛋白原及胆固醇增高时,增加红细胞叠连,使血沉加快。而白蛋白、磷脂增多时,可减少红细胞叠连,延缓血沉。

2. **渗透脆性** 正常红细胞膜在低渗溶液中发生膨胀、破裂和溶血的特性,称为红细胞的渗透脆性。红细胞只有在等渗溶液(如 0.9% NaCl 溶液)中才能维持其正常形态和大小。若将红细胞置于 0.6% ~ 0.8% NaCl 溶液中,红细胞会膨胀变形;在 0.42% ~ 0.46% NaCl 溶液中,出现部分红细胞破裂溶血;在 0.3% ~ 0.34% NaCl 溶液中,则全部红细胞破裂溶血。实验说明红细胞膜对低渗溶液有一定的抵抗力,这种抵抗力的大小通常用渗透脆性来表示。渗透脆性越大,表示其对低渗溶液的抵抗力越小,越容易发生破裂溶血。通常新生的红细胞渗透脆性小,衰老的红细胞渗透脆性大。

3. **可塑变形性** 红细胞双凹圆碟形的特点,使红细胞可以产生很大的变形,在通过口径小于其直径的毛细血管或血窦孔隙时,红细胞将发生变形,并在通过后恢复原状,这种变形称为红细胞可塑变形性。衰老、受损或异常的红细胞其变形能力常降低。

（三）红细胞的生成与破坏

1. **红细胞的生成**

（1）生成的部位:在胚胎时期,红细胞的生成部位为肝、脾和骨髓;婴幼儿则主要在骨髓;成年人长骨的骨髓腔被脂肪组织所充填,因此,只有颅骨、肋骨、胸骨、髂骨等扁骨以及椎骨和长骨的骨骺处具有终生造血的功能。

在红骨髓中,造血干细胞分化为红系祖细胞,再经原红细胞、早幼红细胞、中幼红细胞、晚幼红细胞、网织红细胞,最后分化为成熟的红细胞进入血液。当骨髓受到放射线、抗癌药物等影响时,骨髓的造血功能会受到抑制,出现全血细胞减少,引起再生障碍性贫血。

(2) 生成的原料:红细胞内的主要成分是血红蛋白,而合成血红蛋白的基本原料是蛋白质和铁。通常一般摄食中蛋白质大致能满足需要。铁的来源有两部分:一部分是体内红细胞破坏后释放出来的"内源性铁"的再利用,很少丢失;另一部分是从食物中摄取的"外源性铁"。内源性铁丢失增多,铁的吸收量减少,或机体对铁的需要量增加,如慢性失血性疾病、孕妇、哺乳期女性及胃酸缺乏或食物中缺铁,均可造成缺铁性贫血。此类贫血的特征是血红蛋白合成不足,红细胞体积较小,故又称小细胞低色素性贫血。

(3) 成熟因子:在红细胞发育和成熟的过程中,存在于细胞核内的 DNA 起着重要的作用。叶酸是合成 DNA 必需的辅酶,如果叶酸不足,DNA 的合成减少,使红细胞的分裂和成熟障碍,致使红细胞的生长停止在原始状态而不能成熟,红细胞数量减少而体积增大,称为巨幼红细胞性贫血。维生素 B_{12} 的作用是增加叶酸在体内的利用,从而间接促进 DNA 的合成,所以维生素 B_{12} 的缺乏同样可以引起巨幼红细胞性贫血。维生素 B_{12} 需与胃底腺壁细胞分泌的内因子结合成一种复合物后,才能在小肠内被吸收入血。因此,胃大部切除或萎缩性胃炎的患者,可因内因子缺乏,导致维生素 B_{12} 吸收障碍,而发生巨幼红细胞性贫血。

(4) 红细胞生成的调节:红细胞的生成主要受促红细胞生成素和雄激素的调节。

促红细胞生成素是一种由肾合成的糖蛋白,它的主要作用是促进红系祖细胞增殖、分化及骨髓释放网织红细胞。组织缺氧是刺激肾脏合成和分泌促红细胞生成素增多的主要原因,严重肾病时,肾脏合成和分泌促红细胞生成素减少,患者易发生肾性贫血。

雄激素对红细胞的生成,一方面作用于肾,使其合成和分泌促红细胞生成素增多,使骨髓造血功能增强;另一方面可直接刺激红骨髓造血,使红细胞数量增多。因此,成年男性红细胞数量和血红蛋白含量均高于女性。

2. 红细胞的破坏　红细胞的平均寿命约为 120 天。衰老的红细胞主要被肝、脾等器官中的巨噬细胞吞噬。脾是破坏红细胞的主要场所。正常情况下红细胞的生成和破坏保持动态平衡,若破坏大于生成(如脾功能亢进)时,可使红细胞破坏增多,引起脾性贫血。

知识链接

"死去"的血红蛋白与颜色

红细胞在血液中"服役"期(平均寿命约为 120 天)满后被巨噬细胞处理,血红蛋白被分解为珠蛋白、铁和胆绿素。大部分铁以铁蛋白的形式储存起来,与珠蛋白一起,被机体再利用来造血。胆绿素则还原成胆红素。胆红素是一种橙黄色物质,正是由于它,使人的血浆、血清呈淡黄色。在患病的情况下,每 100 毫升血浆中的胆红素超过 2 毫克时,巩膜黏膜及皮肤便出现发黄的现象,称为"黄疸"。胆红素还可以还原成无色的粪胆素原和尿胆素原,这两种物质排出后,在空气中被氧化成棕黄色的粪胆素和尿胆素,这便是大便和小便黄颜色的主要来源之一。

二、白细胞

（一）白细胞的形态、数量和分类

白细胞为有核的球形细胞（见文末彩图3），正常成人血液中，白细胞的正常值为$(4.0 \sim 10) \times 10^9/L$。根据白细胞胞质内有无特殊颗粒，可将其分为粒细胞和无粒细胞两类。粒细胞又按其对特殊颗粒的嗜色性，分为中性粒细胞、嗜酸性粒细胞和嗜碱性粒细胞3种。无粒细胞分为单核细胞和淋巴细胞两种。它们的正常值与形态特点见表下-2-1。

表下-2-1 正常人白细胞分类计数及形态特点和主要功能

名称	百分比（%）	主要功能	形态特点
中性粒细胞	50 ~ 70	吞噬细菌与坏死组织	细胞核为杆状或分叶状，细胞质颗粒微细，染成紫红色
嗜酸性粒细胞	0.5 ~ 5	抑制组胺的释放	细胞核分为两叶，多呈八字形，颗粒粗大，染成红色
嗜碱性粒细胞	0 ~ 1	释放组胺和肝素	细胞核不规则，有些分为2~3叶，颗粒大小不等，分布不均匀，染成深蓝色
单核细胞	3 ~ 8	吞噬细菌和衰老细胞，参与特异性免疫	核呈肾形或马蹄铁形，细胞质比淋巴细胞的稍多，染成灰蓝色
淋巴细胞	20 ~ 40	参与特异性免疫	核较大，呈圆形或椭圆形，染成深蓝色。胞质很少，染成天蓝色

（二）白细胞的功能

一般说，白细胞是通过吞噬及免疫反应，实现对机体的防御和保护功能。具体地说，各类白细胞又各自具有其功能特点。

1. 中性粒细胞　具有活跃的变形和较强的吞噬能力，是血液中主要的吞噬细胞，它实际上处于机体抵御病原微生物，特别是化脓性细菌入侵的第一线，在非特异性免疫中起着十分重要的作用。当细菌入侵时，在细菌产生的趋化物质作用下，中性粒细胞可穿出毛细血管壁，并游走集中于炎症部位，进行吞噬活动。中性粒细胞内含有大量溶酶体，能水解消化、吞噬侵入机体的细菌。

因中性粒细胞是机体发生急性炎症时的主要反应细胞，故急性化脓性感染时，血中白细胞总数增多，尤其是中性粒细胞增多；若中性粒细胞减少，则容易发生感染。

2. 嗜碱性粒细胞　能释放肝素、组胺、过敏性慢反应物质和嗜酸性粒细胞趋化因子等。肝素具有抗凝血作用；组胺和过敏性慢反应物质可使小血管扩张，毛细血管和微静脉的通透性增加，局部充血水肿，细支气管平滑肌收缩，引起哮喘、荨麻疹等过敏反应；嗜酸性粒细胞趋化因子可吸引嗜酸性粒细胞，使之聚集于反应局部，限制嗜碱性粒细胞在过敏反应中的作用。

3. 嗜酸性粒细胞　可限制嗜碱性粒细胞合成与释放生物活性物质，从而抑制嗜碱性粒细胞在过敏反应中的作用；在蠕虫引起的免疫反应中，嗜酸性粒细胞可黏附于蠕虫体上,并释放其溶酶体内所含的多种水解酶来杀伤蠕虫。故机体患有过敏反应或蠕虫疾病时,血中嗜酸性粒细胞数量增多。

4. 单核细胞　在血液中停留 2~3 天后穿出毛细血管壁进入组织,转变为巨噬细胞,其吞噬能力大为增强。单核细胞不仅能吞噬细菌和异物,还能吞噬衰老或受损的细胞及其碎片,并能识别和杀伤肿瘤细胞以及参与激活淋巴细胞的特异性免疫功能。

5. 淋巴细胞　在免疫应答过程中起核心作用。淋巴细胞主要有两类:一类是 T 淋巴细胞,主要参与细胞免疫;另一类是 B 淋巴细胞,主要参与体液免疫。此外,还有第三类淋巴细胞,又称自然杀伤细胞(NK 细胞),具有抗肿瘤、抗感染和免疫调节等作用。

知识链接

白细胞的运动

除淋巴细胞外,所有的白细胞均具有伸出伪足做变形运动的能力,通过变形运动使白细胞得以穿过毛细血管进入组织,此过程称白细胞渗出(diapedesis)。白细胞具有趋向某些化学物质游走的特性,称趋化性(chemotaxis)。人体细胞的降解产物、抗原-抗体复合物、细菌及细菌毒素等对白细胞的游走具有趋化作用。白细胞可按照这些化学物质的浓度梯度游走到这些物质的周围,将异物包围并通过入胞作用吞噬异物。

三、血小板

(一)血小板的形态和数量

血小板是由骨髓中成熟的巨核细胞分离出来的胞质形成,体积小,直径 2~4μm,无细胞核,形态不规则。在血液涂片中,血小板多成群分布在血细胞之间(见文末彩图 3)。

正常成年人的血小板数量为(100~300)×10⁹/L。女性月经期血小板数量减少;妊娠、进食、运动及缺氧可使血小板增多。血小板数量超过 1000×10⁹/L,称血小板增多症,易发生血栓;血小板数量低于 50×10⁹/L,称血小板减少症,可发生自发性出血。

(二)血小板的生理特性

血小板具有黏附、聚集、释放、收缩和吸附等生理特性。

1. 黏附　血小板可附着于受损血管内膜下暴露的胶原组织上,称为血小板黏附。血小板黏附是生理性止血过程中非常重要的起始步骤。

2. 聚集　血小板之间彼此黏附、聚合在一起称为聚集。血小板聚集是形成血小板栓子的基础。

3. 释放　血小板受刺激后,将其颗粒中的物质排出的过程称为释放。释放的物质主要有 ADP、ATP、5-羟色胺、儿茶酚胺等。5-羟色胺、儿茶酚胺可使小血管收缩,加速止血和凝血过程。

4. 收缩　血小板内含有收缩蛋白,收缩蛋白活化时,血小板收缩,血凝块缩小硬化,有利于止血。

5. 吸附　血小板能将许多凝血因子吸附到其表面。当血管破损时,血小板黏附、聚集于破损部位,可吸附大量凝血因子,使局部的凝血因子浓度增高,加快凝血过程。

（三）血小板的功能

1. 维持血管内皮的完整性　正常情况下,血小板可随时沉积于血管内壁上,以填补内皮细胞脱落留下的空隙,维持血管内皮的完整,防止红细胞逸出。如果血小板减少至 $50×10^9/L$ 以下时,则红细胞易逸出血管,形成自发性出血,称为血小板减少性紫癜。

2. 参与生理性止血过程　血小板释放的 5-羟色胺、儿茶酚胺可收缩血管;血小板形成血小板栓能堵塞伤口;最后在血小板的参与下形成凝血块。后两个过程形成牢固的止血栓。可见血小板在促进止血方面发挥重要作用。

3. 参与凝血过程　血小板表面能吸附纤维蛋白原、凝血酶原等多种凝血因子,它本身也含有与凝血有关的多种血小板因子,所以血小板参与凝血过程。

知识链接

再生障碍性贫血

再生障碍性贫血(简称再障)是一组由于多种原因引起的骨髓造血功能障碍,以造血干细胞损伤、外周全血细胞减少为特征的疾病。临床上常表现为贫血、出血和感染。

化学因素是引起再障的常见原因之一。其中一类与剂量有关,如细胞毒药物、工业用化学用品(苯、甲苯、无机砷等)、抗肿瘤及染发剂等,只要接受了足够的剂量,任何人都可发生再障;另一类与剂量关系不大,而与个人体质的敏感性有关,如引起骨髓抑制的某些抗生素、磺胺药、杀虫剂等。后者的后果往往比较严重。因此,在生活和临床治疗中,要注意这些因素对机体的影响,尽量避免再障的发生。

第四节　血液凝固与纤维蛋白溶解

一、血液凝固

血液由流动的液体状态转变成不流动的胶冻状血凝块的过程,称为血液凝固(blood coagulation),简称凝血。凝血是一个由许多凝血因子参与的按顺序发生的酶促反应过程。其最终反应是使血浆中的可溶性纤维蛋白原转变成不溶性的纤维蛋白的过程。

（一）凝血因子

血浆与组织中直接参与凝血的物质,称为凝血因子(blood coagulation factor)。目前已知的凝血因子主要有 14 种,根据各凝血因子被发现的顺序,按国际命名法用罗马数字编号的有 12 种(表下-2-2),其中因子Ⅵ是由因子Ⅴ的活化而来,不再被视为一个独立的凝血因子。此外还有前激肽释放酶、高分子激肽原等。

凝血因子具有以下特性:①只有因子Ⅲ来自组织释放的,其余因子均存在于血浆中;②除因子Ⅳ是 Ca^{2+},余者都属于蛋白质,且多数凝血因子在肝内合成,其中因子Ⅱ、Ⅶ、Ⅸ、Ⅹ的合成需要有维生素 K 参加,属于维生素 K 依赖因子,所以当体内维生素 K 缺乏时或肝病患者,可出现凝血功能障碍;③大部分以无活性的酶原形式存在于血浆中,只有被激活后才具有活性,这些被活化的因子,通常在其编号右下角加"a"(activated)标记,如活化因子X表示为Xa。

表下-2-2 按国际命名法编号的凝血因子

因子	中文名称	因子	中文名称
I	纤维蛋白原	VIII	抗血友病因子
II	凝血酶原	IX	血浆凝血激酶
III	组织因子	X	斯图亚特因子
IV	Ca^{2+}	XI	血浆凝血激酶前质
V	前加速素	XII	接触因子
VII	前转变素	XIII	纤维蛋白稳定因子

（二）血液凝固过程

血液凝固过程是上述凝血因子按顺序激活的一系列酶促反应过程,可分为3个基本步骤:即凝血酶原激活物的形成、凝血酶的形成和纤维蛋白的形成。其间关系如下所示:

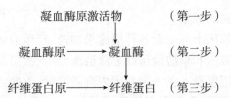

1. 凝血酶原激活物的形成 凝血酶原激活物为Xa、Va、Ca^{2+}和血小板磷脂(PL)共同组成一种复合物,该复合物的关键因子是因子X,具有激活凝血酶原成为凝血酶的作用,根据因子X的激活途径和参与的凝血因子的不同,可分为内源性凝血途径和外源性凝血途径。

（1）内源性凝血途径:是指参与的凝血因子全部存在于血液中,由因子XII启动。当血液与异物(特别是血管内膜下的胶原纤维)接触时,因子XII被激活变为活化型的因子XIIa。XIIa又能激活XI因子成为XIa,XIa再激活IX因子,活化的IXa、VIII因子、血小板第3因子(PF_3)及Ca^{2+}组成因子VIII复合物。因子VIII本身不是蛋白酶,不能激活因子X,但能使IXa因子激活因子X的激活速度提高20万倍。缺乏因子VIII时,凝血过程缓慢,若有轻微创伤便会引起出血不止,临床上称为血友病。

（2）外源性凝血途径:是指由血管外的因子III进入血液而启动的凝血过程。当组织损伤、血管破裂时,组织释放因子III到血液中,与血浆中的Ca^{2+}和因子VII形成复合物,共同激活因子X。因子III为磷脂蛋白,广泛存在于血管外组织中,特别是在脑、肺和胎盘组织中尤为丰富。

2. 凝血酶形成 凝血酶原激活物可激活凝血酶原,形成凝血酶(IIa)。凝血酶是一种多功能的凝血因子,其主要作用是使纤维蛋白原转变为纤维蛋白。

3. 纤维蛋白形成 纤维蛋白原在凝血酶的作用下被激活成纤维蛋白单体。同时,凝血酶在Ca^{2+}帮助下激活因子XIII,XIIIa使纤维蛋白单体聚合成不溶性的纤维蛋白多聚体。后者交织成网,网罗红细胞形成血凝块,完成凝血过程。

目前认为,外源性凝血途径在体内生理凝血反应的启动中起关键作用,而内源性凝血途径则在凝血过程的维持中起重要作用。因子Ⅲ被认为是凝血过程的启动因子。

血液凝固后析出淡黄色的液体,称为血清。血清与血浆的主要区别在于,血清中不含纤维蛋白原及某些被消耗的凝血因子。

（三）人体的抗凝血机制

正常时血液是不会在血管内凝固的,这是因为血液中存在着许多抗凝血的因素:①血管内皮完整光滑,因子Ⅻ不易发生表面激活,血小板也不易发生黏附;②血液循环不息,致使血浆中一些凝血因子不易激活,即便有少数被激活也会不断地被稀释运走,并被吞噬细胞及时处理;③血管内皮细胞可以合成、释放前列腺素和一氧化氮,从而抑制血小板聚集,并有抗凝血作用;④血液中有纤维蛋白溶酶;⑤血液中有多种抗凝血物质,尤其是凝血酶Ⅲ和肝素,有很强的抗凝血作用。抗凝血酶Ⅲ是肝脏合成的一种脂蛋白,它能和因子Ⅱa、Ⅶ、Ⅹa、Ⅸa结合使其失去活性,从而阻止了血液凝固的发生;肝素是一种酸性黏多糖,主要由肥大细胞和嗜碱性粒细胞产生,几乎存在于所有组织中,尤以肺、心、肝和肌组织中含量最多。它能加强抗凝血酶Ⅲ的作用,并能直接抑制凝血酶的活性,还能抑制血小板的黏附、聚集和释放反应。所以肝素在体内外都具有高效能的抗凝血作用。

（四）影响血液凝固的因素

根据凝血原理,在临床上可采取各种措施来加速、延缓或防止血液凝固。

在体外,由于枸橼酸盐和草酸盐可以去除游离 Ca^{2+},故可阻断凝血过程,以达到抗凝血目的,常作为体外抗凝剂。在一定范围内升高温度,酶的活性增强,可以加快酶促反应速度,从而促进血液凝固;而温度降低,参与凝血过程的酶活性降低,反应减慢,可延缓血液凝固。此外,由于粗糙的表面可以加速血小板解体,也可促进血液凝固。如进行外科手术时,常用温盐水纱布压迫止血,一方面提高手术视野的温度,另一方面,提供了粗糙的表面以促进血液凝固过程。

二、纤维蛋白溶解

纤维蛋白被分解液化的过程,称为纤维蛋白溶解(fibrinolysis),简称纤溶。纤溶的生理意义在于使血液保持液态,保证血流通畅,防止血栓的形成。纤溶和凝血过程一样,也是机体的一种保护性生理反应。纤溶系统主要包括纤溶酶原、纤溶酶、纤溶酶原激活和纤溶酶抑制物。

（一）纤维蛋白溶解的过程

纤溶的基本过程大致分为纤溶酶原的激活和纤维蛋白的降解两个阶段。

1. 纤溶酶原的激活　纤溶酶原主要由肝脏合成,必须被激活后才能发挥作用。根据来源不同,可将纤溶酶原分为3类:①血管激活物:由小血管内皮细胞合成后释放于血液中。②组织激活物:广泛地存在于体内组织中,尤其以子宫、肾、前列腺、甲状腺和肺等组织中含量较多,这些组织器官手术后易渗血;月经血也因组织激活物含量较多而不易发生凝固;肾脏合成和释放的尿激酶是一种活性很强的组织激活物,目前已作为血栓溶解剂广泛应用于临床治疗血栓疾病。③依赖于因子Ⅻ的激活物:血浆中的前激肽释放酶被Ⅻa激活生成激肽释放酶,即可激活纤溶酶原。

2. 纤维蛋白的降解 纤溶酶是一种活性很强的蛋白水解酶。在纤溶酶的作用下,纤维蛋白和纤维蛋白原被水解成许多可溶性的小肽,称为纤维蛋白降解产物。纤维蛋白降解产物可使血凝块溶解,防止血栓形成,保证血流畅通。

（二）纤维蛋白溶解的抑制物

血液中还有多种对抗纤维蛋白溶解的物质,称为纤维蛋白溶解抑制物。按其作用环节分为两类:一类为纤溶酶原激活物抑制剂,对组织激活物有抑制作用;另一类为抗纤溶酶,其与纤溶酶结合后可抑制纤溶酶的活性。

凝血和纤溶是两个既对立又统一的功能系统,它们之间保持着动态平衡,使人体在出血时既能有效地止血,又能防止血凝块堵塞血管,从而维持血流的正常状态。在血管内,如果凝血大于纤溶,就将发生血栓,反之则会造成出血倾向。

知识链接

临床上常用的加速、延缓或防止血凝的方法

1. 在血液凝固的三个阶段中,Ca^{2+}担负着重要作用,若去除血浆中的Ca^{2+},则血液凝固不能进行。在实验室工作中常用的抗凝剂草酸盐,可与血浆中游离的Ca^{2+}结合,形成不易电离的草酸钙而沉淀,使血浆中游离的Ca^{2+}浓度降低。临床医疗工作中常用抗凝剂枸橼酸钠与血浆中游离的Ca^{2+}结合成可溶性的络合物,以降低血浆中游离的Ca^{2+}浓度,达到抗凝的目的。

2. 由于血液凝固是一酶促反应过程,因而适当加温可提高酶的活性,促进酶促反应,加速凝血,而低温则能使凝血延缓。

3. 利用粗糙面可促进凝血因子的激活,促进血小板的聚集和释放,从而加速血液凝固。因而手术时常用温热盐水纱布压迫创面,促进生理性止血,以减少手术创面的出血。

4. 手术前注射维生素 K 可促进肝脏合成凝血因子,增强血液凝固作用。

5. 肝素抗凝作用强,在体外和体内加入肝素,均可抗凝。

第五节 血量、血型与输血

一、血量

血量（blood volume）是指全身血液的总量。正常成年人的血液总量相当于体重的7% ~ 8%,即每千克体重有 70 ~ 80ml 血液。血液的大部分在心和血管中周而复始地流动,称为循环血量;小部分血液滞留在肝、肺、腹腔及皮下静脉丛等处,流动缓慢,称为贮存血量。当机体剧烈活动、情绪激动或大失血等紧急情况时,贮存血量可进入心血管系统中,以增加或补充循环血量,维持机体需要。

正常人体血量是相对恒定的。血量不足将导致血压下降、血流减慢、组织缺氧,最终引起机体代谢障碍。少量失血(不超过全身血量的10%)时,由于心脏活动增强,血管收缩和贮存血量释放等作用,血管充盈度变化不明显,可无明显临床症状。丢失的水、电解质可在 1 ~ 2 小时内恢复,血浆蛋白由肝脏迅速合成,红细胞由于骨髓造血功能加强,在 1 个月内可得到补充恢复。故正常人一次献血 200 ~ 300ml 时,对身体不会带来损害。中等失血(达全身血量的20%)时,机体难以代偿,将出现脉搏细速、四肢发凉、口渴、乏力、眩晕甚至昏倒。严重失血(达全身血量的30%)时,如不及时抢救,将会危及生命。

二、血型

血型(blood group)通常是指红细胞膜上特异性抗原的类型。其中与临床关系最为密切的是 ABO 血型系统和 Rh 血型系统。由于血型是由遗传因素所决定的,故血型鉴定对法医学和人类学的研究也具有重要价值。

(一) ABO 血型系统

1. ABO 血型系统的分型　ABO 血型系统中红细胞膜上存在两种抗原(凝集原),即 A 抗原(A 凝集原)和 B 抗原(B 凝集原)。根据红细胞膜上 A 抗原和 B 抗原的有无和类别,ABO 血型可分为 4 种类型,即 A 型、B 型、AB 型和 O 型。红细胞膜上只含有 A 抗原者称为 A 型,只含有 B 抗原者称为 B 型,同时含有 A 抗原和 B 抗原者称为 AB 型,无 A 抗原和 B 抗原者称为 O 型。ABO 血型系统存在两种天然抗体(凝集素),即 A 抗体和 B 抗体,不同血型的人的血清中含有不同的抗体,但不会含有对抗自身抗原的抗体(表下-2-3)。

表下-2-3　ABO 血型系统抗原和抗体的关系

血型	红细胞膜上的抗原	血清中的抗体
A 型	A	抗 B
B 型	B	抗 A
AB 型	A+B	无
O 型	无 A,无 B	抗 A+抗 B

2. ABO 血型的检测　当抗原(凝集原)与其所对应的抗体(凝集素)相遇时,红细胞会凝集成团,即发生凝集反应(agglutination)。红细胞凝集反应的本质是抗原-抗体反应。测定 ABO 血型就是利用这一原理,即用已知的抗 A 抗体和抗 B 抗体,分别与被鉴定人的红细胞混悬液相混合,依其发生凝集反应的结果,判断被鉴定人红细胞膜上所含的抗原,再根据所含抗原确定血型。

(二) Rh 血型系统

1. Rh 血型的分型　Rh 血型是与 ABO 血型系统同时存在的另一类血型系统。最先发现于恒河猴(Rhesus monkey)的红细胞膜上,故命名为 Rh 血型。人类红细胞膜上的 Rh 抗原有 C、c、D、E、e 5 种,其中以 D 抗原的抗原性最强,所以凡红细胞膜上含有 D 抗原者,称为 Rh 阳性;而红细胞膜上缺乏 D 抗原者,称为 Rh 阴性。在我国汉族和其他大部分民族的人群中,Rh 阳性的人约占 99%。在有些民族的人群中,Rh 阴性的人较多,如塔塔尔族为 15.8%,苗族为 12.3%,布依族和乌孜别克族为 8.7%。

2. Rh 血型的特点及临床意义　人类血浆中不存在抗 Rh 的天然抗体,但 Rh 阴性者经 Rh 抗原刺激后可产生 Rh 抗体。Rh 抗体以 IgG 为主,其分子量小,能通过胎盘。

Rh 血型系统在临床上对两种情况具有重要意义:①Rh 阴性者第一次接受 Rh 阳性血,由于其体内没有天然的抗 Rh 抗体,因而不会发生凝集反应,但是输血后他们体内将产生原来不存在的抗 Rh 抗体,当再次输入 Rh 阳性血时,就会发生红细胞凝集反应而引起严重的后果。所以在临床上给患者重复输血时,即便是同一供血者的血液,也要做交叉配血试验,以避免因 Rh 血型不合引起的输血反应。②Rh 阴性女性怀孕后,如果胎儿是 Rh 阳性,流产或分娩时,胎儿红细胞因胎盘绒毛膜脱落等原因有可能进入母体,使母亲产生抗 Rh 抗体;或进入胎儿血液时,可使胎儿发生红细胞凝集反应,引起胎儿溶血,严重时会导致流产或死胎。若 Rh 阴性母亲生育第一胎后,及时输注特异性抗 D 免疫球蛋白,可预防第二次妊娠时胎儿溶血的发生。

三、输血

为了保证输血的安全性,避免输血反应,必须遵守输血原则。

1. 同型输血 在准备输血时首先要鉴定 ABO 血型,保证供血者与受血者的血型相合,坚持同型输血。对于生育年龄的女性或需要反复输血的病人,还必须使供血者的与受血者的 Rh 血型相合。

2. 异型输血 在紧急情况下缺乏同型血时,可考虑少量异型输血。根据供血者的红细胞确实不被受血者的血清所凝集的原则,可缓慢、少量(不超过 300ml)输入异型血。O 型血液的红细胞膜上无凝集原,在必要时可少量输给其他血型者,而 AB 型血液的血清中无凝集素,在特殊情况下可少量接受其他血型的血液。

3. 交叉配血试验 为避免因亚型或其他类型的血型系统不同引起的输血反应,即便是同型输血,输血前也必须做交叉配血试验。

交叉配血试验的方法:将供血者的红细胞混悬液和受血者的血清相混合,称为主侧;将受血者的红细胞混悬液和供血者的血清相混合,称为次侧。分别观察结果,以两侧均无凝集反应者为最理想,称为配血相合,可以输血;如果主侧有凝集反应,不管次侧结果如何,均为配血不合,绝对不能输血。但在紧急情况下必须进行输血时,应该谨慎处理,少量、缓慢地进行输血,并在输血过程中密切观察受血者的反应,如发生输血反应,应马上停止输血。

(姚伟红)

 复习思考题

扫一扫,
测一测

1. 何谓血细胞比容、血沉、血型?
2. 简述血浆渗透压的组成及其生理意义。
3. 红细胞生成原料和成熟因子?
4. 简述血液凝固的基本过程。
5. ABO 血型系统的分型和临床输血原则是什么?

第三章

血液循环

学习要点

1. 心动周期中心腔压力、容积、瓣膜活动、血流方向的变化。
2. 动脉血压的形成及影响因素。
3. 心血管活动的调节过程及其生理意义。

血液在心血管系统内按一定的方向周而复始的流动,称为血液循环。心脏是血液循环的动力器官,血管是血液流动的管道和血液与组织进行物质交换的场所。

血液循环的主要功能是完成体内的物质运输,不断地将 O_2、营养物质和激素等运送到全身各组织器官,并将各器官和组织所产生的 CO_2 及其他代谢产物带到排泄器官排出体外,以保证人体物质代谢和生理功能的正常进行,维持内环境的稳态;运输各内分泌腺分泌的激素到靶器官,实现体液调节。此外机体内环境理化特性相对稳定的维持和血液防御功能的实现,也都有赖于血液的不断循环流动以及血液的防御功能。

第一节　心脏生理

心脏是由心肌细胞构成的中空器官。构成心脏的肌细胞有两类:一类是普通心肌细胞(非自律细胞),包括心房肌和心室肌。普通心肌细胞具有兴奋性、传导性和收缩性,执行心的舒缩和射血功能,又称工作细胞(working cardiac cell)。另一类为自律细胞(autorhythmic cell),是特殊分化了的具有自动节律性和起搏功能的心肌细胞,主要包括窦房结细胞和浦肯野细胞等。自律细胞构成了心的传导系统,具有自动产生节律性兴奋的能力。

心脏的生理功能以心肌的生理特性为基础,这些特性与心肌生物电现象有密切关系。

一、心肌细胞的生物电现象

心肌细胞同其他可兴奋细胞一样也存在着生物电变化。包括安静时的静息电位和兴奋时的动作电位。

（一）心室肌细胞的生物电现象

1. 静息电位 心室肌细胞的静息电位约为−90mV。其形成机制与神经细胞相同，主要是由于 K^+ 外流所形成的平衡电位。

2. 动作电位 与神经细胞比较，心室肌细胞的动作电位有明显不同，其复极化过程较复杂，历时较长。通常将心室肌细胞的动作电位分为 5 个时期——0 期、1 期、2 期、3 期和 4 期（图下-3-1）。

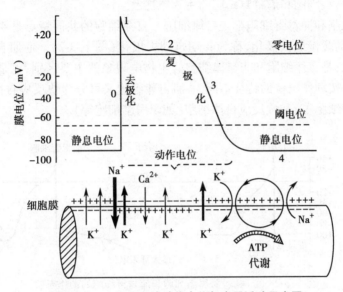

图下-3-1 心室肌细胞动作电位与离子活动示意图

（1）去极化过程（0 期）：当心室肌细胞受到刺激发生兴奋时，膜内电位由静息时的−90mV 迅速上升到+30mV，构成了动作电位的上升支，即 0 期。其超出 0 电位以上的电位称为超射。0 期时相短暂，仅 1 ~ 2 毫秒即达顶峰，可见 0 期去极化速度极快，上升幅度可达 120mV。0 期的形成机制与神经和骨骼肌细胞的动作电位相似，是由于 Na^+ 快速内流所致。决定 0 期去极化的 Na^+ 通道是一种激活快、开放快、失活快的快通道，此通道可被河豚毒（tetrodotoxin，TTX）选择性阻断。

（2）复极化过程

1 期（快速复极初期）：心室肌细胞在去极化达到顶峰后，立即出现快速而短暂的复极化，膜内电位从+30mV 迅速下降到0mV 左右形成 1 期，占时约 10 毫秒。0 期与 1 期构成锋电位，形成机制是由于 Na^+ 通道失活关闭，K^+ 通道被激活，K^+ 迅速外流造成的。

2 期（缓慢复极期或平台期）：此期膜内电位持续保持在接近 0mV 的水平，且持续时间较长，历时约 100 ~ 150 毫秒，在下降支上形成坡度很小的平台，故又称平台期。它是心室肌细胞动作电位的主要特征，也是与神经纤维和骨骼肌动作电位的主要区别。形成平台期的主要原因是心室肌细胞膜上慢 Ca^{2+} 通道开放，Ca^{2+} 缓慢而持久的内流，同时 K^+ 少量外流，两种带正电荷的离子流动方向相反，对膜电位互相抵消，导致复极化过程长时间保持在 0mV 左右。

3 期（快速复极末期）：此期膜内电位由 0mV 左右迅速下降至静息电位（−90mV）

的水平,形成快速复极末期,历时约 100 ~ 150 毫秒。形成机制是由于 Ca^{2+} 通道已经关闭,Ca^{2+} 内流停止,K^+ 通道开放,K^+ 迅速外流所造成的。

　　4 期(静息期):此期膜内电位稳定在静息电位水平,故称为静息期。但是由于在形成动作电位的过程中,有 Na^+、Ca^{2+} 内流和 K^+ 外流,造成细胞内外原有的离子浓度改变。因此,激活了细胞膜上的 Na^+-K^+ 泵和 Na^+-Ca^{2+} 交换体,将内流的 Na^+ 和 Ca^{2+} 泵出,同时将外流的 K^+ 摄回细胞,使细胞内外的离子浓度逐步恢复到兴奋前的状态。

　　(二) 窦房结细胞和浦肯野细胞的生物电现象

　　窦房结细胞和浦肯野细胞都是自律细胞。自律细胞的共同特点是 4 期膜内电位不稳定,可自动缓慢地去极化,称为 4 期自动去极化(图下-3-2)。心肌自律细胞的 4 期自动去极化,是自律细胞和非自律细胞的生物电现象的主要区别,也是形成自动节律性的基础。按动作电位的特征不同,心肌自律细胞又可分为快反应自律细胞(如房室束和浦肯野细胞等)和慢反应自律细胞(如窦房结细胞等)。

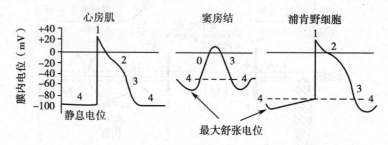

图下-3-2　心房肌、窦房结细胞和浦肯野细胞的动作电位

　　1. 窦房结细胞的生物电现象　窦房结 P 细胞为起搏细胞,其动作电位的主要特征是:①0 期去极化速度慢、幅度小,膜内电位仅上升到 0mV 左右;②3 期复极时膜内电位下降到 -60mV 左右,为最大复极电位;③无明显的 1 期和 2 期;④4 期电位不稳定,由最大复极电位开始自动去极化,当去极化达到阈电位(-40mV)时,暴发一次动作电位;⑤4 期去极化速度快(约 0.1V/s)。

　　窦房结细胞的动作电位 0 期是由于当 4 期自动去极化达到阈电位(-40mV)时,膜上 Ca^{2+} 通道被激活,Ca^{2+} 缓慢内流所造成的。0 期之后,Ca^{2+} 通道失活,Ca^{2+} 内流逐渐停止,而 K^+ 通道被激活,K^+ 外流渐增,使膜复极化而形成动作电位的 3 期。当达到最大复极电位 -60mV 左右时,K^+ 通道逐渐失活,K^+ 外流逐渐减少,而 Na^+ 内流逐渐增强,导致膜内电位缓慢上升,因而出现 4 期自动去极化。

　　2. 浦肯野细胞的生物电现象　浦肯野细胞的最大复极电位为 -90mV,其动作电位的形态和产生机制与心室肌细胞相似,不同之处在于其 4 期缓慢自动去极化,其自动去极化的速度(约 0.02V/s)比窦房结细胞慢,故其自律性也较窦房结细胞低。

二、心肌的生理特性

　　心肌的生理特性包括自动节律性(简称自律性)、传导性、兴奋性和收缩性。自律性、传导性和兴奋性均以生物电活动为基础,属于电生理学特性;收缩性是以肌细胞收缩蛋白的功能活动为基础,属于机械特性。

（一）自动节律性

某些心肌细胞在没有外来刺激的条件下,能够自动地发生节律性兴奋的特性称为自动节律性,简称自律性。具有自动节律性兴奋的组织或细胞称自律组织或自律细胞。心脏的自律性来源于心内自律细胞,主要表现在心内特殊传导系统。心脏各部分自律细胞的自律性高低不等。自律性高低常以单位时间内(每分钟)能够自动发生兴奋的次数,即兴奋的频率来衡量。在正常情况下,窦房结的自律性最高,约100次/分钟;其次为房室交界区,约为40~60次/分钟;浦肯野纤维自律性最低,约为20~40次/分钟。

1. 心脏的起搏点　在正常情况下,心脏的节律性活动受自律性最高的窦房结所控制,因而窦房结是心脏的正常起搏点。心脏的节律性活动称为心律,由窦房结所控制的心律称为窦性心律。其他部位自律细胞的自律性较窦房结低,正常生理情况下受窦房结的控制,其本身的自律性不能表现出来,只起到传导兴奋的作用,故称为潜在起搏点。在异常情况下,窦房结兴奋性降低、兴奋的传导受阻或潜在起搏点自律性升高,潜在起搏点的自律性也会表现出来,取代窦房结称为异位起搏点;由异位起搏点控制的心跳节律,称为异位心律。

2. 影响自律性的因素　自律性是4期自动去极化使膜电位从最大复极电位达到阈电位水平而引起的。因此4期自动去极化的速度、最大复极电位及阈电位水平均是影响自律性的因素(图下-3-3)。

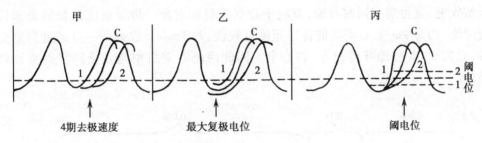

图下-3-3　影响自律性的因素

知识链接

心脏起搏器

心脏起搏器是一种植入于体内的电子治疗仪器,通过脉冲发生器发放由电池提供能量的电脉冲,通过导线电极的传导,刺激电极所接触的心肌,使心脏激动和收缩,从而达到治疗严重心跳过慢,心肌收缩无力,心搏骤停等心脏功能障碍。

心脏起搏器的功能类型:①心房按需型(AAI)。电极置于心房。起搏器按规定的周长或频率发放脉冲起搏心房,并下传激动心室,以保持心房和心室的顺序收缩。②心室按需(VVI)型。电极置于心室。起搏器按规定的周长或频率发放脉冲起搏心室。但这型起搏器只保证心室起搏节律,而不能兼顾保持心房与心室收缩的同步、顺序、协调,因而是非生理性的。③双腔(DDD)起搏器。心房和心室都放置电极。这种双腔起搏器能保持心房和心室得到同步、顺序、协调的收缩。④频率自适应(R)起搏器。本型起搏器的起搏频率能根据机体对心排血量(即对需氧量)的要求而自动调节适应,满足机体生理需要。以上心房按需起搏器、双腔起搏器、频率自适应起搏器都属于生理性起搏器。

（二）传导性

所有心肌细胞都具有传导兴奋的能力，称为传导性。与神经细胞相似，兴奋在同一心肌细胞上的传导，也是通过局部电流实现的。由于心房肌细胞之间或心室肌细胞之间有闰盘连接，闰盘的电阻很低，兴奋也可以局部电流的形式通过闰盘迅速传递到另一个心肌细胞，因而可把心房和心室各自看做是一个功能合胞体。心房和心室之间有结缔组织相隔，但心房和心室能按一定的顺序先后收缩与舒张，主要靠特殊传导系统把兴奋传布整个心脏。

1. 心内兴奋的传导　正常情况下，窦房结发出的兴奋，首先通过心房肌传至左、右心房，同时通过由心房肌组成的"优势传导通路"（目前认为窦房结与房室交界区之间有一些排列比较整齐的心房肌，其传导速度比其他心房肌纤维要快，从而在功能上构成心房的"优势传导通路"）传至房室交界区，再经房室束、左、右束支和浦肯野纤维网传至左、右心室肌，迅速引起整个心室肌的兴奋。

兴奋在心各部位的传导速度不同（图下-3-4）。心房肌传导速度为 0.4m/s，窦房结发出兴奋经心房肌和优势传导通路传遍整个左、右心房，仅需 0.06 秒，这就使两侧心房肌细胞几乎同步兴奋和收缩。房室交界是窦房结的兴奋从心房传向心室的必经之路，此处传导速度很慢，只有 0.02m/s，故兴奋需在房室交界区延搁约 0.1秒才能传向心室。这种现象称为房室延搁。房室延搁使心房收缩完毕后心室才开始收缩，避免房室同时收缩，有利于心室充盈和射血。传导速度最快的是浦肯野纤维，约为 4m/s，心室肌的传导速度也较快，约 1m/s。故兴奋一旦通过房室交界，只需 0.06 秒即可传遍左、右心室。因此两侧心室肌细胞几乎同步兴奋和收缩的。

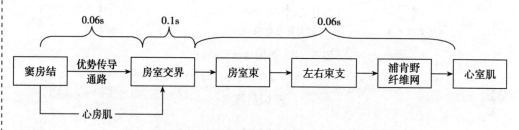

图下-3-4　兴奋在心各部位的传导速度

2. 影响传导性的因素　主要有心肌细胞的直径、0 期去极化的速度和幅度及邻近未兴奋部位的兴奋性等 3 个因素。

在上述某种影响因素出现异常的情况下，起源于窦房结的兴奋不能正常传向全心，可能在某一部位发生停滞，称为传导阻滞。最常见的阻滞部位是房室交界区，称为房室传导阻滞。

（三）兴奋性

心肌细胞对刺激产生兴奋的能力或特性，称为心肌细胞的兴奋性。常用刺激阈值作为判断心肌兴奋性高低的指标。

1. 兴奋性的周期性变化　心肌细胞与其他可兴奋细胞相似，在每一次兴奋过程中，其兴奋性将发生一系列的周期性变化（图下-3-5），可分为以下几期：

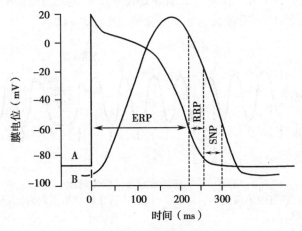

图下-3-5　心室肌动作电位与兴奋性变化的特点
A. 动作电位　B. 机械收缩　ERP. 有效不应期　RRP. 相对不应期　SNP. 超常期

（1）有效不应期：从动作电位 0 期去极化开始到复极化 3 期-55mV 这段时间内，膜的兴奋性完全丧失，不论给予多大的刺激，都不能发生反应，称为绝对不应期。从复极化-55mV 至-60mV 这段时间内，给予特别强的刺激，可引起局部去极化，但仍不能产生动作电位，称为局部反应期。因此从动作电位 0 期去极化开始到复极化 3 期-60mV 这段时间内，Na⁺通道完全失活，大部分没有恢复到备用状态，任何刺激都不能引起动作电位，称为有效不应期。在有效不应期内，心肌细胞是不可能发生兴奋和收缩的。

（2）相对不应期：有效不应期后，从复极化-60mV 至-80mV 期间，给予阈刺激，心肌仍不能引起兴奋，需用阈上刺激才能引起动作电位，称为相对不应期。在此期内，Na⁺通道已逐渐复活，但其开放能力尚未恢复到正常，其兴奋性仍低于正常。

（3）超常期：在复极化完成之前，膜电位从-80mV 至-90mV 期间，Na⁺通道已基本恢复到备用状态，膜电位接近阈电位水平，容易产生兴奋。心肌细胞的兴奋性高于正常，给予阈下刺激也可引起动作电位，故称为超常期。超常期后，膜电位恢复到静息电位水平，心肌的兴奋性恢复正常。

2. 心肌兴奋性变化的特点　心肌兴奋性变化的特点是有效不应期特别长，相当于整个收缩期和舒张早期。也就是说心肌从收缩开始到舒张早期之间，不能再次产生兴奋和收缩。只有在收缩完毕舒张早期以后，即进入相对不应期才能再次接受强刺激产生兴奋和收缩。因此，心肌不能像骨骼肌那样产生完全强直收缩，而始终保持收缩与舒张交替的节律性活动，这对心脏的泵血功能具有重要意义。

3. 期前收缩与代偿性间歇　正常情况下，心按照窦房结的节律而活动。窦房结产生每一次兴奋都是在前一次兴奋的不应期之后传到心房和心室，引起第二次兴奋和收缩。但在特殊情况下，如在心室有效不应期之后，下一次窦房结兴奋到来之前，受到一次较强的刺激（如人工的或异位起搏点的额外刺激），可使心室提前产生一次兴奋和收缩，称为期前兴奋或期前收缩。期前收缩又称早搏。在期前收缩之后，出现一段较长的心室舒张期，称为代偿性间歇。这是因为期前收缩也有自己的有效不应期，若下一次窦房结的节律性兴奋正好落在期前收缩的有效不应期内时，则不能引起心室的兴奋和收缩,形成一次兴奋"脱失",必须等到再一次窦房结的兴奋到来才能引起心室兴奋和收缩。因而出现一段较长的心室舒张期(图下-3-6)。

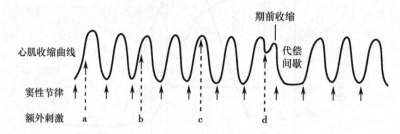

图下-3-6　期前收缩与代偿性间歇

刺激 a、b、c 落在有效不应期不引起反应,刺激 d 落在相对不应期内,引起期前收缩与代偿性间歇

4. 影响心肌兴奋性的因素　主要有静息电位和阈电位之间的差距及 Na^+ 通道的状态等两方面的因素。

（四）收缩性

心肌细胞能在动作电位的触发下产生收缩反应,称为收缩性。心肌细胞的收缩原理与骨骼肌基本相同,但有其自身的特点:

1. 不发生强直收缩　因心肌兴奋后有效不应期特别长,相当于整个收缩期和舒张早期,所以,心肌只能在收缩结束舒张开始以后才能再次接受刺激而产生新的收缩,收缩波不会融合,因而不会产生强直性收缩。

2. "全或无"式收缩　由于心肌具有功能合胞体的特性,加之心内特殊传导系统的传导速度快,故当心房或心室受到阈刺激时,会引起所有心房肌或心室肌细胞几乎同时同步收缩,称为"全或无"式收缩。"全或无"式收缩是指在其他条件不变时,心房肌或心室肌要么全部不收缩,要么全部收缩。因此,心肌收缩的强度与刺激强度无关。这种方式的收缩力量大,可提高心脏的泵血效率。

3. 对细胞外液的 Ca^{2+} 依赖性大　Ca^{2+} 是兴奋-收缩耦联的耦联因子,因心肌细胞的肌质网不发达,Ca^{2+} 贮存和释放量均较少,故心肌兴奋-收缩耦联所需的 Ca^{2+} 一部分需通过细胞外液 Ca^{2+} 的内流来实现。在一定范围内,增加细胞外液中的 Ca^{2+} 浓度,可使心肌收缩力增强。当细胞外液 Ca^{2+} 浓度显著降低时,心肌虽然兴奋,但不能发生收缩,这一现象称为"兴奋-收缩脱耦联"。

（五）理化因素对心肌生理特性的影响

1. 温度　体温在一定范围内升高,可使心率加快;反之则心率变慢。一般体温每升高 1℃,心率约增加 10 次/分钟。

2. 酸碱度　当血液 pH 降低时,心肌收缩力减弱;pH 升高时,心肌收缩力增强。

3. K^+、Ca^{2+}、Na^+ 对心肌生理特性的影响

（1）K^+ 的影响:K^+ 对心肌细胞有抑制作用,当血 K^+ 浓度升高时,心肌的自律性、传导性和收缩性均降低,表现为心动过缓、传导阻滞和心缩力减弱。严重时心肌的活动可停止在舒张状态,故临床上给病人补 K^+ 时,必须稀释后（浓度<0.3%）才能由静脉缓慢滴注,以免引起心跳停搏;低血 K^+ 时,心肌的自律性、兴奋性和收缩性均增高,但传导性减弱,易发生期前收缩和异位心律。

（2）Ca^{2+}的影响：Ca^{2+}是心肌收缩所必需的，有增强心肌收缩力的作用，当血 Ca^{2+}浓度降低时，心肌收缩力减弱；反之则增强。

（3）Na$^+$的影响：血 Na$^+$浓度升高时，可促进 Na$^+$内流，使心肌兴奋性和传导性升高。另外，Na$^+$和 Ca^{2+}在内流时有竞争性抑制，故血 Na$^+$升高时，Ca^{2+}内流减少，心肌收缩力减弱。但临床上很少发现血中 Na$^+$浓度显著变化，因而 Na$^+$对心肌的影响不如 K$^+$、Ca^{2+}的影响重要。

三、心脏的泵血功能

心脏的主要功能是泵血，心脏通过有节律性的收缩和舒张，将血液从静脉吸入心室，并射入动脉，实现其泵血功能。

（一）心率与心动周期

1. 心率　每分钟的心跳次数称为心率（heart rate）。正常成人安静时心率约为 60～100 次/分钟，平均 75 次/分钟，低于 60 次/分钟为心动过缓，超过 100 次/分钟为心动过速。心率可因年龄、性别、生理状态不同而异。新生儿心率可超过 130 次/分钟，以后逐渐减慢，至青春期接近成年人；在成年人，女性心率比男性稍快；经常进行体育锻炼或体力劳动者，心率较慢；同一个人，在安静或睡眠时心率变慢，运动或情绪激动时心率增快。心率是临床常用的健康指标之一。

2. 心动周期　心房或心室每收缩和舒张一次所构成的一个机械活动周期，称为一个心动周期（cardiac cycle）。在每个心动周期中，心房和心室的活动均包括收缩期和舒张期。由于心脏的泵血功能主要靠心室完成，所以，通常所说的心脏的舒缩是指心室的舒张期和收缩期而言。在一个心动周期中，心房和心室的活动是按一定次序交替进行的，先是两心房同时收缩，继而舒张；当心房进入舒张期后，两心室开始收缩，然后心室舒张。在心室舒张末期心房又开始收缩进入下一个心动周期。心动周期的长短取决于心率的快慢。安静时，成年人心率若以平均 75 次/分钟计算，则一个心动周期约为 0.8 秒，其中心房收缩期占 0.1 秒，心房舒张期占 0.7 秒；心室收缩期占 0.3 秒，心室舒张期占 0.5 秒。从心室舒张到下一个心动周期的心房开始收缩之间的 0.4 秒，心房和心室都处于舒张状态，称为全心舒张期（图下-3-7）。

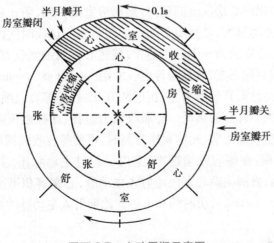

图下-3-7　心动周期示意图

　　心房或心室的舒张期均长于收缩期,这样既保证心脏有足够的时间充盈血液,又能使心肌得到充分的休息,从而保证心脏能持久工作而不易疲劳。心动周期的长短与心率成反变关系。当心率增快时,心动周期缩短,反之则长。在心动周期缩短时,其中舒张期缩短比收缩期缩短更加明显。因而心率过快,可使心的充盈量和休息时间相对减少,不利于心泵持久活动。临床上快速型心律失常导致的心力衰竭,就是这个原因。

　　(二)心脏的泵血过程

　　心脏的泵血功能有赖于心室舒缩所引起的心腔内压力变化及心瓣膜对血流方向的控制。在心的泵血过程中,心室起主要作用,左、右心室的活动基本一致,故常以左心室为例来说明心的泵血过程(图下-3-8)。

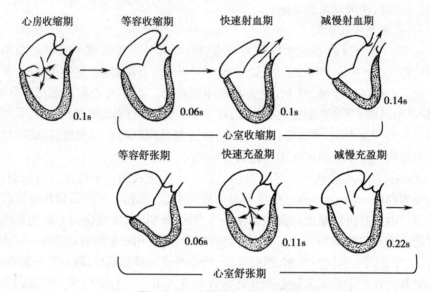

图下-3-8　心的泵血过程示意图

　　1. 心室收缩期　心室收缩期包括等容收缩期、快速射血期和减慢射血期。

　　(1) 等容收缩:心室收缩之前,室内压低于房内压和主动脉压,此时左房室瓣处于开放状态,主动脉瓣处于关闭状态。心室开始收缩后,室内压迅速升高,超过房内压时,心室内血液出现向心房反流的趋向,推动房室瓣关闭,防止血液倒流入心房,但此时室内压仍低于主动脉压,动脉瓣仍处于关闭状态。这段时间内,因房室瓣和动脉瓣均处于关闭状态,心室成为一个封闭的腔,虽然心室肌强烈收缩,室内压急剧升高,但无血液射出,心室容积不变,故称为等容收缩期(period of isovolume contraction)。此期从房室瓣关闭到动脉瓣开放前为止,历时约 0.05 秒。等容收缩期的长短取决于心肌收缩力的强弱及大动脉压的高低。心肌收缩力过强、动脉血压降低时,可使等容收缩期缩短;反之,心肌收缩力弱、动脉血压升高时,可使等容收缩期延长。

　　(2) 快速射血期:在等容收缩期末,室内压超过主动脉压,主动脉瓣被推开,此时,心室肌急剧收缩,血液由左心室快速射入主动脉,心室容积迅速缩小,称为快速射血期(period of rapid ejection),历时约 0.1 秒。此期射入主动脉的血量最多,约占总射血量的 80% ~ 85% 。

　　(3) 减慢射血期:快速射血期后,因大量血液进入主动脉,使主动脉压升高,与此同时,由于心室内血液减少,心室收缩力减弱,室内压开始降低,射血速度减慢,称为减慢射血期(period of slow ejection),历时约0.15秒。在减慢射血期内,室内压已略低于主动脉压,但心室的血液靠心室收缩产生较大的动能,仍可依其惯性作用逆压力梯度继续射入主动脉。

2. 心室舒张期 心室在收缩之后的舒张期内进行血液充盈,为下次射血储备血量。心室的舒张期包括等容舒张期、快速充盈期、减慢充盈期和心房收缩期。

(1)等容舒张期:减慢射血期后,心室开始舒张,室内压迅速下降,当室内压低于主动脉压时,主动脉内血液反流,推动主动脉瓣关闭,但此时室内压仍然高于房内压,房室瓣仍处于关闭状态。心室再次形成密闭的腔,其容积不变,故称为等容舒张期(period of isovolume relaxation)。随着心室继续舒张,室内压急剧下降。直至小于房内压。此期从动脉瓣关闭到房室瓣开放前为止,历时约0.06~0.08秒。

(2)快速充盈期:在等容舒张期末,室内压低于房内压时,房室瓣开放,心房和大静脉内的血液因心室舒张而产生的"抽吸"作用,快速流入心室,心室容积迅速增大,称为快速充盈期(period of rapid filling),历时约0.11秒。此期流入心室的血液量约占总充盈量的70%,是心室充盈的主要阶段。

(3)减慢充盈期:快速充盈期之后,随着心室充盈血量的增多,房室之间的压力差逐渐减小,血液流入心室的速度减慢,心室容积进一步增大,称减慢充盈期(period of slow filling),历时约0.22秒。接着进入下一个心动周期,心房开始收缩。

(4)心房收缩期:在心室舒张的最后0.1秒,下一个心动周期的心房收缩期开始。心房开始收缩,房内压上升,血液顺压力差流入心室,心室进一步充盈。历时约0.1秒。此期心室充盈量约占心室总充盈量的10%~30%。至此心室充盈过程完成,并立即开始下一次心室收缩与射血的过程。

综上所述,在心脏泵血过程中,心室收缩与舒张引起室内压变化是造成心房与心室之间及心室与主动脉之间产生压力差的根本原因。而压力差又是引起瓣膜开闭的直接动力。瓣膜的开闭是血液呈单向流动的关键,即从心房流向心室,再从心室流向动脉。可见在心脏的泵血过程中,心房的作用远不及心室重要。临床上心房肌发生异常活动时,对心的泵血功能影响较小。现将心动周期内多种变化归纳为表下-3-1。

表下-3-1 心动周期中心腔内压力、瓣膜状态、血流方向和容积的变化

心动周期分期	心室压力升降比较			瓣膜状态		血流方向	心室容积
	心房	心室	动脉	房室瓣	动脉瓣		
等容收缩期	房内压<室内压<动脉压			关闭	关闭	无血液进出心室	不变
快速射血期	房内压<室内压>动脉压			关闭	开放	心室→动脉	快速减小
减慢射血期	房内压<室内压<动脉压			关闭	开放	心室→动脉	减小
等容舒张期	房内压<室内压<动脉压			关闭	关闭	无血液进出心室	不变
快速充盈期	房内压>室内压<动脉压			开放	关闭	心房→心室	快速增大
减慢充盈期	房内压>室内压<动脉压			开放	关闭	心房→心室	增大
房缩期	房内压>室内压<动脉压			开放	关闭	心房→心室	增大

卜

知识链接

心 瓣 膜 病

心瓣膜病包括:二尖瓣疾病、主动脉瓣疾病、三尖瓣疾病、联合瓣膜病。常见瓣膜关闭不全和瓣膜口狭窄。瓣膜关闭不全是指心瓣膜关闭时不能完全闭合,使一部分血流反流。瓣膜口狭窄是指瓣膜口在开放时不能充分张开,造成血流通过障碍。

心瓣膜病早期,心肌可发生代偿性肥大,引起收缩力增强,因而可克服瓣膜病带来的血流异常,患者一般不出现明显的血液循环障碍症状,此期称为代偿期。后来,随着瓣膜病的逐渐加重,心功能不全的症状愈加明显,患者表现为全身血液循环障碍,即进入失代偿期,此时心肌收缩力的降低,对患者的正常生命活动造成严重影响。

(三) 心脏泵血功能的评价

心脏的主要功能是泵血,并能进行适当调节以满足机体新陈代谢的需要。因此,正确评价心脏的泵血功能具有重要的生理学意义和临床实用价值。评价心脏泵血功能的方法和指标较多,常用的指标是从心脏的输出量和心脏的做功量两个方面评价的。

1. 每搏输出量和射血分数　一侧心室每次收缩射出的血量称每搏输出量(stroke volume),简称搏出量。左、右心室的搏出量基本相等。正常成人安静状态下,搏出量约为 60~80ml。正常成人静息状态下,左心室舒张末期容积约为 145ml,右心室约为 137ml,而搏出量约为 60~80ml。可见,在心室收缩期内并没有将心室内的血液全部射出,因此我们把搏出量占心室舒张末期容积的百分比,称为射血分数(ejection fraction)。健康成人的射血分数为 55%~60%。射血分数的大小与搏出量及心室舒张末期的容积有关。在心室病理性扩大,出现心室功能减退的情况下,由于心室舒张末期充盈量增加,搏出量可不减少,而此时的射血分数却有明显下降。因此,射血分数是评定心脏泵血功能较为客观的重要指标。

2. 每分输出量和心指数　一侧心室每分钟射出的血量,称为每分输出量,简称心输出量(cardiac output)。它等于搏出量与心率的乘积。心率若按 75 次/分钟计算,则心输出量为 4.5~6L/min,平均约为 5L/min。心输出量的多少与年龄、性别等因素有关。在相同条件下,女性的心输出量约低于男性 10%;青年人心输出量大于老年人。情绪激动或剧烈运动时可使心输出量增加。

不同个体因其代谢水平不同,对心输出量的需求也不一样,如身材高大者心输出量大于身材矮小者。因此,单纯用心输出量来评价不同个体的心功能是不全面的。人在静息状态下,心输出量与体表面积呈正比。以每平方米体表面积计算的心输出量 $[L/(min \cdot m^2)]$ 称为心指数。人在安静、空腹状态下的心指数称静息心指数,是评价不同个体之间心功能的常用指标。我国中等身材成人的体表面积约为 1.6~1.7m²,静息时心输出量以 5L/min 计算,则心指数为 3.0~3.5L/(min·m²)。

3. 心脏做功量　血液在心血管内流动过程中所消耗的能量是由心脏做功所供给的。心脏做功所释放的能量转化为压强能和血流的动能,推动血液循环流动。心室一次收缩所做的功,称为搏功(stroke work)。搏功包括心室以一定的压强将血液射入主动脉时所做的功,它是心脏做功的主要部分,另一部分是心室使射出血液所具有的动能,以加速血液流动所做的功,它在整个搏功中所占的比例极小,故一般可忽略不计。

正常情况下左右两心室搏出量相等,但肺动脉平均压仅为主动脉平均压的 1/6 左右,故右心室做功量也只有左心室的 1/6。

（四）影响心脏泵血功能的因素

心脏的泵血功能是在复杂的神经和体液的调节下完成的。搏出量和心率是决定心输出量的两大基本因素。因此,凡能改变搏出量和心率的因素均可影响心输出量。

1. 搏出量 在心率不变的情况下,搏出量的多少取决于心室肌收缩的强度和速度。心肌收缩越强、速度越快,搏出量就越多;反之则减少。而心肌收缩的强度和速度又受前负荷、后负荷和心肌收缩能力的影响。

（1）前负荷:心室收缩前所承受的负荷,称为前负荷。通常指心室舒张末期充盈量。相当于静脉回心血量与心室射血后剩余血量之和。在正常情况下,静脉回心血量和心输出量之间保持着动态平衡。搏出量在一定程度上取决于静脉回心血量。当静脉回心血量增多,心室舒张末期充盈量也增多,心肌前负荷增大,心室容积相应扩大,使心室肌"初长度"（即收缩前的长度）增长,心肌收缩力增强,搏出量增多;相反,静脉回心血量减少时,搏出量也减少。这种通过改变心肌初长度来调节搏出量的方式,称为异长自身调节。这种调节有一定范围,如果静脉血回心速度过快,回心血量过多,可造成前负荷过大,心肌的初长度过长,超过最适限度,则心肌收缩力反而减弱,使搏出量减少。故临床输液或输血时,应控制其速度和量,以防发生心力衰竭。

（2）后负荷:是指心肌收缩时所遇到的阻力,即动脉血压。当其他因素不变,动脉血压升高时,心室等容收缩期延长,射血期则缩短,同时心肌缩短程度和速度减小,搏出量减少。若动脉血压持续升高,机体必须增强心肌收缩力,才能维持正常的心输出量,时间过久,心室肌将因收缩活动长期加强而逐渐肥厚,最终可导致心室肌肥厚等病理性变化。

（3）心肌收缩能力:心肌收缩能力是指心肌本身的一种内在的特性。即在前、后负荷不变的情况下,通过心肌自身功能状态的改变使其收缩强度和速度发生变化,从而改变搏出量,与心肌初长度无关,故称等长自身调节。心肌收缩力受神经和体液因素的影响,例如,交感神经兴奋、血液中肾上腺素增多或使用强心药物（如洋地黄）时,心肌收缩能力增强,搏出量增加;迷走神经兴奋、乙酰胆碱增多时,心肌收缩能力减弱,搏出量减少。

2. 心率 在一定范围内,心率与心输出量呈正变关系,即心率加快可使心输出量增加。但如果心率过快（健康成人安静时超过 180 次/分钟）,可使心室舒张期明显缩短,心室充盈量明显不足,虽然心率增加,但因搏出量显著减少,心输出量反而降低。如果心率过慢（低于 40 次/分钟）,尽管心室舒张期延长,但因心室容量有限,不能因心室舒张期延长而继续增加充盈量和搏出量,也可导致心输出量减少。可见,心率在最适宜时,心输出量最大。

（五）心脏泵血功能的贮备

心输出量随机体代谢需要而增加的能力称为心脏泵血功能的贮备,简称心力贮备（cardiac reserve）。包括心率贮备和搏出量贮备。

1. 心率贮备 加快心率是增加心输出量的有效途径。剧烈运动时,心率可由安静时的 75 次/分钟增加到 180~200 次/分钟,心输出量可增加 2~2.5 倍,这是由于剧烈活动时,静脉回流速度加快、心室充盈速度增大、心肌收缩力增强的缘故。

2. 搏出量贮备 静息时搏出量为 60~80ml,剧烈活动时可达 150ml 左右,表明搏出量贮备约为 70~90ml。搏出量贮备包括收缩期贮备和舒张期贮备。收缩期贮备是指心缩期射血量增加。舒张期贮备是指心舒期充盈量增加。安静时左心室收缩末期容积约为 75ml,而强力收缩射血后,其心室剩余血量不足 20ml。可见,动用收缩期贮备可使搏出量增加 55~60ml。舒张期贮备比收缩期贮备小,静息时心室舒张末期容积约为 125ml,因心室容积不能过度扩大,一般只能达 140ml 左右,所以舒张期贮备约为 15ml。

3. 体育锻炼对心力贮备的影响 合理的体育锻炼可提高心力贮备,训练有素的运动员,最大心输出量可达静息时的 8 倍。研究表明,经常进行体育锻炼可使心肌发达,收缩力增强,心肌的血液供应增加,对急性缺 O_2 的耐受性提高,神经调节更加灵敏、有效,搏出量贮备和心率贮备都能得到提高。

知识链接

心 力 衰 竭

心力衰竭(heart failure)简称心衰,是指由不同病因引起心脏的收缩功能和(或)舒张功能发生障碍,使心输出血量在循环血量与血管舒缩功能正常时不能满足全身代谢对血流的需要,而表现的临床综合征。心力衰竭以肺淤血、腔静脉淤血和组织血液灌流量不足为主要特征。根据心力衰竭发生的缓急,临床可分为急性心力衰竭和慢性心力衰竭。根据心力衰竭发生的部位可分为左心、右心和全心衰竭。根据收缩或舒张功能障碍,分为收缩性或舒张性心力衰竭。根据心力衰竭时心输出量的高低分为低输出量性和高输出量性心力衰竭。根据心力衰竭程度分为轻、中、重度心力衰竭。

心衰并不是一个独立的疾病,而是心脏疾病发展的终末阶段。其中绝大多数的心力衰竭都是以左心衰竭开始的,即首先表现为肺循环淤血。

四、心音和心电图

(一) 心音

在每一个心动周期中,由心肌收缩和舒张、瓣膜开闭以及血流撞击心室和大动脉管壁等机械振动所产生的声音,称为心音(heart sound)。心音可用听诊器在胸壁听到,并可用心音图记录仪描记成心音图。在一个心动周期中,可听到两个心音,分别称为第一心音和第二心音。

1. 第一心音 发生在心室收缩期,是心室开始收缩的标志。主要由心室肌收缩、房室瓣关闭及心室射出的血液冲击动脉壁引起的振动而形成。其特点是音调低,持续时间较长,约为 0.12~0.15 秒,其强弱可反映心肌收缩的力量以及房室瓣的功能状态。

2. 第二心音 发生在心室舒张期,是心室开始舒张的标志。主要由动脉瓣关闭及血液反流冲击心室和动脉根部的振动而形成。其特点是音调高,持续时间较短,约为 0.08~0.10 秒。

听取心音可了解心率、心律、心肌收缩力、心瓣膜的功能状态。当心发生某些病理性变化(如瓣膜关闭不全或狭窄)时,均可使血液产生涡流而发生杂音。因此,心音听诊在某些心脏疾患的诊断中有重要价值。

(二)心电图

在每一心动周期中,由窦房结产生的兴奋依次传向心房和心室,先后引起左、右心房和左、右心室的兴奋。心内兴奋产生和传播时所发生的电位变化,可通过心脏周围导电组织和体液传导至体表。将心电图机的测量电极放置在体表一定部位,即可记录到这些电位变化的波形,称为心电图(electrocardiogram,ECG)。它可以反映心内兴奋产生、传导和恢复过程中的综合电位变化,临床上对帮助诊断某些心脏疾病有重要参考价值。

1. 心电图的导联　在描记心电图时,引导电极安放的位置和连接方式,称为心电图的导联。临床常用的有标准导联(Ⅰ、Ⅱ、Ⅲ)、加压单极肢体导联(aVR、aVL、aVR)以及单极胸导联(V1、V2、V3、V4、V5)。标准导联描记的心电图波形反映两电极下的电位差;加压单极肢体导联和单极胸导联直接反映电极下的心电变化。

2. 正常心电图的波形及意义　正常心电图的基本波形由 P 波、QRS 波群、T 波及各波间线段所组成(图下-3-9)。心电图纸上有纵、横线相交划出许多长和宽均为1mm的小方格,纵线上的格表示电压,每 1 小格为 0.1mV,横线上的格表示时间,标准纸速为 25mm/s 时,每 1 小格为 0.04 秒。根据这些标志可测出心电图各波段的波幅和时程。

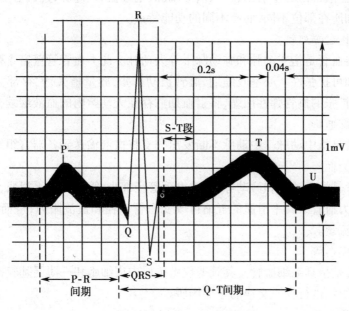

图下-3-9　正常心电图波形

(1) P 波:P 波反映左、右心房去极化过程的电位变化。其波形小而钝圆,历时0.08～0.11 秒,波幅不超过 0.25mV。

(2) QRS 波群:QRS 波群反映左、右心室去极化过程的电位变化。因心室的体积大,兴奋传播的方向变化也大,故波幅远较 P 波大,波形也显得复杂。典型的 QRS 波群由向下的 Q 波、高尖向上的 R 波及向下的 S 波组成。波群历时 0.06～0.10 秒。

（3）T 波：T 波反映左、右心室复极化过程的电位变化。其方向与 R 波一致，历时 0.05～0.25 秒，波幅为 0.1～0.8mV。在以 R 波为主的导联中，T 波不应低于 R 波的 1/10。

（4）P-R 间期：P-R 间期是指从 P 波起点到 QRS 波群起点之间的时间，历时 0.12～0.20 秒。它反映从窦房结产生的兴奋经心房、房室交界、房室束及其分支到心室肌开始兴奋所需要的时间。P-R 间期延长，提示有房室传导阻滞。

（5）Q-T 间期：从 QRS 波群起点到 T 波终点之间的时间。它反映心室肌去极化开始到完全复极化至静息状态所需的时间。Q-T 间期的时程与心率成反变关系，心率越快，Q-T 间期越短。

（6）S-T 段：是指从 QRS 波群终点到 T 波起点之间线段。正常时，S-T 段与基线平齐。它代表心室已全部处于去极化状态，各部分之间无电位差存在。若 S-T 段偏离基线超过正常范围，表示有心肌损伤或心肌缺血等疾病。

第二节 血管生理

一、各类血管的功能特点

血管是血液流动的管道，也是血液与组织进行物质交换的主要场所。人体的体循环和肺循环，血液都由心室射出，再依次经动脉、毛细血管、静脉，返回心房。各类血管因管壁结构和所在部位不同，而有不同的功能特点。

（一）弹性贮器血管

弹性贮器血管是指主动脉和肺动脉干等大动脉。此类血管管壁富含弹性纤维，有较大的弹性和可扩张性。心室收缩期，血管被动扩张，容量增大，贮存部分血液；心室舒张期，被动扩张的血管弹性回缩，将射血期贮存在大动脉内的血液继续推向外周。

（二）分配血管

分配血管是指中动脉。中动脉不断发出分支将血液输送到各器官组织。

（三）阻力血管

阻力血管是指小动脉和微动脉，此类血管管径细小，管壁富含平滑肌，对血流的阻力大，故称阻力血管。其平滑肌的舒缩可改变血管口径和血流阻力，进而改变所在组织、器官的血流量。

（四）交换血管

交换血管是指真毛细血管。其管壁仅由单层内皮细胞和一薄层基膜构成，通透性大，是血液与组织进行物质交换的主要场所。

（五）容量血管

容量血管是指静脉。静脉血管的管径大，管壁薄，容量大，易扩张。安静时，循环血量的 60%～70% 容纳在静脉内，故称为容量血管。

二、血流量、血流阻力和血压

血液在心血管系统中流动的力学称为血流动力学。它所研究的基本理论是血流量、血流阻力和血压及其三者之间的关系。

（一）血流量和血流速度

1. **血流量** 单位时间内流过血管某一截面的血量称为血流量（blood flow），也称为容积速度，通常以 ml/min 或 L/min 来表示。根据流体力学规律，血流量（Q）与血管两端的压力差（ΔP）成正比，与血流阻力 R 成反比，因为循环系统是一个封闭的系统，因此，各个管的截面积血流量是相等的，可用 Q=ΔP/R 表示。

在整个循环系统中，因动脉、毛细血管和静脉各级血管总的血流量是相等的，即都等于输出量，所以公式中的 Q 就是心输出量，而 ΔP 为主动脉压与右心房的压力差，由于右心房压力接近于零，故 ΔP 接近于主动脉压（PA）。对于一个器官而言，公式中的 Q 代表器官血流量，ΔP 表示该器官的平均动脉压和静脉压之差，R 为该器官的血流阻力。

2. **血流速度** 血流速度是指血液中的一个质点（如一个红细胞）在血管内流动的线速度。血液在血管内流动时，血流速度与血流量成正比，与血管的横截面积成反比。因毛细血管总横截面积最大，故毛细血管内的血流速度最慢，约 0.3~0.7mm/s；主动脉的横截面积最小，故主动脉内的血流速度最快，约 180~220mm/s。

（二）血流阻力

血液在血管内流动时所遇到的阻力，称为血流阻力（flow resistance）。主要来自于血液内部各种成分之间的摩擦和血液与血管壁之间的摩擦。根据流体力学原理，血流阻力与血管长度和血液黏滞度成正比，与血管半径的 4 次方成反比。由于血管的长度和血液的黏滞度一般不会变化，所以血管半径是影响血流阻力的最主要因素。小动脉和微动脉是形成血流阻力的主要部位，以心为中心，此处的血流阻力称为外周阻力。

（三）血压

血压（blood pressure，BP）是指血管内流动的血液对单位面积血管壁的侧压力，即压强。通常以 mmHg（或 kPa）为测量单位（1mmHg=0.133kPa）。由于血液流动过程中不断克服阻力而消耗能量，因此从主动脉到右心房，血压是逐渐降低的。主动脉血压约为 100mmHg；微动脉血压约为 85mmHg；毛细血管血压约为 30mmHg；静脉起始部的血压约为 10mmHg；右心房压力接近于 0（图下-3-10）。通常所说的血压，一般是指动脉血压。

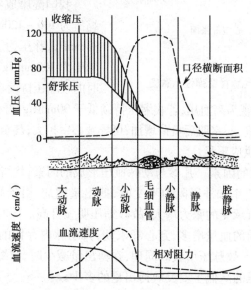

图下-3-10 血管系统各段血压、口径总面积与血流速度关系示意图

三、动脉血压与动脉脉搏

(一)动脉血压

动脉血压(arterial blood pressure)通常指主动脉压力,即主动脉内流动的血液对单位面积管壁的侧压力。动脉血压常简称血压(blood pressure,BP),常将上臂测得的肱动脉血压代表主动脉血压。

1. 动脉血压的形成 在封闭的心血管系统中,足够的循环血量是形成动脉血压的前提,心室射血所产生的动力和血液流动所遇到的外周阻力是形成动脉血压的两个基本因素。在心室收缩期,心室射出的血液由于受外周阻力的作用,大约只有1/3 流至外周,其余2/3暂时贮存在主动脉和大动脉中,使大动脉管壁扩张,动脉血压升高,形成收缩压。但由于大动脉管壁的弹性扩张可缓冲血压,使收缩压不致过高。在心室舒张期心室射血虽然停止,但被扩张的大动脉发生弹性回缩可推动贮存的血液继续流向外周,使心室的间断射血变为动脉内连续的血流,同时动脉血压下降缓慢,仍维持一定水平,形成舒张压(图下-3-11)。

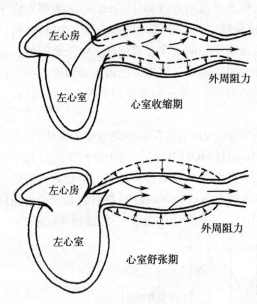

图下-3-11 大动脉管壁弹性示意图

2. 动脉血压的正常值 在每一个心动周期中,动脉血压随心的舒缩活动发生周期性的变化。心室收缩期动脉血压升高所达到的最高值,称为收缩压。心室舒张期动脉血压下降所达到的最低值,称为舒张压。收缩压与舒张压之差称为脉搏压,简称脉压。在一个心动周期中动脉血压的平均值称为平均动脉压。平均动脉压约等于舒张压加1/3脉压。通常动脉血压的记录方法为:收缩压/舒张压 mmHg。

我国健康成年人安静状态下的收缩压为 100～120mmHg,舒张压为 60～80mmHg,脉压为 30～40mmHg,平均动脉压为 100mmHg。如果成年人在安静时的收缩压持续超过140mmHg,舒张压持续高于90mmHg,可视为高血压;若收缩压持续低于90mmHg,舒张压低于60mmHg,可视为低血压。血压过高,心室肌后负荷增加,可导致心室扩大,甚至心力衰竭。血压过低可使各组织器官血液供应不足。

3. 影响动脉血压的因素 凡参与动脉血压形成的因素,均可影响动脉血压。

(1)搏出量:当心率和外周阻力不变时,搏出量增加,由于心缩期射入主动脉的血量增多,动脉管壁所承受的张力增大,故收缩压明显升高。同时由于动脉血压升高,血流速度快,流向外周的血量增多,到心舒末期,大动脉内存留的血量并无明显增多,所以舒张压升高较少。故脉压增大。同理,在搏出量减少时,收缩压降低比较明显,脉压减小。因此,收缩压的高低主要反映搏出量的多少。

(2)心率:其他因素不变,心率加快时,由于心率加快时心舒期明显缩短,致使心舒期流向外周的血量减少,心舒期末存留在大动脉内的血量增多,故舒张压升高。因动脉血压升高可使血流速度加快,使心缩期内有较多的血液流向外周,故收缩压升高不明显,因而脉压减小。相反,心率减慢时,舒张压降低显著,脉压增大。

（3）外周阻力:其他因素不变,外周阻力增大时,心舒期内血液流至外周的速度减慢,心舒期末大动脉内存留的血量增多,因而舒张压明显升高。由于动脉血压升高使血流速度加快,心缩期内仍有较多的血液流向外周,故收缩压升高不明显,脉压减小。反之,外周阻力减小时,舒张压明显下降,脉压增大。可见,一般情况下,舒张压的高低主要反映外周阻力的大小。

（4）循环血量与血管容积:正常情况下,循环血量与血管容积是相适应的,这可使血管保持一定的充盈度,维持一定的血压。循环血量减少(如大量失血)或血管容积增加(如过敏性休克或中毒性休克),均可导致动脉血压下降。

（5）主动脉和大动脉的弹性贮器作用:主动脉和大动脉的弹性贮器功能对动脉血压具有缓冲作用,使收缩压不致过高,舒张压不致过低,保持一定的脉压。老年人因大动脉硬化,主动脉和大动脉的弹性贮器作用减弱时,缓冲能力下降,使收缩压升高而舒张压降低,脉压明显增大。

（二）动脉脉搏

在每一心动周期中,由于动脉内压力的周期性变化所引起的动脉管壁的搏动称为动脉脉搏,简称脉搏。它起始于主动脉,沿动脉向周围传播,在一些浅表动脉的皮肤表面(如桡动脉)可触摸到。脉搏的频率和节律能反映心率和心律;脉搏的强弱、紧张度高低与心肌收缩力、动脉血压及管壁弹性有密切关系。因此脉搏在一定程度上可反映心血管的功能状态。

知识链接

血压过高的危害

血压过高不好,为什么呢?一方面高血压常常是小动脉痉挛或小动脉硬化的结果,所以会使心脏射血的负担加重,出现心脏扩大或改变,最后可能引起高血压性心脏病和心衰。另一方面,由于高血压持续作用于血管壁可造成血管损伤,诱发动脉粥样硬化或破损的血管壁诱发血液凝固,形成血凝块,从而阻塞血管。

四、静脉血压与静脉血流

（一）静脉血压

当体循环血液流经动脉和毛细血管到达微静脉时血压已降至15～20mmHg,到达右心房时血压接近于零。通常将各器官或肢体的静脉血压称为外周静脉压;常以cmH$_2$O为计量单位,其正常值为5～14cmH$_2$O。而将右心房和胸腔内大静脉的血压称为中心静脉压(central venous pressure)。中心静脉压的正常值为4～12cmH$_2$O。中心静脉压的高低取决于心射血能力和静脉回心血量。如果心脏射血能力强,能及时将静脉回心的血液射入动脉,则中心静脉压低;反之,如果心脏射血能力减弱,则中心静脉压升高。另一方面,在心脏射血功能不变时,如果静脉回流速度加快,中心静脉压也会升高,故中心静脉压的测定有助于病人心功能的判断,并可作为临床控制补液量和补液速度的指标。

(二)静脉血流及其影响因素

单位时间内由静脉回流入心的血量,称为静脉回心血量。促进静脉回流的动力是外周静脉压与中心静脉压之差,凡能改变两者间压力差的因素均可影响静脉血流。

1. 心肌收缩力 心肌收缩力改变是影响静脉血流最重要的因素。心肌收缩力增强时,搏出量增多,心舒期室内压下降,心房与腔静脉的血液回流入心室,中心静脉压降低,可促进静脉回流,使静脉回心血量增多;相反,心肌收缩力减弱时,搏出量减少,心室射血后剩余血量增多,室内压升高,血液淤积在心房和大静脉内,使中心静脉压升高,静脉回心血量减少。如右心衰竭患者可出现颈静脉怒张、肝淤血肿大、下肢水肿等体征;左心衰竭患者可出现肺淤血和肺水肿等体征。

2. 重力和体位 由于静脉管壁较薄、易扩张,管腔内压力低,故静脉血压和静脉血流受重力和体位的影响较为明显。平卧位时,全身静脉与心基本在同一水平面,重力对静脉血压和静脉血流的影响不大。体弱多病或长期卧床患者,由卧位突然站立时,由于重力的作用,心脏水平面以下的静脉充盈扩张,容量增加,使静脉回心血量减少,导致心输出量减少,动脉血压下降。引起脑组织、视网膜供血不足,出现头晕、视物不清,甚至昏倒等症状。

3. 呼吸运动 吸气时由于胸内压降低,使胸腔内大静脉和心房扩张,中心静脉压降低,可促进静脉回流;呼气时则相反。

4. 骨骼肌的挤压作用 骨骼肌收缩时,静脉受到挤压,使静脉压升高,促进静脉血回流;骨骼肌舒张时,静脉压降低,又可使毛细血管和微静脉内的血液流入静脉。

五、微循环

(一)微循环及其组成

微循环(microcirculation)是指微动脉与微静脉之间的血液循环,是血液和组织液进行物质交换的场所。典型的微循环由微动脉、后微动脉、毛细血管前括约肌、真毛细血管、通血毛细血管、动-静脉吻合支和微静脉等部分组成(图下-3-12)。

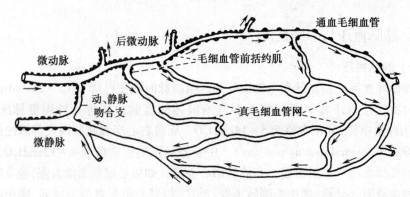

图下-3-12 微循环组成示意图

（二）微循环的血流通路及功能

1. 迂回通路　血液经微动脉、后微动脉、进入真毛细血管网，最后汇入微静脉。此通路迂回曲折，穿行于组织细胞之间，血流缓慢，加之真毛细血管数量多、管壁薄、通透性大等因素，使其成为血液和组织进行物质交换的主要场所，故又称为营养通路。

2. 直捷通路　血液经微动脉、后微动脉进入通血毛细血管，最后进入微静脉。此通路直而短，血流速度快。其主要功能是使部分血液迅速通过微循环及时回心，以保证循环血量相对恒定。

3. 动-静脉短路　指血液从微动脉经动-静脉吻合支直接进入微静脉的通路。其途径短，血管壁厚，血流速度快，此处不能进行物质交换。该通路多分布于皮肤及皮下组织，通常处于关闭状态，在调节体温方面起重要作用。当机体需要大量散热时，此通路开放，皮肤血流量增多，有助于散热。

（三）微循环的调节

1. 神经-体液因素对微循环的调节　微动脉和微静脉均受交感缩血管神经支配。交感神经兴奋时微动、静脉收缩，引起微循环前阻力增大，因此可导致器官血流量减少。后微动脉和毛细血管前括约肌的舒缩活动主要受体液因素控制，全身性体液物质如去甲肾上腺素、肾上腺素、血管紧张素等可使其收缩；局部代谢产物，如乳酸、CO_2、组胺等可使其舒张。

2. 微循环血流量的调节　正常情况下，微循环血流量主要靠局部代谢产物的调节。安静状态下，组织代谢水平低，局部代谢产物积聚少，全身性缩血管物质作用占优势，使大部分毛细血管网处于关闭状态。这部分毛细血管关闭一段时间后，将因局部代谢产物的积聚而开放。此后，随局部代谢产物的清除而转入关闭，如此反复就造成毛细血管网开放和关闭交替进行。当机体活动增强时，毛细血管网大量开放，以适应组织代谢的需要。总之，微循环受神经、体液双重因素的控制，以局部体液调节为主，从而保证循环血流量始终与组织的代谢水平相适应。

六、组织液生成与淋巴循环

存在于组织、细胞间隙中的体液称为组织液。绝大部分组织液呈胶冻状，不能自由流动，因此它不会因重力作用而流到身体的下垂部位，也不能被抽吸出来。组织液是细胞生存的环境，是血液与组织进行物质交换的场所。

（一）组织液的生成及回流

组织液是血浆成分通过毛细血管壁滤出而形成的。除蛋白质含量较少以外，其他成分均与血浆相似，毛细血管壁通透性是组织液生成的结构基础，有效滤过压是组织液生成的动力。有效滤过压取决于毛细血管血压（动脉端 30mmHg，静脉端12mmHg）、组织液胶体渗透压（15mmHg）、血浆胶体渗透压（约30mmHg）及组织液静水压（10mmHg）4 种力量的对比。其中前两者促进滤过，后两者促进回流。滤过力量与回流力量的差值称为有效滤过压。可用下式表示：

有效滤过压=（毛细血管血压+组织液胶体渗透压）-（血浆胶体渗透压+组织液静水压）

当滤过力大于回流力,即有效滤过压为正值时,血浆成分从毛细血管滤出生成组织液;当滤过力小于回流力,即有效滤过压为负值时,组织液回流进入毛细血管。按上式计算,在毛细血管动脉端有效滤过压约为 10mmHg,则液体滤出血管生成组织液;在毛细血管静脉端有效滤过压约−8mmHg,则组织液回流进入毛细血管(图下-3-13),约有 10% 的组织液进入毛细淋巴管生成淋巴液,经淋巴循环再回流到血液中。

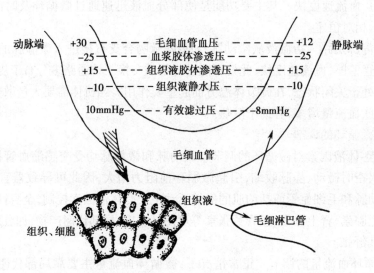

图下-3-13　组织液的生成与回流示意图
+代表使液体滤出毛细血管的力量 - 代表使液体吸收回毛细血管的力量

(二)影响组织液生成及回流的因素

正常情况下,组织液的生成与回流保持平衡,从而维持体液的正常分布。若某些因素使组织液生成增多或回流减少,可形成水肿。影响组织液生成及回流的因素有:

1. 毛细血管血压　在其他因素不变的情况下,毛细血管血压升高,有效滤过压增大,组织液生成增多,回流减少。如微动脉扩张、或炎症可引起毛细血管血压升高,使组织液生成增多。右心衰竭时因静脉回流受阻,使毛细血管血压升高,组织液生成增多,产生水肿。

2. 血浆胶体渗透压　主要由血浆蛋白质分子形成。一般情况下很少变化,但某些肾疾病可使肾小球滤过膜通透性增大,使大量血浆蛋白随尿排出;肝脏病变时蛋白质合成减少或营养不良时蛋白质摄入过少等均可使血浆胶体渗透压下降,引起有效滤过压升高,使组织液生成增多而发生水肿。

3. 毛细血管壁的通透性　当毛细血管壁的通透性明显增高时(如烧伤、过敏反应等),部分血浆蛋白进入组织液,使血浆胶体渗透压下降和组织液胶体渗透压升高,引起有效滤过压增高,故组织液生成增多,并可导致水肿。

4. 淋巴回流　由于一部分组织液是经淋巴管回流入血,故当淋巴回流受阻(如肿瘤压迫)时,则受阻部位远心端组织发生水肿。

(三) 淋巴循环

组织液进入毛细淋巴管,成为淋巴液。淋巴液在淋巴系统内流动称为淋巴循环。它是心血管系统的重要辅助系统。从毛细血管动脉端滤出组织液,约有 90% 于毛细血管静脉端回流入血液,另外 10% 进入毛细淋巴管生成淋巴液。毛细淋巴管末端是一膨大的盲囊,起始于组织间隙,管壁仅由一层内皮细胞构成,相邻的内皮细胞边缘像瓦片状相互覆盖,形成只向管腔开放的单向活瓣。毛细淋巴管通透性较毛细血管大,当组织液积聚到一定程度时即渗入毛细淋巴管内生成淋巴液。毛细淋巴管汇入淋巴管,最后经胸导管和右淋巴导管分别汇入左、右静脉角而进入血液循环。

第三节　心血管活动的调节

心血管系统的功能可随机体活动的情况不同而发生相应的变化,以适应人体代谢的需要。这种适应性变化是通过神经和体液因素的调节而实现的。

一、神经调节

(一) 心血管的神经支配

1. 心脏的神经支配　心脏受心迷走神经和心交感神经的双重支配。

(1) 心迷走神经:心迷走神经的节前纤维起自延髓的迷走神经背核和疑核区域,走行于迷走神经干中,在心内神经节换元后,发出节后纤维支配窦房结、心房肌、房室交界、房室束,仅有较少的纤维分布到心室肌。右侧迷走神经对窦房结支配占优势,主要影响心率;左侧迷走神经对房室交界的作用较强。心迷走神经节后纤维为胆碱能纤维,末梢释放的递质为乙酰胆碱。迷走神经兴奋时,其末梢释放的乙酰胆碱与心肌细胞膜上的 M 受体结合,提高细胞膜对 K^+ 的通透性,促进 K^+ 外流,并抑制 Ca^{2+} 通道的开放,使 Ca^{2+} 内流减少。结果使心率变慢、房室传导减慢、心房肌收缩力减弱、心输出量减少,血压下降。胆碱能 M 受体阻断剂阿托品可对抗迷走神经对心的抑制作用。

(2) 心交感神经:心交感神经的节前纤维起自脊髓胸段 1~5 节灰质侧角的神经元,节后纤维组成心神经丛,支配窦房结、心房肌、心室肌、房室交界和房室束等。心交感神经的节后纤维为肾上腺素能纤维,其末梢释放的递质为去甲肾上腺素。去甲肾上腺素与心肌细胞膜上的 β 受体结合,可使心肌细胞膜对 Ca^{2+} 的通透性增大,促进 Ca^{2+} 内流,使心率加快,房室传导加速,心肌收缩力增强,输出量增多,血压升高。

2. 血管的神经支配

(1)交感缩血管神经:缩血管神经属于交感神经,故一般称为交感缩血管神经。其节前纤维起自脊髓胸腰段的灰质侧角,节后纤维分布到血管平滑肌,尤其是小动脉和微动脉处分布较多。该神经兴奋时,节后纤维末梢释放去甲肾上腺素,与血管平滑肌上的 α 受体结合,引起血管平滑肌收缩,外周阻力增加,血压升高。体内绝大多数血管只受交感缩血管神经的支配。

(2)交感舒血管神经:有两类舒血管神经。一类是交感舒血管神经,它支配骨骼肌血管,其兴奋时末梢释放乙酰胆碱,与 M 受体结合使骨骼肌血管扩张,血流量增加。在安静状态下这类纤维无紧张性活动,只在人体情绪激动、恐慌或肌肉剧烈运动时才发放冲动,使骨骼肌血管舒张,血流量增加,为骨骼肌活动提供充足的血液。另一类是副交感舒血管神经,支配脑、唾液腺、胃肠道腺体、膀胱及外生殖器等少数器官的血管。其兴奋时末梢释放乙酰胆碱,与血管平滑肌中的 M 受体结合,使该血管舒张血流量增加。副交感舒血管神经的活动只局限于对所支配的器官的局部血流起调节作用,对整体外周阻力的影响较小。

(二)心血管中枢

中枢神经系统中,与调节心血管活动有关的神经元集中的部位称为心血管中枢(cardiovascular center)。心血管中枢分布于中枢神经系统的各个部位,一般认为,其基本中枢在延髓。

1. 延髓心血管中枢　在延髓的孤束核及其附近区域有心迷走中枢,在延髓的腹外侧部有心交感中枢和交感缩血管中枢。正常情况下,延髓心血管中枢经常发放一定的低频冲动(即保持一定的紧张性),分别通过心迷走神经、心交感神经和交感缩血管神经调节心血管的活动。安静时,心迷走中枢的紧张性较高,故心率较慢。剧烈运动或情绪激动时,心交感中枢和交感缩血管中枢紧张性增高,使心率加快,心肌收缩力增强,心输出量增加;血管收缩,外周阻力增大,使血压上升。正常情况下,心迷走中枢与心交感中枢存在交互抑制现象,对立统一,共同完成对心血管活动的调节。

2. 延髓以上的心血管中枢　在延髓以上的脑干以及小脑、大脑、下丘脑等都存在与心血管活动有关的神经元。它们对心血管活动的调节功能是使心血管活动与人体其他功能活动能彼此配合,相互协调。

(三)心血管活动的反射性调节

当人体处在不同的生理状态或当内、外环境发生变化时,可引起各种心血管反射,以维持机体内环境稳态,适应环境条件的变化。

1. 颈动脉窦和主动脉弓压力感受性反射　在颈动脉窦和主动脉弓血管壁有对牵张刺激敏感的压力感受器(baroreceptor)(图下-3-14)。当动脉血压升高时,动脉管壁扩张,感受器因受牵张刺激而产生神经冲动,感受器发放的冲动分别经窦神经(加入舌咽神经)和减压神经(加入迷走神经)传入延髓。经过中枢的整合作用使心迷走中枢紧张性增高,心交感中枢和交感缩血管中枢的紧张性降低,通过相应的传出神经调节心血管活动,结果使心率变慢、心肌收缩力减弱、心输出量减少、血管舒张和外周阻力降低,使动脉血压下降。故这一反射又称为减压反射(图下-3-15)。相反,当动脉血压降低时,对颈动脉窦和主动脉弓压力感受器的刺激减弱,传入到心血管中枢的冲动减少,引起心迷走中枢紧张性降低,心交感中枢和交感缩血管中枢的紧张性增高而使血压回升。可见压力感受性反射是一种典型的负反馈调节机制,其生理意义在于维持动脉血压的相对稳定。压力感受器感受血压变化的范围在 60 ~ 180mmHg。其中在 100mmHg 时压力感受器最敏感。当动脉血压低于 60mmHg 或高于 180mmHg 时,此反射便失去作用。压力感受器对动脉血压的突然变化比较敏感,而对缓慢持续的血压变化不敏感,因此高血压病人不能通过该反射使血压降到正常水平。

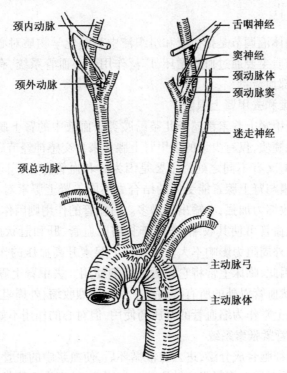

图下-3-14 颈动脉窦和主动脉弓压力感受器与化学感受器

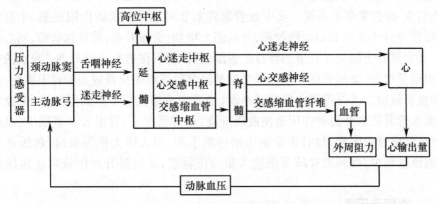

图下-3-15 减压反射途径示意图

2. 颈动脉体和主动脉体的化学感受性反射 颈动脉体和主动脉体分别位于颈总动脉分叉处和主动脉弓下方,是能感受血液中某些化学成分(O_2、CO_2、H^+浓度等)变化的化学感受器。当缺氧、CO_2分压过高或H^+浓度过高时,可刺激化学感受器使之产生神经冲动,冲动沿窦神经和主动脉神经传入延髓,主要兴奋延髓的呼吸中枢,使呼吸加深加快;同时还直接或间接地影响心血管功能,表现为心率加快,输出量增加,外周阻力增大,引起动脉血压升高。在正常生理情况下,颈动脉体和主动脉体的化学感受器的反射作用主要是调节呼吸运动,对心血管活动的调节作用较小,只有在低氧、失血、酸中毒和脑血流量不足等异常情况下才有调节作用,主要参与应激状态下循环功能的调节。

二、体液调节

心血管活动的体液调节是指血液和组织液中某些化学物质对心血管活动的调节作用。这些化学物质主要通过血液循环,广泛作用于心血管系统,有些则主要作用于局部血管,调节局部血流量。

(一) 肾上腺素和去甲肾上腺素

肾上腺素和去甲肾上腺素都属于儿茶酚胺类。血液中的肾上腺素和去甲肾上腺素主要来自肾上腺髓质,仅有少量的去甲肾上腺素来自交感神经节后纤维。两者对心血管的作用相似,但又有不同之处。主要是因为心和血管存在不同的肾上腺素能受体,以及这两种激素与肾上腺素能受体的结合力不同。肾上腺素对心肌作用较强,可使心率加快,心肌收缩力加强,心输出量增多。对血管的作用则因作用部位不同而异,作用于皮肤和内脏血管可使其收缩;作用于骨骼肌血管、肝和冠状血管则使其舒张。所以肾上腺素对总外周阻力影响不大。可见肾上腺素升高血压的作用是通过增强心的活动而实现的,因此,临床上常将它作为强心剂使用。去甲肾上腺素的收缩血管作用较强,可使除冠状血管以外的所有小动脉平滑肌强烈收缩,外周阻力增加,血压明显升高。所以在临床上常作为缩血管的升压药使用,但对心的作用不如肾上腺素强。

(二) 肾素-血管紧张素系统

肾素由肾球旁细胞合成分泌,进入血液循环后,使血浆中的血管紧张素原水解,形成血管紧张素Ⅰ,后者在血管紧张素转换酶的作用下,转变为血管紧张素Ⅱ,血管紧张素Ⅱ在血浆和组织中的血管紧张素酶A的作用下转变为血管紧张素Ⅲ,这一整个系统称为肾素-血管紧张素系统。其中血管紧张素Ⅱ对循环系统的作用最强,主要作用有:①促使全身小动脉和微动脉收缩,外周阻力增加,血压升高;使静脉收缩,回心血量增加。②促进肾上腺皮质合成和释放醛固酮,醛固酮可促进肾小管对Na^+和水的重吸收,使血容量增加,血压升高。③促进交感神经节后纤维末梢释放去甲肾上腺素,增强交感缩血管效应。④作用于中枢神经系统,增强交感缩血管中枢的紧张性,使血压升高,因此血管紧张素Ⅱ总的作用是使血压升高,正常情况下,肾素分泌量很少,血液中仅含有微量血管紧张素,故对正常血压的影响不大,当人体大量失血时,血压迅速下降,肾血流量减少,可刺激肾球旁细胞大量分泌肾素,从而提升血压或阻止血压过度下降。

(三) 血管升压素

血管升压素(VP)属肽类激素,由下丘脑视上核神经细胞合成,经下丘脑垂体束运输到神经垂体贮存,需要时释放入血,血管升压素可促进肾远曲小管和集合小管对水的重吸收,使尿量减少,故又称抗利尿激素(ADH)。血管升压素作用于血管平滑肌相应的受体,引起血管平滑肌收缩,具有很强缩血管效应。正常情况下,血液中血管升压素浓度升高时,首先出现抗利尿效应,只有当其浓度明显高于正常时,才能引起血压升高。在人体大量失水、失血等情况下,血管升压素释放增加,不仅可保持体液容量,而且对维持动脉血压也有重要作用。

（四）心钠素

心钠素(cardionatrin)又称心房钠尿肽,是由心房肌细胞合成和释放的一种多肽类激素,有很强的排钠和利尿作用,并能使血管平滑肌舒张,抑制肾素分泌,使血管紧张素Ⅱ生成减少,总的效应使血压下降。

（五）其他活性物质

其他活性物质主要有激肽、组胺、组织代谢产物和前列腺素等,对心血管活动也具有调节作用。

（姚伟红）

复习思考题

扫一扫,测一测

1. 何谓心率、心动周期、心输出量、血压、自动节律性、窦性心律?

2. 影响心输出量的因素有哪些? 各有什么作用?

3. 简述支配心和血管的神经及其作用。

4. 试述在泵血过程中,心室腔内压力的改变、房室瓣和动脉瓣的启闭及血流方向的变化。

5. 动脉血压是如何形成的? 其影响因素有哪些?

6. 简述减压反射的过程及其生理意义。

第四章

呼 吸

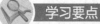

学习要点

1. 呼吸的基本过程。
2. 肺通气的动力；肺通气的阻力。
3. 气体交换及其在血液中的运输。
4. 呼吸运动的反射性调节。

人体在生命活动过程中，需要机体与外界环境之间的气体交换过程，称为呼吸（respiration）。通过呼吸，机体不断地从大气中摄取所需要的 O_2，并排出代谢产生的 CO_2。因此呼吸是维持机体正常生命活动，保持内环境稳态的基本生理过程。

呼吸过程包括以下 3 个相互衔接并同时进行的环节（图下-4-1）：①外呼吸：包括肺通气和肺换气；②气体在血液中的运输；③内呼吸：指血液与组织、细胞之间的气体交换过程，又称组织换气或细胞呼吸。通常所说的呼吸，一般指外呼吸。

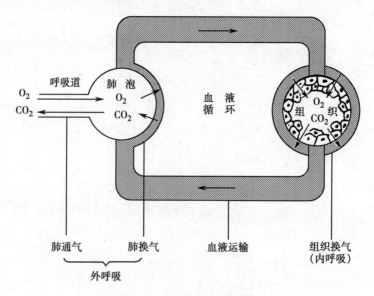

图下-4-1 呼吸过程示意图

第一节　肺　通　气

肺通气(pulmonary ventilation)是指气体经呼吸道出入肺泡的过程。参与肺通气的结构主要有呼吸道、肺泡、胸廓和胸膜腔等。呼吸道是气体进出肺的通道;肺泡是气体交换的场所;胸廓的节律性扩大和缩小是实现肺通气的动力。气体进出肺的过程取决于两方面的因素,即推动气体流动的动力和阻止气体流动的阻力。只有肺通气的动力必须克服其阻力才能实现肺通气。

一、肺通气的原理

气体进出肺是由于肺泡与外界之间存在着气体压力差。通常情况下,外界大气压是相对恒定的,因而气体进出肺主要取决于肺内压的变化。肺内压的变化源于呼吸运动,所以呼吸运动是肺通气的原动力,大气与肺泡气之间的压力差是肺通气的直接动力。

(一)肺通气的动力

1. 呼吸运动　由呼吸肌收缩和舒张引起的胸廓节律性扩大和缩小的活动,称为呼吸运动(respiratory movement)。参与呼吸运动的肌肉统称为呼吸肌,包括吸气肌和呼气肌。吸气肌主要包括膈和肋间外肌等;呼气肌主要包括肋间内肌、腹壁肌。此外,还有一些吸气辅助肌,如斜角肌、胸大肌、胸锁乳突肌等。根据呼吸运动的深、浅分为平静呼吸和用力呼吸。

(1)平静呼吸和用力呼吸

1)平静呼吸:人体在安静状态下,平静而均匀的呼吸运动称为平静呼吸。正常成人平静呼吸频率为12~18次/分钟。平静呼吸是由膈肌和肋间外肌舒缩引起的。吸气时,膈收缩,膈顶下降,使胸廓上的呼吸运动称为胸式呼吸下径增大;肋间外肌收缩,肋骨上提,胸骨前移,胸廓前后径、左右径增大。胸廓扩大引起肺容积增大及肺内压降低,当肺内压低于大气压时,外界气体顺气压差经呼吸道进入肺,产生吸气。呼气时,膈和肋间外肌舒张,膈顶、肋骨和胸骨均回位,胸廓和肺容积缩小,肺内压升高,高于大气压时,压力差能驱使肺内气体经呼吸道排出体外,产生呼气。可见,平静呼吸时,吸气属于主动过程;而呼气属于被动过程。

2)用力呼吸:人在劳动或运动时,用力而加深的呼吸,称为用力呼吸或深呼吸。用力吸气时,除膈和肋间外肌的收缩加强外,斜角肌、胸大肌、胸锁乳突肌等辅助吸气肌也收缩,使胸廓和肺容积扩大程度更大,肺内压降低更明显,吸入气体更多。用力呼气时,除上述吸气肌、辅助吸气肌舒张外,肋间内肌和腹壁肌等呼气肌也参与收缩,使胸廓和肺容积进一步缩小,肺内压升高更显著,呼出的气体更多。故此,用力呼气时,吸气和呼气均属于主动过程。

(2)腹式呼吸和胸式呼吸:肋间外肌的舒缩主要引起胸壁明显"起伏";膈的舒缩主要引起腹壁明显起伏。通常将主要由肋间外肌参与的呼吸运动称为胸式呼吸;主要由膈参与的呼吸运动称为腹式呼吸。正常成人的呼吸形式呈混合型。当胸部或腹部活动受限时,可出现单一的呼吸形式。胸廓有病变时,如胸膜炎或胸腔积液等,因胸廓活动受限,主要呈腹式呼吸;在妊娠后期、腹水、腹腔肿瘤时,膈的活动受限,则主要呈胸式呼吸。

2. 呼吸时肺内压与胸膜腔内压的变化

（1）肺内压:肺泡内的压力称为肺内压(intrapulmonary pressure)。在呼吸运动中,肺内压随呼吸运动呈周期性变化。吸气之初,肺容积增大,肺内压降低,低于大气压 1~2mmHg(0.13~0.27kPa),气体进入肺泡。至吸气末,肺内压等于大气压,气体暂停流动。呼气之初,肺容积缩小,肺内压升高,高于大气压 1~2mmHg(0.13~0.27kPa),肺内气体被呼出。至呼气末,胸廓停止缩小,肺内压再次等于大气压。临床上人工呼吸的原理就是用人工的方法造成肺泡与外界压力差的周期性变化,以维持肺的通气功能。因此肺内压与大气压之间的压力差是肺通气的直接动力。

（2）胸膜腔内压:胸膜腔内的压力称为胸膜腔内压力(intrapleural pressure)(图下-4-2)。由于胸膜腔内压通常都低于大气压,因此习惯上称为胸内负压。胸内负压值不是小于零的绝对值,而是与大气压相比而言,即比大气压低的数值。

胸膜腔内负压的形成主要与作用于胸膜腔的两种力量有关:一是肺内压,使肺泡扩张;二是肺弹性回缩力,使肺缩小。因此,胸膜腔内压力是这两种方向相反作用力的代数和,即:

胸膜腔内压＝肺内压（大气压）－肺回缩力

若将大气压视为零,则:

胸膜腔内压＝－肺回缩力

可见,胸膜腔内压是由肺回缩力造成的,故其值也随呼吸过程的变化而变化。

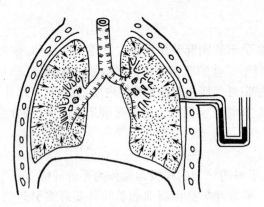

图下-4-2　胸膜腔负压的直接测量

而变化。吸气时,肺扩大,肺回缩力增大,胸膜腔负压(绝对值)也增大;呼气时,肺缩小,肺回缩力减小,胸膜腔负压(绝对值)也减小。

胸膜腔负压的生理意义:①维持肺的扩张状态:牵拉肺泡使其总是处于扩张状态,不致因肺回缩力而萎陷;②降低中心静脉压:降低心房、腔静脉和胸导管内的压力,有助于胸腔静脉血和淋巴液的回流。

当胸膜腔的密闭性遭到破坏(如胸壁贯通伤、肺损伤累及胸膜脏层时),空气进入胸膜腔造成气胸。气胸时,胸膜腔负压减小或消失,肺因回缩力而塌陷,严重影响肺的通气功能。

（二）肺通气的阻力

在肺通气过程中遇到的阻力称为肺通气阻力。肺通气的阻力包括弹性阻力和非弹性阻力,前者约占总阻力的 70%,后者约占总阻力的 30%。

1. 弹性阻力　弹性组织受外力作用发生变形时所产生的对抗变形的力称为弹性阻力。包括肺弹性阻力和胸廓弹性阻力。

（1）肺弹性阻力:肺弹性阻力由肺泡表面张力和肺弹性回缩力构成。肺泡表面张力约占肺弹性阻力的 2/3;肺弹性回缩力约占肺弹性阻力的 1/3。

1）肺泡表面张力与肺泡表面活性物质:肺泡表面张力是指肺泡内的液–气界面

使肺泡表面积趋于缩小的力。肺泡表面张力的作用是使肺泡缩小,产生弹性阻力。还会吸引肺毛细血管中的液体渗入肺间质或肺泡,引起肺水肿。但由于肺内有肺泡表面活性物质,这些情况不会发生。

肺泡表面活性物质(pulmonary surfactant)是由肺泡Ⅱ型细胞合成的一种脂蛋白。其主要作用是:降低肺泡表面张力,有利于肺的扩张;维持大小肺泡容积的稳定性;阻止肺间质和肺泡内组织液的生成,防止肺水肿。

临床上由于某些肺部疾患损害了肺泡Ⅱ型细胞,肺表面活性物质分泌减少,肺泡表面张力增大,可导致肺不张和肺水肿。

2)肺弹性回缩力:肺组织含有弹性纤维,具有一定的回缩力。在一定范围内,随着肺逐渐扩张,产生的弹性回缩力也越大,即弹性阻力越大。肺弹性纤维被破坏时(如肺气肿),肺弹性阻力降低,吸气时省力,但肺泡气不易被呼出,肺内余气量增大,不利于肺通气。

(2)胸廓弹性阻力:主要来自胸廓的弹性成分,它的作用方向视胸廓扩大程度不同而异。当胸廓处于自然位置时,胸廓的弹性回缩力为零,不表现出弹性阻力。当胸廓缩小,小于其自然位置时,其弹性阻力向外,形成吸气的动力,呼气的阻力。当胸廓扩大,大于其自然位置时,其弹性阻力向内,形成吸气的阻力,呼气的动力。

(3)肺和胸廓的顺应性:由于肺和胸廓弹性阻力的大小难以测定,通常用顺应性来反映弹性阻力的大小。顺应性是指弹性组织在外力作用下的可扩展性。弹性阻力小,容易扩展,顺应性大;弹性阻力大,不易扩展,顺应性则小。因此,顺应性与弹性阻力成反比。

在某些病理情况下,如肺水肿、肺纤维化、肺充血等,肺的弹性阻力增大,顺应性降低,患者表现为呼吸不畅或呼吸困难。胸廓的顺应性可因肥胖、胸廓畸形、胸膜增厚等而降低。

2. 非弹性阻力　非弹性阻力包括气道阻力、惯性阻力和黏滞阻力。其中气道阻力是非弹性阻力的主要成分,占非弹性阻力的80% ~ 90%。下面仅就气道阻力作进一步讨论。

气道阻力主要是指气流经呼吸道时,气体分子间及气体分子与气道管壁之间的摩擦力。气道阻力虽然仅占呼吸总阻力的30%左右,但是气道阻力增加却是临床上通气障碍最常见的病因。气道阻力主要与气流速度、气道管径和气流形式等有关。气道管径大小是影响气道阻力的一个重要因素,管径变小则气道阻力增大,管径变大则气道阻力减小。

二、肺通气功能的评价

肺容量与肺通气量是衡量肺通气功能的指标。

(一)肺容量

肺容量(lung capacity)是指肺所容纳的气体量。在呼吸运动中,肺容量随着气体的吸入或呼出而变化(图下-4-3)。

1. 潮气量　平静呼吸时,每次吸入或呼出的气量,称为潮气量(tidal volume,TV)。正常成人的潮气量为400 ~ 600ml,平均为500ml。

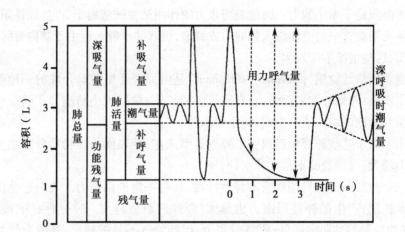

图下-4-3　肺容量描记图

2. **补吸气量和深吸气量**　平静吸气末,再尽力吸气所能吸入的最大气量,称为补吸气量(inspiratory reserve volume,IRV);正常成人为 1500~2000ml。补吸气量与潮气量之和,称为深吸气量(inspiratory capacity,IC),是衡量最大通气潜力的一个重要指标。

3. **补呼气量**　平静呼气末再尽力呼气所能呼出的最大气量,称为补呼气量(expiratory reserve volume,ERV)。正常人为 900~1200ml。

4. **残气量和功能残气量**　最大呼气末,存留于肺内的气体量,称为残气量(residual volume,RV)。正常成人男性约1500ml,女性约1000ml。残气量过大,表示肺通气功能不良。老年人因肺弹性降低,故残气量比青壮年大。支气管哮喘和肺气肿患者,残气量增大。

平静呼气末,肺内存留的气量,称为功能残气量(functional residual volume capacity,FRC),它等于补呼气量和残气量之和,正常成人约为2500ml。肺弹性回缩力降低(如肺气肿),功能残气量增大。

5. **肺活量和时间肺活量**　最大吸气后再尽力呼气,所能呼出的气量,称为肺活量(vital capacity,VC)。它是潮气量、补吸气量和补呼气量三者之和。正常成年男性约为3500ml,女性约为2500ml。肺活量可反映一次呼吸的最大通气量。是最常用的肺通气功能测定的指标之一。但当病人肺弹性降低或呼吸道狭窄时,肺通气功能降低,而肺活量在任意延长呼气时间的条件下,仍可在正常范围。因此,提出了时间肺活量(timed vital capacity,TVC),以便更好地反映肺通气功能。

时间肺活量也称用力呼气量,是指最大吸气后,尽力尽快呼气,计算1秒、2秒、3秒末呼出的气量,占肺活量的百分比。正常成人1秒、2秒、3秒末分别为83%、96%和99%。其中第1秒时间肺活量最有意义。时间肺活量是一种动态指标,它不仅反映肺活量的大小,而且反映呼吸阻力的变化,是评价肺通气功能的理想指标。肺弹性降低或阻塞性肺部疾病,时间肺活量可显著降低。特别是第一秒时间肺活量低于60%时,表示肺通气功能已明显受影响。

6. **肺总量**　肺所能容纳的最大气量,称为肺总量。它是肺活量和残气量之和。其大小有较大的个体差异。正常成年男性平均为5000ml,女性为3500ml。

(二) 肺通气量

肺通气量是指单位时间内进出的气体总量。包括每分通气量和肺泡通气量。

1. 肺通气量 每分钟进或出肺的气体总量,等于潮气量乘以呼吸频率。

平静呼吸时,正常成人潮气量500ml,呼吸频率为12～18次/分,则肺通气量为6～9L。肺通气量随性别、年龄、身材和活动量不同而有差异。

每分钟吸入或呼出肺的最大气量,称为最大通气量。最大通气量男性为100～120L/min,女性为70～80L/min。最大通气量可反映肺通气功能潜力的大小。

2. 生理无效腔和肺泡通气量

(1) 生理无效腔:是指从鼻到肺泡无气体交换功能的管腔,包括解剖无效腔和肺泡无效腔两部分。从鼻到终末细支气管之间的气体通道,称为解剖无效腔,容积约为150ml;因肺内血流分布不均而未能发生气体交换的肺泡容积,称为肺泡无效腔。解剖无效腔和肺泡无效腔合称为生理无效腔。正常人肺泡无效腔容积不大,平卧时生理无效腔接近于解剖无效腔。

(2) 肺泡通气量:每分钟吸入肺泡的新鲜空气量称为肺泡通气量。其计算公式如下:

$$肺泡通气量＝(潮气量–无效腔气量)×呼吸频率$$

安静时,正常成人潮气量为500ml,无效腔气量为150ml,呼吸频率为12次/分,则每分通气量为6L,肺泡通气量为4.2L,它是肺通气的有效气量。

由于无效腔的容积是相对恒定的,所以肺泡通气量主要受潮气量和呼吸频率的影响。浅而快的呼吸可降低肺泡通气量,对人体不利;适当深而慢的呼吸,可增加肺泡通气量,从而提高肺通气的效率。

第二节 气体交换和运输

一、气体交换

气体交换包括肺换气和组织换气。虽然气体交换的部位不同,但是原理相同,都是通过扩散来实现的。

(一) 气体交换的原理

1. 气体分压差 气体交换的动力是气体分压差。气体分子在分压差的推动下总是从分压高的一侧向分压低的一侧扩散。混合气体中某种气体所具有的压力称为该气体的分压。它是气体扩散的动力,分压差越大,扩散速度越快。

安静时,肺泡气、血液和组织中O_2和CO_2的分压值见表下-4-1。

表下-4-1 肺泡气、血液、组织内 O_2 和 CO_2 的分压[mmHg(kPa)]

项目	海平面大气	肺泡气	动脉血	静脉血	组织
PO_2	159(21.2)	104(13.9)	100(13.3)	40(5.3)	30(4.0)
PCO_2	0.3(0.04)	40(5.3)	40(5.3)	46(6.1)	50(6.7)

上述数值可见,肺泡气、静脉血、动脉血和组织中的O_2和CO_2的分压各不相同,存在着分压差,从而确定了血液流经肺泡和组织时O_2和CO_2的扩散方向。

2. 气体的分子量和溶解度 气体扩散速度与溶解度成正比,与分子量的平方根成反比。正常时,肺泡气与静脉血之间O_2和CO_2的分压差之比为10:1,溶解度之比为

1:24,分子量平方根为1:1.14。综合分析,CO_2的扩散速度约为O_2的2倍,因此临床上气体交换不足时,往往缺O_2显著,而CO_2潴留却不明显。

（二）气体交换的过程

1. 肺换气　是指肺泡与肺毛细血管内血液之间气体交换的过程。当肺动脉内静脉血流经肺毛细血管时,由于肺泡气中的PO_2（104mmHg）高于静脉血中的PO_2（40mmHg）;而肺泡气中的PCO_2（40mmHg）低于静脉血中的PCO_2（46mmHg）。分压差的推动下,O_2由肺泡扩散入血液,而CO_2由静脉血扩散入肺泡,完成肺换气过程,结果静脉血变成了动脉血（图下-4-4）。

安静时,血液流经肺毛细血管的时间约为0.7秒,而气体交换仅需0.3秒即可完成。因此,肺换气有着很大的潜力,切除病人一侧肺,对日常生活影响不大。

2. 组织换气　是指组织毛细血管血液与组织细胞之间气体交换的过程。由于组织细胞在代谢过程中不断消耗O_2,并产生CO_2,使组织细胞PO_2（30mmHg）低于动脉血的PO_2（100mmHg）;而组织细胞PCO_2（50mmHg）高于动脉血的PCO_2（40mmHg）。当动脉血流经组织时,增加气体分压差推动下,O_2从血液向组织细胞扩散,CO_2则从组织细胞向血液内扩散。完成组织换气过程（图下-4-4）,结果使动脉血变成了静脉血。

（三）影响气体交换的因素

除前述及的气体分压差、气体溶解度和分子量之外,还有以下因素。

1. 呼吸膜的厚度和面积　肺通气通过呼吸膜（respiratory membrane）与血液进行气体交换。呼吸膜结构组成依次为:含有肺泡表面活性物质层、肺泡上皮细胞层、肺泡基膜层、间质层、毛细血管基膜层、毛细血管内皮细胞层（图下-4-5）。其6层但总厚度不到1μm,且通透性较大,气体很容易通过。正常成年人的肺泡约3亿个,总面积约70~80m^2,平静呼吸时,能进行气体交换的呼吸膜面积大约为40m^2。

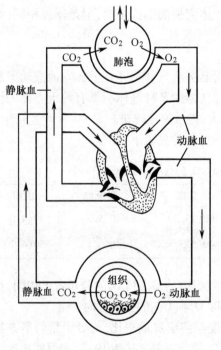

图下-4-4　气体交换示意图

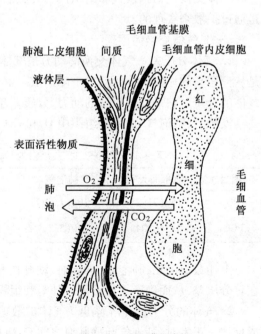

图下-4-5　呼吸膜示意图

气体扩散速度与呼吸膜面积成正比,与呼吸膜厚度成反比。正常情况下呼吸膜广大的面积和良好的通透性,保证了肺泡与血液间能迅速地进行气体交换。在病理情况下,呼吸膜面积减小(如肺气肿、肺不张等)或呼吸膜厚度增加(如肺炎、肺纤维化等)都会降低气体扩散速度,减少扩散量。

2. 通气/血流比值　充足的肺泡通气量和足够的肺血流量是肺换气正常进行的必要条件。通气/血流比值是指每分肺泡通气量(V)与每分钟肺血流量(Q)的比值,简称 V/Q。正常成人安静时,肺泡通气量约为 4.2L,每分钟肺血流量相当于心输出量,约为 5.0L,则 V/Q 比值为 0.84。此时,通气量与血流量匹配最适当,气体交换效率最佳。当 V/Q 比值增大或减小时都可以使气体交换速率下降,造成缺 O_2 或 CO_2 潴留,导致呼吸困难。

知识链接

肺气肿为什么会出现呼吸困难?

肺气肿是指终末细支气管远端的气道弹性减退、过度膨胀、充气和肺容积变大,或同时伴有气管壁破坏的病理状态。临床上多为慢性支气管炎的并发症。一方面,由于许多细支气管阻塞而通气不足,V/Q 减少,部分静脉血流经肺泡时不能与足够的新鲜气体交换,未能完全变成动脉血就流回心,相当于形成了功能性动-静脉短路;另一方面,因部分肺泡壁不同程度的破坏,吸入这部分肺泡的气体不能有效地与血液交换,V/Q 增大,无效腔增大。因此,肺气肿是造成肺换气功能障碍而致呼吸困难的最常见病症。

二、气体在血液中的运输

气体在血液中的运输是指机体通过血液循环将 O_2 运送到全身各组织细胞,并把组织细胞代谢产生的 CO_2 运送到肺的过程。因此,血液循环通过对气体的运输将肺换气和组织换气联系起来。

O_2 和 CO_2 均以两种形式存在于血液中,即物理溶解和化学结合。血液中运输 O_2 和 CO_2 的主要形式是化学结合,物理溶解量很小。物理溶解的量虽然很少,但它是化学结合的前提,因为必须先有物理溶解才能发生化学结合;而结合状态的气体也必须解离成溶解状态后,才能溶于血液。

(一)氧气的运输

1. 物理溶解　血液中 O_2 的物理溶解量极小,约占血液运输 O_2 总量的 1.5%。每 100ml 动脉血中 O_2 的溶解量为 0.31ml。

2. 化学结合　血液中的 O_2 扩散入红细胞后,主要是与红细胞内的血红蛋白(Hb)结合形成氧合血红蛋白(HbO_2)进行运输,约占血液运输 O_2 总量的 98.5%。O_2 与 Hb 的可逆的结合可表示如下:

$$Hb + O_2 \underset{PO_2 \text{低(组织)}}{\overset{PO_2 \text{高(肺)}}{\rightleftharpoons}} HbO_2$$

Hb 与 O_2 的结合有以下特征:①反应快、可逆,不需要酶的催化、受 PO_2 的影响,当

207

血液流经 PO_2 高的肺部时,红细胞内 Hb 与 O_2 结合,形成 HbO_2;当血液流经 PO_2 低的组织时,HbO_2 迅速解离,释放 O_2,成为去氧 Hb。②Fe^{2+} 与 O_2 结合仍是二价铁,所以该反应是氧合,不是氧化。③1 分子 Hb 可以结合 4 分子 O_2。

HbO_2 呈鲜红色,去氧 Hb 呈紫蓝色。动脉血含 HbO_2 较多而呈鲜红色,静脉血含去氧 Hb 较多而呈紫红色。当血液中去氧 Hb 含量达 50g/L 以上时,皮肤、黏膜、指甲床等处呈紫蓝色,称为发绀(紫绀)。临床上发绀可作为机体缺氧的标志之一,多见于窒息、肺炎、肺气肿、心功能不全等疾病引起的肺换气功能障碍。但是,在严重贫血的病人,由于 Hb 总量太少,去氧 Hb 浓度达不到 50g/100ml 血液,缺氧时不出现发绀。

(二)二氧化碳的运输

1. 物理溶解 CO_2 可直接溶解于血浆中,以物理溶解的形式运输,约占血液运输总量的 5%。

2. 化学结合 CO_2 的化学结合有两种形式:一是形成碳酸氢盐(主要是血浆中 $NaHCO_3$),约占血中 CO_2 运输总量的 88%。二是形成氨基甲酸血红蛋白(HbN-HCOOH),约占血中 CO_2 运输总量的 7%。

(1)碳酸氢盐:碳酸氢盐形式是 CO_2 运输的主要形式,在红细胞中生成 $KHCO_3$,在血浆中生成 $NaHCO_3$(图下-4-6)。

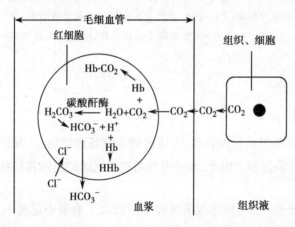

图下-4-6 CO_2 在血液中的变化示意图

当动脉血流经组织时,组织细胞代谢产生的 CO_2 扩散入毛细血管,进而扩散入红细胞内。在红细胞内大量的碳酸酐酶的催化作用下,CO_2 与 H_2O 结合生成 H_2CO_3。H_2CO_3 又迅速解离成 H^+ 和 HCO_3^-。由于红细胞膜对 HCO_3^- 和 Cl^- 等阴离子具有很大的通透性,而对 H^+ 等正离子通透性很小,故除小部分 HCO_3^- 在红细胞内与 K^+ 结合成 $KHCO_3$ 外,其余大部分扩散入血浆与 Na^+ 结合成 $NaHCO_3$。与此同时,不易透出细胞的阳离子(H^+)吸引血浆中 Cl^- 向红细胞内扩散,以维持细胞膜两侧电荷平衡,这种现象称为氯转移。H_2CO_3 解离出来的 H^+ 则与 HbO_2 结合,形成 HHb。Hb 是强有力的缓冲剂,H^+ 和 HbO_2 结合不仅能促进更多的 CO_2 转变为 HCO_3^-,有利于 CO_2 运输,还能促进更多的 O_2 释放,有利于向组织供 O_2。

当静脉血流经肺泡时,肺泡内 PCO_2 较低,上述反应向相反方向进行,即 HCO_3^- 自血浆进入红细胞,在碳酸酐酶的催化下,再解离出 CO_2 扩散入血浆,然后扩散入肺泡,排出体外。

(2)氨基甲酸血红蛋白:血中 CO_2 能直接与血红蛋白的氨基结合,形成氨基甲酸血红蛋白(HbNHCOOH),此反应迅速而可逆,且无需酶的催化。去氧血红蛋白与 CO_2 结合的能力比 HbO_2 大。所以在组织毛细血管内,HbO_2 释放出 O_2 之后,形成去氧血红蛋白,它能生成较多的 HbNHCOOH。当血液流经毛细血管时,去氧血红蛋白与 O_2 结合,形成 HbO_2,CO_2 就很容易被解离出来。

第三节　呼吸运动的调节

呼吸运动是由呼吸肌舒缩活动来完成的一种节律性运动,其频率和深度并能随机体代谢水平而改变。机体对呼吸运动的调节是通过神经和体液的调节而实现的。

一、呼吸中枢

中枢神经系统内产生和调节呼吸运动的神经元群,称为呼吸中枢(respiratory center)。它们分布于脊髓、延髓、脑桥、间脑和大脑皮质等各级部位,对呼吸运动起着不同的调节作用,其中以延髓、脑桥最为重要。

(一)脊髓

在脊髓灰质前角中存在呼吸运动神经元,它们发出膈神经与肋间神经支配膈和肋间肌。实验表明:切断延髓与脊髓之间的动物,其呼吸立即停止,说明节律性呼吸运动来源于脊髓以上的脑组织,脊髓呼吸运动神经元只能接受上位脑中枢的控制。

(二)延髓呼吸基本中枢

实验证实,保留动物的延髓和切断其延髓与脑桥之间,则动物出现一种规律的喘息样呼吸,说明延髓是产生节律性呼吸的基本中枢。但正常节律性呼吸的形成还有赖于延髓以上更高级中枢的调节。延髓呼吸中枢有吸气神经元和呼气神经元,主要集中在腹侧和背侧两组神经核团内。其轴突纤维支配脊髓前角的呼吸肌运动神经元,以控制吸气肌和呼气肌活动。

(三)脑桥呼吸调整中枢

实验证实,保留延髓和脑桥的动物,呼吸无明显变化,节律保持正常。目前认为,正常呼吸节律是脑桥和延髓呼吸中枢共同形成的。脑桥呼吸中枢的作用是抑制吸气,促使吸气向呼气转换,防止吸气过长过深。故脑桥呼吸中枢又称呼吸调整中枢(pneumotaxic center)。

(四)其他高位中枢

呼吸运动还受高位脑(大脑皮质、边缘系统和下丘脑等)中枢的影响,尤其是大脑皮质。人可有意识地控制呼吸深度和频率,使呼吸运动在一定范围内可以随意进行。如做短时的深呼吸、暂时屏气等都是在大脑皮质对呼吸运动的随意控制下进行的。

二、呼吸的反射性调节

中枢神经系统接受各种感受器的传入冲动,实现对呼吸运动调节的过程,称为呼吸的反射性调节。主要包括机械感受性反射调节和化学感受性反射调节。通过调节,使呼吸运动的频率、深度和形式等与机体功能状态相适应。

(一)机械感受性反射调节

肺牵张反射是主要的机械感受性反射调节,指由于肺扩张或缩小所引起的反射性呼吸变化,又称黑-伯反射。当吸气时,肺扩张,肺内气体达到一定容积时,分布在支气管和细支气管平滑肌层中的肺牵张感受器兴奋,发放冲动增加,沿迷走神经传入延髓,抑制吸气中枢的活动,使吸气停止,转为呼气;当呼气时,肺缩小,对牵张感受器的刺激减弱,迷走神经传入冲动减少,解除了对吸气中枢的抑制,吸气中枢再次兴奋,产生吸气,从而又开始了一个新的呼吸周期。

肺牵张反射是一种负反馈调节,其意义是阻止吸气过长、过深,促使吸气及时转为呼气。它与脑桥呼吸调整中枢共同调节呼吸的频率和深度。

(二)化学性反射调节

血液中 PCO_2、PO_2 和 H^+ 浓度变化时,可通过化学感受器影响呼吸运动,从而改变肺通气,以保证这三种化学成分在血液中相对恒定,使肺通气能适应机体代谢的需要。

1. 化学感受器　化学感受器是指其适宜刺激为 O_2、CO_2 和 H^+ 等化学物质的感受器。按其所在部位的不同,分为外周化学感受器和中枢化学感受器。

(1)外周化学感受器:主要是指颈动脉体和主动脉体化学感受器。它们对血液中 PCO_2、PO_2 和 H^+ 浓度的变化敏感,当血液中 PCO_2 升高、PO_2 降低和 H^+ 浓度升高时,外周化学感受器兴奋,冲动传入延髓呼吸中枢增加,反射性引起呼吸加深加快。

(2)中枢化学感受器:位于延髓腹外侧浅表部位。它们对脑脊液和局部组织液中 H^+ 浓度变化敏感。然而,血液中的 H^+ 不易通过血-脑屏障,故不易感受血液 H^+ 的变化。但 CO_2 则易通过血-脑屏障,当血液 PCO_2 升高时,CO_2 由脑血管扩散入脑脊液和脑组织细胞外液,与其中的 H_2O 结合生成 H_2CO_3。再解离出 H^+,刺激中枢化学感受器,从而引起呼吸中枢兴奋。中枢化学感受器不感受缺 O_2 刺激。尼可刹米(可拉明)是目前临床常用的呼吸兴奋剂,属于中枢兴奋药,主要通过直接兴奋延髓呼吸中枢,提高呼吸中枢对 CO_2 的敏感性而发挥作用,在呼吸中枢处于抑制状态时,其兴奋呼吸的作用尤为明显。

2. PCO_2、H^+ 和 PO_2 对呼吸的调节

(1) CO_2 对呼吸的调节:CO_2 是维持正常呼吸运动的重要生理性刺激,也是调节呼吸运动最重要的体液因素。若适当增加吸入气体中的 CO_2 含量,使呼吸加深加快。

临床上给病人吸氧,需含有一定量的 CO_2。若吸入气体中由正常的 0.04% 增至 4%,再增至 5%,肺通气量可逐渐增加 1 倍,再增加 3～5 倍。

当吸入气体中 CO_2 含量过大(超过 7%～20%)时,致使体内 CO_2 堆积,呼吸中枢抑制,不仅出现头痛、头晕等症状,而且还可能导致昏迷甚至呼吸停止,临床上称 CO_2 麻醉。

CO_2 兴奋呼吸的作用是通过两条途径实现的:①刺激中枢化学感受器,进而引起延髓呼吸中枢兴奋,使呼吸加深加快;②刺激外周化学感受器(颈动脉体和主动脉体化学感受器),冲动传入延髓,兴奋延髓的呼吸中枢,反射性地使呼吸加深加快,但以前者为主,大约占总效应的 80%。

(2) H^+ 对呼吸的调节:血液中 H^+ 升高时,使呼吸中枢兴奋,肺通气量增加;H^+ 降低时,呼吸中枢抑制,则呼吸运动减弱。H^+ 不易透过血脑屏障,因此,它对呼吸的调节主要是通过刺激外周化学感受器实现的。

(3) 低 O_2 对呼吸的调节:若吸入气体中 PO_2 下降时,可引起呼吸加深加快,肺通气量增加。由于低 O_2 对呼吸中枢的直接作用是抑制,因此它对呼吸的兴奋作用完全是通过刺激外周化学感受器而实现的。在中度缺 O_2 时,通过外周化学感受器兴奋呼吸中枢的作用大于对呼吸中枢的直接抑制作用,从而使呼吸加强。但在严重缺 O_2 时,

来自外周化学感受器的兴奋作用不能抗衡低 O_2 对呼吸中枢的直接抑制作用,导致呼吸中枢抑制,甚至呼吸停止。

呼吸运动的变化是 CO_2、H^+ 浓度及低 O_2 三种因素综合作用的结果。临床工作中探讨它们对呼吸的调节时,必须全面地进行观察和分析,才能得出正确的结论。

(吕　昕)

复习思考题

扫一扫,
测一测

1. 名词解释:肺通气、肺换气、肺活量、肺牵张反射。
2. 简述肺通气的动力和阻力及其相互间的关系。
3. 简述 O_2 和 CO_2 的运输形式及影响因素。
4. 简述肺牵张反射的过程和意义。
5. 简述血液中 CO_2、O_2、H^+ 发生变化时对呼吸的调节作用。

PPT 课件
05章PPT

扫一扫，
知重点

第五章

消化和吸收

学习要点

1. 消化和吸收的概念。
2. 胃液、胰液、胆汁和小肠液的生理作用。
3. 糖、脂肪和蛋白质吸收的部位与方式。
4. 消化系统功能的调节。

食物在消化系统被分解为可吸收的小分子物质的过程，称为消化（digestion）。消化后的小分子营养物质透过消化管黏膜进入血液和淋巴的过程，称为吸收（absorption）。

食物的消化方式有两种：①机械性消化（mechanic digestion）：是指通过消化管的运动将食物磨碎，同时使食物与消化液充分混合，并将食物不断向消化管远端推进的过程；②化学性消化（chemical digestion）：是指通过消化液中消化酶的作用，将食物中的大分子物质分解成可吸收的小分子物质的过程。

消化和吸收是两个相辅相成、紧密联系的过程。此外，消化系统还能分泌多种胃肠激素，具有内分泌功能。

第一节　消　化

一、消化管平滑肌的生理特性

消化管中除口腔、咽、食管上段及肛门外括约肌是骨骼肌外，其余消化管的肌层都是平滑肌。消化管平滑肌具有以下特性。

（一）兴奋性
消化管平滑肌的兴奋性较低，收缩的潜伏期、收缩期和舒张期比骨骼肌长，收缩缓慢。

（二）富有伸展性
消化管平滑肌能适应需要进行很大程度的伸展，使胃、肠能容纳较多的食物而不发生明显的压力变化。

（三）紧张性
消化管平滑肌经常保持微弱的持续收缩状态，对保持消化管管腔内一定的基础压

212

力、维持消化器官一定的形状和位置有重要意义,也是消化管其他运动形式产生的基础。

（四）自动节律性

离体消化管平滑肌在适宜的环境中,仍能进行节律性收缩,但频率较为缓慢,节律性远不如心肌规则。

（五）对理化刺激的敏感性

消化管平滑肌对电刺激不敏感,但对某些化学物质、温度、牵拉等刺激的敏感性较高。

二、口腔内消化

食物的消化从口腔开始。在口腔内食物被咀嚼、切割、磨碎,同时与唾液混合形成食团,通过吞咽经食管进入胃。

（一）唾液及其生理作用

1. 唾液的性质和成分　唾液（saliva）是由口腔内的唾液腺分泌的混合液。唾液中的消化酶对食物的化学性消化作用很弱,但能反射性引起胃、胰、肝和胆囊等器官的活动,为消化过程准备有利条件。

唾液是无色、无味、近中性（pH 为 6.6 ~ 7.1）的液体,正常成人每日分泌量为 1.0 ~ 1.5L。其中水约占 99%,其余成分为有机物和无机物。有机物主要为唾液淀粉酶、黏蛋白、溶菌酶等,无机物有钠、钾、钙和氯等。

2. 唾液的生理作用　主要有:①湿润与溶解食物,使食物易于吞咽并引起味觉;②清洁、保护口腔,可清除口腔中的残余食物,当有害物质进入口腔时,它可起中和与冲淡作用,唾液中的溶菌酶具有杀菌作用;③唾液淀粉酶可使淀粉分解,转变为麦芽糖;④唾液尚具有排泄功能,如碘化钾、铅和汞等可随唾液排出。

（二）口腔的运动

1. 咀嚼　咀嚼（mastication）是由咀嚼肌群之间协调而有序地舒缩所完成的复杂反射动作。咀嚼是一种随意运动,其作用是:①将大块的食物切割、磨碎;②通过舌的搅拌使食物与唾液充分混合,形成食团,便于吞咽;③能加强食物对口腔内各种感受器（如味觉等）的刺激,反射性地引起胃液、胰液、胆汁等消化液的分泌和消化管的运动。

2. 吞咽　吞咽（swallowing）是将口腔内的食团经咽和食管输送到胃的过程。吞咽可随意发动,但整个过程是复杂的高度协调的反射性活动。

在吞咽过程中,食团从口腔经咽进入食管。食团进入食管后,引起食管产生蠕动,将食团输送入胃。蠕动是消化管共有的一种运动形式,它是消化管平滑肌按顺序舒缩并向前推进的波形运动。由于蠕动波的推进,食管中的食团依次向下移动被输送入胃（图下-5-1）。

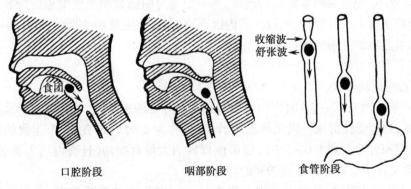

图下-5-1　吞咽的过程

吞咽反射的基本中枢在延髓。在昏迷、深度麻醉时,吞咽反射可发生障碍,食管和上呼吸道的分泌物等容易误入气管,造成窒息。

三、胃内消化

胃是消化管中最膨大的部分,具有暂时贮存食物和初步消化食物等功能。正常成人的胃,一般可容纳 1~2L 食物。经过胃的机械和化学性消化后的食团逐渐排入十二指肠。

（一）胃液及其生理作用

1. **胃液的性质和成分** 胃液是由胃腺及胃黏膜上皮细胞分泌的一种无色透明的酸性液体,pH 为 0.9~1.5,正常成人每天胃液的分泌量为 1.5~2.5L。胃液中除大量水分外,其主要成分有盐酸、胃蛋白酶原、黏液、内因子等。

2. **胃液的生理作用**

（1）盐酸:胃液中的盐酸又称胃酸,由胃底腺壁细胞所分泌。胃液中的盐酸大部分为游离酸,只有小部分与蛋白质结合成为结合酸。两者酸度的总和称为总酸度。

盐酸的主要作用是:①抑制和杀灭胃内的细菌;②激活胃蛋白酶原为胃蛋白酶,并为胃蛋白酶提供适宜的酸性环境;③使食物中的蛋白质变性易于消化;④盐酸在小肠内所提供的酸性环境有利于小肠对钙、铁和镁的吸收;⑤盐酸进入小肠后能促进胰液、胆汁和小肠液的分泌。

（2）胃蛋白酶原:由胃底腺的主细胞分泌,进入胃腔时不具活性。胃蛋白酶原在盐酸或已活化的胃蛋白酶的激活下,成为有活性的胃蛋白酶。胃蛋白酶可将食物中的蛋白质分解为䏡和䏢及少量的多肽和氨基酸。它只有在酸性较强的环境中才能发挥作用,其最适 pH 约为 2.0~3.5。当 pH 超过 5.0 时便失去活性。因此,胃液分泌不足而导致的蛋白质消化不良时,可服用胃蛋白酶和稀盐酸。

（3）黏液:胃的黏液是由胃黏膜上皮细胞、胃底腺的颈黏液细胞、贲门腺和幽门腺共同分泌的,主要成分是糖蛋白。由于糖蛋白的存在,使黏液具有较高的黏滞和凝胶特性。黏液覆盖在胃黏膜表面,形成凝胶状的黏液层,具有润滑作用,减少粗糙食物对胃黏膜的机械性损伤。还参与构成"黏液-碳酸氢盐屏障"（mucus-bicarbonate barrier）,能有效阻止 H^+ 向胃壁扩散。

（4）内因子:是由胃底腺的壁细胞分泌的一种糖蛋白,称为内因子（intrinsic factor）。内因子有两个特异性结合部位,一个是与食物中的维生素 B_{12} 结合形成复合物,保护维生素 B_{12} 免遭蛋白水解酶的破坏;另一个是与回肠黏膜上皮细胞的特异受体结合,促进维生素 B_{12} 在回肠的吸收。若内因子缺乏时,维生素 B_{12} 的吸收障碍,影响红细胞生成,引起巨幼红细胞性贫血。

（二）胃的运动

1. **胃的运动形式**

（1）容受性舒张:进食时食物刺激咽和食管等处的感受器,反射性地引起胃壁平滑肌舒张,称容受性舒张。饥饿状态时,胃容积约为 0.05L,进食后,由于胃的容受性舒张,胃容积可增大到 1.0~2.0L,结果使胃容纳大量食物,并且胃内压无明显变化。其生理意义在于使胃更好地容纳和贮存食物。

（2）紧张性收缩:胃壁的平滑肌经常处于一定程度的收缩状态,称为紧张性收缩。紧张性收缩使胃保持一定的形状和位置。进食后,胃的紧张性收缩加强,使胃内压升高,有利于胃内的消化,并能促使食糜向十二指肠推移。紧张性收缩也是胃其他运动形式有效进行的基础,如果胃的紧张性收缩过低,则易导致胃下垂或胃扩张。

（3）蠕动:食物入胃后,大约 5 分钟便开始出现蠕动。蠕动波从胃体中部开始,并有节律地向幽门方向推进,大约 3 次/分。一个蠕动波 1 分钟左右到达幽门,通常是一波未平,一波又起。其生理意义是将食物进一步磨碎,使食物与胃液充分混合形成糊状的食糜,以利于进行化学性消化。每次蠕动波可将 1～2ml 食糜推入十二指肠。

2. **胃排空**　食物由胃排入十二指肠的过程,称为胃排空(gastric emptying)。通常进食后 5 分钟左右就开始胃排空。胃的运动所引起的胃内压升高是胃排空的动力,而幽门和十二指肠的收缩则是胃排空的阻力。

胃排空的速度与食物的化学成分、物理性状和胃的运动情况有关。一般来说,流体食物比黏稠的固体食物排空快;小块食物比大块食物更易排空;在三大营养物质中,糖类食物排空最快,蛋白质次之,脂类食物的排空最慢。混合食物完全排空需 4～6 小时。

3. **呕吐**　呕吐(vomiting)是指胃及小肠的内容物从口腔强烈驱出的反射动作。临床上引起呕吐的原因很多,机械性或化学性刺激作用于舌根、咽部、胃肠、胆管、腹膜及泌尿生殖器官等处的感受器,均可引起呕吐。视觉或内耳前庭器官受到某种刺激也可引起呕吐。脑部疾患造成的颅内压增高可直接刺激呕吐中枢,引起喷射性呕吐。

呕吐时十二指肠和空肠上段收缩加强,胃和食管下段舒张,同时,膈和腹肌强烈收缩,挤压胃内物经过食管进入口腔。有时因十二指肠内容物也逆流入胃,呕吐物中可混有胆汁和小肠液。

呕吐是一种具有保护意义的防御性反射,通过呕吐可将胃内有害物质排出。故临床上对食物中毒的病人,可借催吐方法将胃内的有害物排出。但剧烈而频繁的呕吐会影响进食和正常消化、吸收,甚至会因丢失大量的消化液,而引起体内水、电解质和酸碱紊乱。

四、小肠内消化

小肠内消化是整个消化过程中最重要的阶段,在小肠内,食糜一般停留 3～8 小时。小肠的运动对食物进行机械性消化,胰液、胆汁和小肠液对食物进行化学性消化。同时许多营养物质也都在小肠被吸收。食物通过小肠后,消化和吸收过程基本完成,未被消化的食物残渣进入大肠。

（一）小肠内的消化液及其生理作用

1. **胰液**

（1）胰液的性质和成分:胰液是由胰外分泌部所分泌的一种无色透明的碱性液体,pH 约为 7.8～8.4。正常成人每日的分泌量为 1～2L。其成分主要为水、碳酸氢盐和多种消化酶(如胰淀粉酶、胰脂肪酶、胰蛋白酶原、糜蛋白酶原)等。胰液具有高效消化三大营养物质的功能,对食物的消化最全面,是消化能力最强的消化液。

（2）胰液的生理作用:①碳酸氢盐:能中和进入小肠的盐酸,使肠黏膜免受强酸的侵蚀,并为小肠内各种消化酶的活动提供适宜的碱性环境。②胰淀粉酶:可将淀粉分解为麦芽糖和葡萄糖。胰淀粉酶水解淀粉的效率较高,与淀粉接触 10 分钟即将淀粉完全水解。③胰脂肪酶:可将脂肪分解为脂肪酸、甘油一酯和甘油。④胰蛋白酶原和糜蛋白酶原:这两种酶原都是以无活性的酶原形式存在于胰液中。进入肠腔内,胰蛋白酶原被小肠液中的肠激酶激活为胰蛋白酶,胰蛋白酶又可激活糜蛋白酶原为糜蛋白酶。胰蛋白酶和糜蛋白酶都能将蛋白质分解为胨和脒。两者共同作用时,可使蛋白质分解为小分子的多肽和氨基酸。

2. 胆汁

(1) 胆汁的性质和成分:胆汁由肝细胞分泌。正常成人每日分泌量为0.8～1L。在非消化时,肝细胞分泌胆汁经胆囊管贮于胆囊内。进食时,胆汁由肝和胆囊大量排出,经胆总管进入十二指肠。

胆汁是一种味苦、色金黄的弱碱性(pH约为7.4)液体。由肝细胞分泌的胆汁称为肝胆汁;在胆囊内贮存的胆汁称胆囊胆汁。胆囊胆汁因水分和碳酸氢盐被吸收而浓缩,呈弱酸性(pH约为6.8),其颜色变为深绿色。

胆汁成分中主要有胆盐、胆色素、胆固醇、卵磷脂和多种无机盐等。胆汁中不含消化酶,但对脂肪的消化和吸收具有重要意义,其消化作用主要是通过胆盐来实现的。

(2) 胆汁的生理作用:①乳化脂肪:胆汁中的胆盐、胆固醇、卵磷脂可作为乳化剂,减低脂肪的表面张力,分散在肠腔内,使其乳化为脂肪微滴,从而增加脂肪与胰脂肪酶的接触面积,加速脂肪的分解与消化;②促进脂肪吸收:胆盐可与脂肪的分解产物形成水溶性复合物,将不溶于水的脂肪分解产物运载到小肠黏膜表面,促进脂肪的吸收;③促进脂溶性维生素吸收:胆汁在促进脂肪分解产物吸收的同时也可促进脂溶性维生素(如维生素A、D、E、K)的吸收,若胆道阻塞,胆汁排出障碍时,不仅可造成脂肪的消化和吸收障碍,也可引起脂溶性维生素的缺乏;④利胆作用:胆盐进入肠道后,大部分在回肠末端吸收入血,由肝门静脉运送到肝,称为胆盐的肠-肝循环,通过肠-肝循环到达肝细胞的胆盐还可刺激肝细胞合成和分泌胆汁,此为胆盐的利胆作用。

3. 小肠液

(1) 小肠液的性质和成分:小肠液是由小肠腺分泌的液体。小肠液是消化液中分泌量最多的一种,正常成人每日分泌量约1～3L。小肠液呈弱碱性,pH约为7.6,渗透压与血浆相对。小肠液中除水、电解质外,还有肠激酶和黏蛋白等。

(2) 小肠液的生理作用:①稀释作用:大量的小肠液可稀释消化产物,降解小肠内容物的渗透压,有利于水和营养物质的吸收;②保护作用:碱性黏稠液体可起润滑作用,同时中和十二指肠内的盐酸,保护十二指肠免受强酸的侵蚀;③消化作用:小肠液中的肠激酶可激活胰蛋白酶原,使之变为有活性的胰蛋白酶,从而促进蛋白质的消化。

(二) 小肠的运动

小肠运动对食物的消化和吸收有重要作用,其主要功能是进一步研磨、搅拌及混合食糜,推送食糜向大肠方向移动,促进食糜的消化和吸收。

1. 紧张性收缩　小肠平滑肌的紧张性收缩,是小肠进行各种运动形式的基础,可使小肠内保持一定的基础压力、以维持一定的形状和位置。当小肠紧张性收缩降低时,肠腔易于扩张,肠内容物的混合和推进减慢。相反,当小肠紧张性收缩增强时,肠内容物的混合和推进速度加快。

2. 分节运动　小肠的分节运动是一种以环行平滑肌为主的节律性收缩与舒张运动。分节运动在空腹时几乎不存在,进食后才逐渐加强。食糜所在的一段肠管,环行肌在许多部位同时收缩,把食糜分割成若干节段。随后,原收缩处舒张,原舒张处收缩,使每个节段的食糜重新分成两半,与邻近的两半各自合拢,形成一个新的节段,如此反复进行(图下-5-2)。

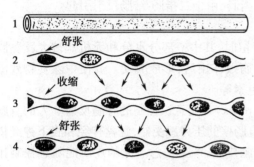

图下-5-2 小肠的分节运动示意图
1. 肠管表面观 2、3、4. 肠管纵切面表示不同阶段的食糜节段分割与合拢的情况

分节运动向远端推进肠内容物的作用很小,其主要作用是:①使食糜与消化液充分混合,便于化学性消化的进行;②使食糜与肠壁紧密接触,为吸收创造良好的条件;③挤压肠壁促进血液与淋巴回流,有利于吸收。

3. 蠕动 小肠的蠕动能将食糜向大肠的方向推送,它可发生在小肠的任何部位。一般蠕动传播的速度较慢,每个蠕动波只能把食糜推进数厘米便消失,不过蠕动可反复发生。其意义在于使经过分节运动作用的食糜向前推进到一个新肠段,然后再继续开始分节运动。

除一般蠕动外,在小肠内还存在一种推进速度快,传送距离远的蠕动形式,称为蠕动冲(peristaltic rush)。蠕动冲可把食糜从十二指肠一直推向小肠末端,甚至到达大肠。在十二指肠和回肠末段,有时可出现与蠕动方向相反的逆蠕动,使食糜在该肠段停留时间延长,有利于物质的吸收。

五、大肠内消化

食物经过小肠的消化和吸收后,剩余的残渣进入大肠。大肠没有重要的消化功能,主要功能是:①吸收肠内容物中的水和电解质,参与机体对水、电解质平衡的调节;②吸收由大肠内细菌合成的维生素 B、K 等物质;③完成对食物残渣的加工,形成和暂时贮存粪便,并控制排便。

(一)大肠液及其生理作用

大肠液由大肠腺和黏膜的杯状细胞分泌,pH 约为 8.3~8.4,正常成人每日分泌量约 0.6~0.8L,主要成分为黏液蛋白和碳酸氢盐,具有保护大肠黏膜和润滑粪便的作用。

大肠内有许多来自食物和空气的细菌,占粪便固体总量的 20%~30%。细菌中含有能分解食物残渣的酶,可利用肠腔内较为简单的物质合成人体必需的 B 族维生素和维生素 K 等物质,经肠壁吸收后为人体所利用。若长期使用肠道抗生素药物,大肠内细菌被抑制或杀灭,就会引起 B 族维生素和维生素 K 的缺乏。

(二)大肠的运动与排便

1. 大肠的运动形式

(1)袋状往返运动:由环形平滑肌不规则地收缩引起,是空腹时多见的运动形式,其作用是使结肠袋中的内容物做往返短距离的移位,但并不向前推进。

(2)分节或多袋推进运动:是一个或多个结肠袋同时收缩,把肠内容物缓慢推移到远段肠管的运动。进食后这种运动增加。

（3）蠕动：是由一些稳定向前推进的收缩波组成，能将肠内容物向前推进。通常蠕动较慢，有利于大肠对水、盐的吸收和粪便的暂时贮存。在大肠还有一种进程快、行程远的集团蠕动，通常从横结肠开始，可将大肠部分内容物推送至乙状结肠或直肠。集团蠕动多发生在进食后，食糜进入十二指肠，由十二指肠-结肠反射引起。

2. 排便

（1）粪便的形成：食物残渣在大肠停留时，其中一部分水分和无机盐被大肠黏膜吸收，剩余部分经过大肠内细菌的发酵与腐败作用后，形成粪便。粪便中除食物残渣外，还有脱落的上皮细胞、细菌、黏液、胆色素等。

（2）排便反射：排便反射（defecation reflex）是受意识控制的脊髓反射。人的直肠内平时没有粪便。当粪便进入直肠刺激直肠壁的压力感受器，经盆神经和腹下神经传入脊髓腰骶段的初级排便中枢，再传至大脑皮质，产生便意。大脑皮质能随意控制排便反射活动。若条件允许，则由大脑皮质发放下行冲动，通过盆神经引起降结肠、乙状结肠和直肠收缩，肛门内括约肌舒张，同时阴部神经的传出冲动减少，肛门外括约肌舒张，使粪便排出体外。若条件不允许，则由大脑皮质发出冲动，抑制脊髓初级排便中枢的活动，暂时抑制排便，同时还可发生直肠逆蠕动，使粪便退回结肠内。

若经常有意控制排便反射，就会降低排便中枢的敏感性，使粪便在直肠内停留时间过长，水分被吸收过多而使粪便干结，不易排出，形成排便困难，这是形成习惯性便秘常见原因之一。若直肠有炎症时，会使直肠的敏感性增高，很少的粪便就会引起便意和排便反射，导致排便次数增加，引起腹泻。

综上所述，排便反射受初级中枢和高级中枢共同调控。临床上昏迷或脊髓腰骶段以上横断的病人，由于失去了大脑皮质高级中枢的控制作用，导致大便失禁；若脊髓腰骶段初级中枢或形成排便反射的反射弧中任一环节受损都会引起大便滞留。

第二节 吸　　收

消化过程是吸收的重要基础，吸收是消化的延续，食物的消化产物经吸收后为机体的活动提供营养物质。可见消化是吸收的前提，吸收是消化的目的。

一、吸收的部位

在口腔和食管内，由于食物停留时间短，未被充分消化，所以基本上不被吸收。但有些药物如亚硝酸甘油等含在舌下，可通过口腔黏膜迅速吸收。胃的吸收能力有限，仅能吸收乙醇和少量的水。大肠的吸收能力很小，主要是吸收水分和盐类。小肠是吸收的最主要部位。在小肠内，糖类、蛋白质和脂类的消化产物以及水和无机盐等主要在十二指肠和空肠被吸收，维生素 B_{12} 和胆盐主要在回肠被吸收。这主要与消化管各部位的微细结构、食物在该部位的停留时间及被分解程度有关。

小肠对营养物质吸收的有利条件是：①小肠有巨大的吸收面积，成人小肠全长约 $5\sim7\mathrm{m}$，黏膜表面具有环形皱襞、绒毛和微绒毛等结构，使小肠的吸收面积增加约 600 倍，达 $200\mathrm{m}^2$ 左右（图下-5-3），有利于营养物质的充分吸收；②小肠绒毛内部有丰富的毛细血管、毛细淋巴管（中央乳糜管），加上平滑肌的收缩和舒张可使绒毛做伸缩运动而来回摆动，以加速血液和淋巴液的回流，有助于吸收；③食物在小肠内已消化为可被吸收的小分子物质,有利于吸收;④食物在小肠内的停留时间长,约 3~8 小时,有充分的吸收时间。

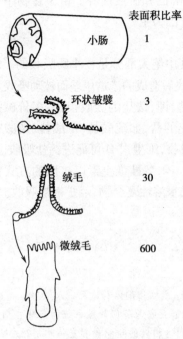

	表面积比率
小肠	1
环状皱襞	3
绒毛	30
微绒毛	600

图下-5-3 小肠的皱襞、绒毛及微绒毛模式图

二、吸收的方式和途径

营养物质通过小肠黏膜上皮细胞膜的吸收方式有单纯扩散、易化扩散、主动转运、入胞和出胞等。

营养物质的吸收可经跨细胞和旁细胞两条途径进入血液和淋巴液。跨细胞途径是指营养物质通过小肠黏膜上皮细胞的顶端进入细胞内,再经细胞的基底膜进入组织间隙的过程;细胞旁途径是指肠腔内的营养物质通过上皮细胞间的紧密连接进入组织间隙的过程。

三、主要营养物质的吸收

(一)糖类的吸收

糖类以单糖形式被小肠吸收。在被吸收的单糖中主要是葡萄糖,约占 80%,其余的几乎完全是果糖和半乳糖。葡萄糖的吸收的方式是继发性主动转运。葡萄糖与 Na^+ 共用肠黏膜上皮细胞上的同一转运蛋白,使葡萄糖与 Na^+ 同时转运入细胞内,再通过肠上皮细胞基底膜出胞入血,其过程需要 Na^+ 泵提供能量。

(二)蛋白质的吸收

蛋白质吸收的主要形式是氨基酸。吸收机制与单糖相似,也需要 Na^+ 泵提供能量。

(三)脂肪的吸收

脂肪的消化产物包括脂肪酸、甘油一酯和胆固醇等,这些产物与胆盐结合成水溶性混合微胶粒,透过肠黏膜上皮细胞表面,到达细胞微绒毛,通过微绒毛的细胞膜进入细胞内,而胆盐则被留在肠腔内继续发挥作用(图下-5-4)。

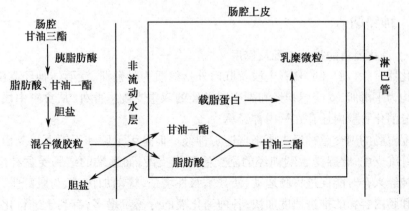

图下-5-4 脂肪吸收示意图

219

进入细胞内的长链脂肪酸在细胞内被重新合成三酰甘油,与细胞中的载脂蛋白结合成乳糜微粒,最后以出胞的方式离开细胞扩散入淋巴;中、短链脂肪酸和甘油一酯溶于水,可直接扩散入血液。因此,脂肪的吸收途径为淋巴和血液两种。由于食物中含长链脂肪酸较多,所以脂肪分解产物的吸收途径以淋巴为主。

（四）水、无机盐和维生素的吸收

正常成人每日由胃肠道吸收的液体有 8L 之多,其中绝大部分是在小肠吸收的。水的吸收靠渗透作用,即随着各种溶质,特别是 NaCl 吸收后造成的渗透压差而被动吸收。

小肠对无机盐的吸收速度如下:单价碱盐类如钠、钾、铵盐的吸收很快;多价碱盐如镁、铁、钙的吸收则很慢;凡能与钙结合而形成沉淀的盐,如硫酸盐、草酸盐、磷酸盐等,则不能被吸收。钙盐只有在溶解状态下才能被吸收,维生素 D 可促进钙盐吸收。

维生素包括水溶性维生素与脂溶性维生素两种。水溶性维生素以扩散的方式在小肠上段被吸收,而脂溶性维生素必须与胆盐结合成水溶性复合物,经扩散被吸收。

知识链接

药物的吸收

临床上口服给药方便,且多数药物能在消化道充分吸收,是常用的给药途径。

多数药物在胃肠道内以单纯扩散方式被吸收。从胃肠道吸收入肝门静脉系统的药物在到达全身血液循环之前先通过肝,在肝内代谢转化后经血液到达相应的组织器官发挥作用,最终经肾脏随尿液中排出或经胆汁从粪便排出。如果肝对药物的代谢能力强或胆汁排泄量大,会使进入全身血液循环的有效药量减少,因此,凡是在肝内易于代谢转化而被破坏的药物,口服疗效差,以注射为佳。而经舌下或直肠途径给药,由于药物不经过肝门静脉即进入全身血液循环,避免了药物被肝内代谢而导致的对药效的影响。

第三节 消化系统功能的调节

消化器官各部位的活动协调一致,密切配合,并与整体活动相适应,是通过神经和体液调节而实现的。

一、神经调节

（一）消化器官的神经支配及作用

消化器官除口腔、咽、食管上段及肛门外括约肌为骨骼肌,受躯体神经支配外,其余各部均为平滑肌,受交感神经和副交感神经的双重支配。此外,从食管中段至肛门的大部分消化管壁内还存在壁内神经丛。

支配胃肠的副交感神经主要来自迷走神经。但是舌下腺和下颌下腺受面神经的副交感纤维支配,腮腺受舌咽神经的副交感纤维支配,而远端的结肠受盆神经支配。副交感神经兴奋时能促进胃肠运动,使其紧张性增强,蠕动加快,括约肌舒张,因而胃的排空和肠内容物的推进速度加快;各种消化液的分泌量增多,有利于进行化学性消化;还可使胆囊收缩,肝胰壶腹括约肌舒张,胆汁排出量增多(图下-5-5)。

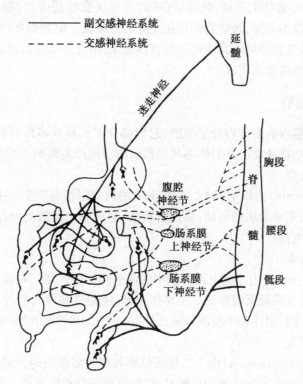

图下-5-5　胃肠的神经支配示意图

支配胃肠的交感神经从脊髓胸 1～腰 3 节段的侧角发出，经过腹腔神经节、肠系膜上神经节和肠系膜下神经节交换神经元后，节后纤维组成神经丛，分布到消化管和消化腺。交感神经兴奋时，抑制胃肠运动，使其紧张性降低，蠕动减弱或停止，括约肌收缩，因而胃的排空延缓，肠内容物向前推进的速度减慢。交感神经兴奋还可使消化液的分泌量减少，并可抑制胆囊的运动，肝胰壶腹括约肌收缩，胆汁的排出量减少。

交感神经与副交感神经的作用是对立统一的，当交感神经兴奋性增强时，副交感神经的活动则减弱；相反，当副交感神经的兴奋性增强时，交感神经的活动则减弱。

壁内神经丛包括肌间神经丛和黏膜下神经丛。它们由许多互相形成突触联系的神经节细胞和神经纤维组成，同时也接受副交感节前神经纤维和交感节后神经纤维的联系。

食物对消化管壁的机械性或化学性刺激，可不通过中枢神经而仅通过壁内神经丛，引起消化管运动和腺体分泌，称为局部反射。

（二）消化器官活动的反射性调节

调节消化器官活动的中枢存在于延髓、下丘脑和大脑皮质等处。消化活动的反射性调节包括条件反射和非条件反射。

1. 非条件反射　食物对口腔的机械性、化学性刺激作用于口腔内各种感受器，反射性地引起唾液的分泌。食物对胃肠的刺激，作用于胃肠壁内的感受器，反射性地引起胃肠运动和各种消化液的分泌。当肠内容物堆积时，又能反射性地使胃肠运动减弱，胃排空延缓，通过这些反射使消化器官各部分的活动相互影响，密切配合，更好地完成消化功能。

2. 条件反射 食物的形状、色泽、气味以及有关食物的语言,都能反射性地引起胃肠运动和消化腺的分泌,为食物的消化作好充分准备。但如果食物的外观较差或人的情绪抑郁,以及进食环境不良均可引起食欲低下,消化和吸收活动也会降低,这些影响是通过高级神经活动而实现。

二、体液调节

在胃肠道黏膜内有多种内分泌细胞,它们能分泌和释放多种胃肠激素,其作用是调节消化器官的功能活动。并对体内其他器官的功能产生影响。

(一)促胃液素

促胃液素(gastrin)由胃窦和十二指肠黏膜的内分泌细胞产生。主要作用是:①促进胃液的分泌,加强平滑肌的活动;②促进胰液、胆汁和小肠液的分泌作用;③促进胃肠道黏膜代谢和生长。

(二)促胰液素

促胰液素(secretin)由小肠上段黏膜中的内分泌细胞产生。在盐酸及蛋白质分解产物作用下,刺激促胰液素的释放。主要作用是:①促进胰液及胆汁中水和碳酸氢盐的分泌;②促进胰酶、胆汁和小肠液分泌;③抑制胃酸的分泌和胃肠的运动。

(三)缩胆囊素

缩胆囊素(cholecystokinin)由十二指肠黏膜和空肠黏膜的内分泌细胞产生。食物中蛋白质、脂肪的消化产物作用于小肠黏膜,促进缩胆囊素的释放。主要作用是:①引起胆囊收缩、肝胰壶腹括约肌舒张,促进胆汁排放;②促进胰液的分泌;③促进胃酸、小肠液的分泌。

(四)抑胃肽

抑胃肽(gastric inhibitory peptide,GIP)由十二指肠和空肠黏膜的内分泌细胞产生。脂肪及其分解产物可引起抑胃肽的释放,主要作用是抑制胃液分泌及胃的排空;促进胰岛素的释放。

此外,组胺对胃酸的分泌也有影响。正常情况下,胃黏膜释放少量组胺,通过局部弥散与邻近胃黏膜的壁细胞上的 H_2 受体结合,促进胃酸分泌。西咪替丁(H_2 受体阻断剂)可阻断壁细胞与组胺的结合,减少胃酸的分泌,所以可用于治疗消化性溃疡。

(吕 昕)

复习思考题

1. 名词解释:消化、吸收、胃排空、黏液-碳酸氢盐屏障、胃肠激素。
2. 简述消化管各段的主要运动形式和作用。
3. 简述胃肠激素的主要生理作用。
4. 简述胃液、胰液、胆汁和小肠液的主要成分和作用。
5. 简述糖、脂肪和蛋白质的主要吸收方式和途径。

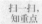
第六章

能量代谢和体温

 学习要点

1. 能量代谢、基础代谢率的概念及其影响因素。
2. 机体产热和散热的方式及体温维持稳定的调控机制。
3. 体温的正常值及生理波动。

第一节 能 量 代 谢

新陈代谢(metabolism)是人体生命活动的最基本特征之一,表现为机体与环境之间不断进行物质与能量的交换。在新陈代谢过程中,物质代谢与能量代谢是密切相关的。体内物质的分解往往伴有能量的贮存与利用。通常将物质代谢过程中所伴随的能量贮存、释放、转移和利用等称为能量代谢(energy metabolism)。

一、机体能量的来源和去路

(一)能量的来源

人体一切生命活动所需的能量,主要来源于体内糖、脂肪和蛋白质的氧化分解,这三类营养物质中蕴藏着能被机体利用的化学能,它们是人体活动的能源物质。

1. **糖** 人体所需能量的70%以上是由食物中的糖类物质提供的。它的消化分解产物葡萄糖被吸收入血液后,可供细胞直接氧化供能。当人体糖的摄入量大于消耗量时,多余的葡萄糖可以合成糖原,贮存在肝脏和肌组织中。当血糖浓度降低时,糖原可以分解成葡萄糖,维持血糖浓度相对稳定。糖分解供能与 O_2 的吸入量有关,在吸入 O_2 充分时,细胞通过糖有氧氧化产生的能量多;O_2 吸入不足时,细胞主要依靠无氧酵解产生能量,释放的能量约占有氧氧化时的 1/18,这在人体处于缺氧状态时极为重要。神经系统消耗的能量几乎全部来自于葡萄糖的有氧氧化,所以对缺氧很敏感。

2. **脂肪** 脂肪是人体内重要的供能物质,又是能源物质贮存的主要形式。脂肪被分解成甘油和脂肪酸后,在细胞内氧化释放能量。脂肪氧化释放的能量,是同等重量糖或蛋白质氧化释放能量的两倍。正常体重者在短期饥饿情况下,主要依靠脂肪供能,体内贮存的脂肪可供给饥饿者约 2 个月的能量。但由于脂肪酸经过 β 氧化作用形成大量的乙酰辅酶 A,会转化成大量酮体,因此长期饥饿者易发生酮症酸中毒。

3. 蛋白质　在生理状态下,蛋白质是人体细胞的重要组成成分,不作为供能物质。在某些特殊情况下,如长期不能进食或消耗量极大时,体内的糖原和贮存的脂肪大量消耗,能量极度缺乏时,机体才开始分解蛋白质,以维持必需的生理活动。体内过剩的氨基酸可以转变成为脂肪。

(二) 能量的去路

营养物质氧化释放出的能量约 50% 直接转变为热能,剩余部分以化学能的形式转移给二磷酸腺苷(ADP)使其转变成三磷酸腺苷(ATP),并贮存于 ATP 中。在 ATP 分解时又释放能量供给人体进行各种生理活动时利用,如骨骼肌收缩、神经传导、合成代谢、维持体温等。人体在完成各种功能活动时利用的能量除部分用于肌肉收缩做功外,其余的也转变为热能。由于人体消耗的能量绝大部分转变成热能,故可用一定时间内的产热量来衡量能量代谢的水平。ATP 是体内重要贮能和直接供能的物质,它的合成和分解是体内能量转移、贮存和利用的重要环节。由于 ATP 有直接促进或改善组织代谢的作用,临床上常把 ATP 作为治疗昏迷、休克、心、脑血管等疾病的急救辅助药物。

二、能量代谢测定的原理和方法

(一) 能量代谢测定的原理

人体的能量代谢遵循"能量守恒定律",即当能量从一种形式转化成另一种形式时,无论经过任何中间步骤,能量既不会增多,也不会减少。在生命活动中机体消耗营养物质中的化学能,将其转换成机械能、电能等多种形式的能量,机体消耗的能量,除骨骼肌收缩所做的机械功外,最终都将转化成热能。因此,在机体安静状态下,测定其单位时间内向外界所散发的总热量,就可以测算出机体的能量代谢率。

(二) 能量代谢测定的方法

目前测定机体的产热量有两种方法,即直接测热法和间接测热法,临床上常用后者。能量单位通常用卡(calorie,Cal)或焦耳(joule,J)表示。1 卡是指 1 克纯水在标准大气压下,温度上升 1 摄氏度(℃)所需要的能量。1 千卡(kcal)等于 4.19 千焦耳(kJ)。

1. 直接测热法　直接测热法是利用热量计直接测量机体在一定时间内所散发热量的方法。此方法所需设备复杂,除研究肥胖和内分泌系统疾病外,极少使用。

2. 间接测热法　能源物质糖、脂肪和蛋白质在体内氧化分解过程中,所消耗的 O_2 量、CO_2 产生量与产热量之间存在着一定的比例关系。间接测热法是根据这种比例关系,先测量出机体在一定时间内的耗 O_2 量、CO_2 产生量,间接折算出同一时间内各种食物的氧化量和产热量,从而计算出能量代谢率。

在临床实际工作中,常通过先测出人体在一定时间内的耗 O_2 量后,按如下其公式计算:

$$产热量(kJ) = 氧热价(20.19kJ/L) \times 耗 O_2 量(L)$$

三、影响能量代谢的因素

（一）骨骼肌活动

骨骼肌活动对能量代谢的影响最为显著。人体任何轻微的活动都可提高能量代谢。骨骼肌活动时需要补充能量的多少、耗 O_2 量的大小与骨骼肌活动的强度成正比关系。轻微活动时，机体耗 O_2 量比安静状态时增加 25% ~ 60%；剧烈运动时，耗 O_2 量可达到安静状态的 10 ~ 20 倍，而且在骨骼肌剧烈活动停止后的一段时间内能量代谢仍然维持在较高水平。

（二）环境温度

人体在安静状态下，环境温度 20 ~ 30℃ 时能量代谢最稳定。当环境温度低于20℃时，能量代谢开始增强，在低温寒冷的环境中，人体会发生战栗和肌肉紧张度增强，体内能量代谢显著提高，以维持正常体温。当环境温度超过 30℃ 时，人体内的生物化学反应速度加快，人体的呼吸功能、循环功能加强等使能量代谢增强。

（三）食物的特殊动力效应

人从进食后 1 小时左右开始，延续到 7 ~ 8 小时左右，同样处于安静状态，其产热量却比进食前有所增加。这种由于摄入食物引起人体产生"额外"的能量消耗作用称为食物的特殊动力效应。摄入蛋白质食物可使机体"额外"的产热量增加 25% ~ 30%，糖和脂肪的摄入可使产热量增加 4% ~ 6%，混合性食物产热量大约增加 10%。产生食物特殊动力效应的原因尚不清楚。可能与营养物质在体内的中间代谢反应有关，如肝内氨基酸脱氨基反应额外消耗能量等。

（四）精神活动

精神和情绪活动对能量代谢也有较大的影响。人处于紧张状态时，如激动、愤怒、恐惧、焦虑等，能量代谢可以显著增高。这可能是精神状态变化时，肌紧张增强，交感神经-肾上腺髓质系统兴奋，刺激代谢的激素分泌增多等，使能量代谢增强所致。

四、基础代谢

人体在基础状态下的能量代谢称为基础代谢（basal metabolism）。所谓基础状态是指人体在静卧肌肉放松、清晨清醒而又安静、室温 20 ~ 25℃、空腹（禁食 12 小时以上）的状态。它去除了骨骼肌活动、精神情绪、环境温度和食物的特殊动力效应对能量代谢的影响。此时的能量消耗主要用于维持心跳、呼吸等最基本的生命活动。

单位时间的基础代谢称为基础代谢率（basal metabolic rate，BMR）。基础代谢率有两种表示方法。一种称为绝对值表示法，即以每小时、每平方米体表面积的产热量代表，其单位是 $[kJ/(m^2 \cdot h)]$，它与年龄、性别、体表面积有关。我国人正常的基础代谢率见表下-6-1。另一种称为相对值表示法，即以实际测得的数值与正常人平均值相差的百分率表示，相差在 ±15% 以内的都属于正常，如果相差超过 ±20%，则有可能是病理变化。甲状腺疾病是引起 BMR 改变的最常见的原因。甲状腺功能亢进时，BMR可比正常值高 25% ~ 80%；而甲状腺功能低下时，BMR 可比正常值低 20% ~ 40%。因此基础代谢的测定是临床诊断甲状腺疾病的重要辅助方法。另外如肾上腺皮质和脑垂体的功能改变也可引起 BMR 的变化。发热时，体温升高 1℃，BMR 可升高 13%。

表下-6-1 我国人正常基础代谢率的平均值[kJ/(m² · h)]

年龄(岁)	11 ~ 15	16 ~ 17	18 ~ 19	20 ~ 30	31 ~ 40	41 ~ 50	51 以上
男性	195.5	193.4	166.2	157.8	158.7	154.1	149.1
女性	172.5	181.7	154.1	146.4	146.9	142.4	138.6

第二节 体温及其调节

人和动物都具有一定的温度称为体温(body temperature),高等动物的体温是相对稳定的,故称为恒温动物。正常的体温是有机体进行新陈代谢和生命活动的必要条件。

一、人体体温及其生理波动

人体的体温可以分为体表温度和体核温度。体表温度较低而不稳定,易受环境温度变换的影响,且各部位的温差较大。体核温度也称深部温度,它相对稳定,但由于各器官的代谢水平不同,故也有差异,肝内温度为38℃,在全身各器官中最高。由于血液循环是体内传递热量的主要途径,因此深部各器官温度基本一致。

(一) 体温的正常值

生理学上所说的体温是指身体深部的平均温度。但由于临床上不易测定,所以常选用直肠、口腔和腋下为测定部位(表下-6-2)。无论是直肠温度还是口腔温度或腋窝温度,正常值均为37℃左右,这正是机体新陈代谢所需的适宜温度范围。

表下-6-2 体温的特点与正常值

部位	特 点	正常值
口腔温度	温度值准确,测量方便	36.7 ~ 37.7℃
直肠温度	接近于体核温度	36.9 ~ 37.9℃
腋下温度	温度较低,不能正确反映体温	36.0 ~ 37.4℃

(二) 体温的生理波动

在生理情况下,体温可随昼夜、年龄、性别等因素而有所变化,但其变化幅度一般不超过1℃。

1. 昼夜节律 生理情况下,体温具有昼夜周期性波动,每日清晨2~6时体温最低,午后1~6时最高,以后逐渐下降,午夜后又达最低水平,每天波动的幅度不超过1℃。体温的这种昼夜周期性波动称为昼夜节律,可能受地球自转周期的影响,是由生物体内在的生物节律所决定。实验研究表明,高等动物的下丘脑具备生物钟的功能,下丘脑的视交叉上核是生物节律的控制中心。

2. 性别 同龄人相比,成年女性的平均基础体温较男性高0.3℃,可能与女性皮下脂肪丰富,散热较少有关。除性别差异外,女子的基础体温(清晨醒来,未起床测得)还随月经周期发生规律性变化(图下-6-1)。月经期和排卵前期体温较低,排卵日降低0.2~0.3℃,是月经周期中体温最低的时间,此后体温升高,较排卵前期高0.3~

0.6℃,并持续至下次月经开始。体温的波动与体内黄体分泌的孕激素有关。临床上可通过测定女子的基础体温,检测受试者的排卵日期。

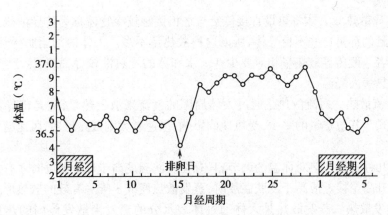

图下-6-1 女子月经周期中的基础体温曲线

3. 年龄差异 新生儿和幼儿体温略高于成人。新生儿特别是早产儿的体温调节机构尚未发育完善,其体温易受环境温度的影响而变动,应加强护理。老年人的代谢活动减弱,体温较青壮年低,对外界环境温度变化的代偿能力下降,也要注意保暖和散热。

4. 其他因素的影响 如骨骼肌活动、情绪激动和精神紧张等都会使机体的产热增多,体温升高,但这种体温升高都是暂时的。手术麻醉和某些药物可导致体温降低,故应注意保暖。因此在测定体温时,为确保其准确性,应注意排除上述影响因素。

二、机体与外界环境之间的热量交换

如上所述,体内营养物质在代谢中释放出的化学能,50%以上以热能的形式用以维持体温,其余部分载荷于 ATP 分子中,经过转化与利用,也转变成热能,同时人体又不断通过体表散发热能。人类体温的恒定就是在体温调节机构的控制下,通过产热与散热两个动态过程来维持体温的稳定。

（一）产热过程

体内的热量来源于三大营养物质在进行分解代谢时所产生。人体主要的产热器官是肝和骨骼肌,肝是人体内代谢最旺盛的器官,产热量最大,在安静时就以肝的产热最多;骨骼肌占体重的40%,具有巨大的产热潜能,特别是在剧烈运动时其产热量可增加40倍。人体在寒冷环境中发生的寒战,可使代谢率提高4～5倍,在补充体热散失,维持体温方面有一定作用。产热活动还受到神经-体液因素的调节,如甲状腺素、肾上腺素的分泌增多,可导致产热量的增加;交感神经兴奋也会导致产热量的增加。

（二）散热过程

人体的主要散热是通过皮肤来完成的,其形式有"辐射"、"对流"、"传导"和"蒸发",仅有一小部分是通过呼吸道、尿道和消化管而散热的。血液循环与人体的散热有着密切的联系,当皮肤血管扩张时,血流量增多,散热量也随之增多;反之散热量减少。

1. 辐射散热 人体以热射线(红外线)的形式将体热传向体外称为辐射散热。在

21℃的温度环境中,约有60%热量是通过此种方式发散的。散热量的多少取决于皮肤与环境的温度差及机体的有效散热面积,温度差越大,散热越多,有效散热面积越大,散热量越多。

2. 传导散热　人体将热量直接传给与之相接触较冷物体称为传导散热。由于人体经常接触的都是一些不良导体,所以这种散热量不多。人体内的脂肪导热性能差,所以肥胖者一般传导散热量相对要少些。水和冰的导热性较好,故临床上常用冰袋、冷敷给高热病人降温。

3. 对流散热　对流散热是通过人体周围的气流来散发热量,它是传导散热的一种特殊形式。其散热量的多少,受风速的影响,风速越大则散热越多,风速越小则散热越少。

以上几种直接散热对体温的调节,只有在皮肤温度高于环境温度时才有意义。当环境温度升高至接近或高于皮肤温度时,蒸发散热便成了唯一有效的散热形式。

4. 蒸发散热　蒸发散热是人体通过体表水分的蒸发来散发体内的热量。据测定,在常温条件下每蒸发1g水可散发2.43kJ的热量,它是一种有效的散热途径。蒸发散热的形式有两种:①不感蒸发:人即使处在环境温度较低时,皮肤和呼吸道也不断有水分渗出而被蒸发掉,这种水分的蒸发不为人所察觉,且与汗腺活动无关。室温在30℃时,不感蒸发量相当恒定,人体24小时的不感蒸发量为1000ml左右,其中皮肤蒸发约为600~800ml。②可感蒸发:人在安静状态下,当环境温度在30℃左右时,便开始出汗,环境温度越高,发汗速度越快。若在高温环境中时间过久,发汗速度会因汗腺疲劳而发汗减慢;若环境湿度高时,汗液不易蒸发,体热反而不易散失,结果会反射性引起大量出汗。

三、体温的调节

体温的调节是指在环境温度发生变化时,人体通过体温调节中枢作用,影响产热与散热两个过程,从而使人体温度保持相对不变。与温度调节有关的结构有温度感受器和体温调节中枢。

(一) 温度感受器

1. 外周温度感受器　存在于皮肤、黏膜和内脏中的热感受器和冷感受器。两种感受器各对一定范围的温度敏感。热感受器在43℃时发放的冲动频率最高,而冷感受器在28℃时发放冲动的频率最高。当温度偏离这两个数值时,其发放的冲动频率都将减少。外周温度感受器对温度的变化速率更为敏感。

2. 中枢温度感受器　存在于中枢神经系统内的对温度变化敏感的神经元称为中枢温度感受器。脊髓、脑干网状结构及下丘脑都含有这类神经元。其中包括对温度升高敏感的热敏神经元和对温度降低敏感的冷敏神经元。实验研究表明,中枢温度感受器主要分布于下丘脑。提高或降低下丘脑前部区域温度,可分别引起散热和产热反应。

(二) 体温调节中枢

在整个中枢神经内都存在有体温调节的中枢结构,据多种恒温动物脑分段切除实验证明,只要保持下丘脑及其以下的神经结构的完整,动物就具有维持体温相对稳定的能力。这说明了体温调节的重要中枢就在下丘脑内。如果破坏下丘脑,动物就不能再维持体温的相对稳定。大量的实验证明,体温调节的整合中枢在下丘脑-视前区。

（三）体温调控的机制

人的体温调节可分为自主性体温调节（autonomic thermoregulation）和行为性体温调节（behavioral thermoregulation）两类。自主性体温调节是在下丘脑-视前区的体温调节整合中枢的作用下进行的。目前公认的是"调定点学说"。该学说认为,在体温调节整合中枢内有一个类似恒温调节器的结构称为"调定点"（set point）,其调控值为37℃,当体温高于37℃时,通过体温调节整合中枢的作用,使产热减少,散热增加,使体温降回到37℃;当体温低于37℃时,仍通过体温调节整合中枢的作用,使产热增加,散热减少,体温回升到37℃。行为性体温调节则是通过意识活动来调控体温,例如,增减衣物,躲避过冷和过热的环境或创造一个更加适宜生存的环境。

体温的恒定是人体生命活动的必要条件,因为在新陈代谢过程中的一系列生物化学反应都需要恒定的温度。体温过高或过低都会影响生命活动,甚至危及生命。体温高于40~41℃会出现神经系统功能障碍,表现为神志不清等。体温超过42~43℃或低于22~23℃时,将危及生命。

知识链接

发热与退热

临床上某些发热病人,致病菌或损伤组织释放出的某些致热原可作用于下丘脑体温调节中枢,使调节点被重新调定,即发生上移,如上移到39℃。当体温低于这一新的调节点水平时,在体温调节中枢的作用下,机体的产热活动增强而散热活动减弱,使体温升高,直到39℃,并在新的调节点维持动态平衡。因此,在体温升高的过程中常常伴有畏寒和寒战等症状。如果致热原不消除,机体就会处于持续发热状态。阿司匹林可被致热原重新调定的体温调定点重新回到正常水平,因而能使发热患者的体温降至正常。

（吕　昕）

 复习思考题

1. 名词解释:能量代谢、基础代谢率、体温。
2. 说出人体体温的特点和正常值。
3. 说出4种散热方式的散热过程。
4. 用调定点学说来说明体温调控机制。

第七章

尿的生成和排放

学习要点

1. 尿的生成过程。
2. 尿生成的调节及意义。

　　机体将代谢终产物、进入体内的异物及过剩的物质,经血液循环,由排泄器官排出体外的过程,称为排泄(excretion)。

　　机体的主要排泄器官有:①呼吸器官:以气体形式排出 CO_2、少量水和挥发性物质等;②消化器官:唾液腺可排出少量的铅和汞,随粪便排出的胆色素和部分无机盐;③皮肤:以分泌汗液的形式排出水、少量无机盐、尿素及乳酸等代谢产物;④肾:以尿液形式排出水、无机盐、胆色素、尿素、尿酸、肌酐、氨、某些药物和毒物等。由于肾脏排出的代谢产物种类最多,数量最大,所以肾脏是人体内最重要的排泄器官,它在维持机体内环境稳态中具有重要作用。

第一节　尿的生成过程

　　尿的生成是通过肾单位和集合管共同完成的。尿生成的过程包括:肾小球的滤过功能、肾小管和集合管的重吸收功能、肾小管和集合管的分泌功能,这是三个密切配合,相互联系的环节。

一、肾小球的滤过功能

　　肾小球滤过(glomerular filtration)是指当血液流经肾小球毛细血管时,除了大分子的血浆蛋白外,血浆中的水和小分子溶质,经肾小球滤过膜进入肾小囊腔,形成原尿的过程。原尿中除了不含大分子的血浆蛋白外,其余各种成分的浓度、渗透压和 pH 值与血浆成分基本相同(表下-7-1)。

　　（一）肾小球滤过膜

　　肾小球滤过膜是肾小球滤过功能的结构基础。它是由三层结构组成,包括:①内层是肾小球毛细血管内皮细胞,膜上有窗孔,为原尿滤过的第一道屏障,能阻止血细胞通过;②中层是基膜,膜上有网孔,为滤过膜的主要滤过屏障,能阻止血浆蛋白的通过;③外层是肾小囊的脏层。肾小囊脏层是由足细胞组成,足细胞有初级突起和次级突起,突起与突起之间相互交错形成的裂隙称为裂孔,裂孔上覆有裂孔膜,它是滤过的最后一道屏障。上述三层结构形成了滤过膜的机械屏障。同时,滤过膜的三层结构均能分泌带有负电荷的糖蛋白,形成了滤过膜的电学屏障。

表下-7-1 血浆、原尿、终尿的成分含量比较(g/L)

成分	血浆	原尿	终尿	终尿/血浆 （倍数）
Na$^+$	3.3	3.3	3.5	1.1
K$^+$	0.2	0.2	1.5	7.5
Cl$^-$	3.7	3.7	6.0	1.6
碳酸根	1.5	1.5	0.07	0.5
磷酸根	0.03	0.03	1.2	40
尿素	0.3	0.3	18.0	67
尿酸	0.02	0.02	0.5	25
肌酐	0.01	0.01	1.5	150
氨	0.001	0.00	0.4	400
葡萄糖	1.0	1.0	0	—
蛋白质	70.0~90.0	微量	0	—
水	900	980	960	1.1

由于机械屏障和电学屏障的存在,滤过膜具有选择通透性,使其对血浆中的物质进行高度选择,这种选择影响了原尿的成分。当血浆流经肾小球毛细血管时,除血浆蛋白外,血浆中的水分、小分子溶质均可以透过滤过膜进入肾小囊腔中,形成原尿。所以原尿和血浆最本质的区别在于原尿中不含蛋白质。

（二）有效滤过压

肾小球滤过的动力是有效滤过压(effective filtration pressure)。有效滤过压是由促进肾小球滤过的动力与对抗肾小球滤过的阻力之间的差值。肾小球毛细血管血压时推动血浆成分滤出的力量,是肾小球滤过的动力;血浆胶体渗透压和肾小囊内压是阻碍血浆成分滤出的力量,是肾小球滤过的阻力。有效滤过压是三者的代数和(图下-7-1)。

肾小球有效滤过压=肾小球毛细血管血压-(血浆胶体渗透压+肾小囊内压)

在肾小球毛细血管的入球端,肾小球毛细血管血压约为45mmHg(6.0kPa),血浆胶体渗透压约为25mmHg(3.3kPa),肾小囊内压约为10mmHg(1.3kPa);由于入球小动脉粗,出球小动脉细,在肾小球毛细血管的出球端,肾小球毛细血管压与入球端几乎相等,仍为45mmHg(6.0kPa)。滤过膜对血浆蛋白不通透,伴随着水和小分子物质的不断滤出,血浆蛋白的浓度逐渐增大,单位溶液中溶质颗粒数目增多,导致血浆胶体渗

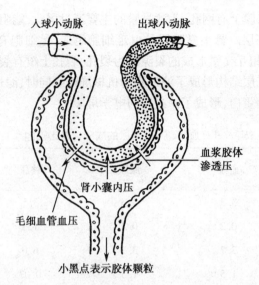

入球小动脉　　　出球小动脉

血浆胶体
渗透压

肾小囊内压

毛细血管血压

小黑点表示胶体颗粒

图下-7-1　肾小球有效滤过压示意图

透压升高,在肾小球毛细血管的出球端,血浆胶体渗透压约为35mmHg(4.7kPa);由于肾小球滤过的原尿源不断地流入肾小管,所以肾小囊内压仍为10mmHg(1.3kPa)。

根据以上数值,可计算出肾小球的有效滤过压。

入球端　有效滤过压:45-(25+10)=10mmHg(1.3kPa)

出球端　有效滤过压:45-(35+10)=0mmHg(0kPa)

由此可见,肾小球的滤过是从肾小球毛细血管的入球端开始,从入球端到出球端,随着水分和小分子物质的滤出,血浆胶体渗透压逐渐升高,肾小球的有效滤过压逐渐降低,至肾小球毛细血管的出球端,有效滤过压降为0mmHg(0kPa)。当肾小球有效滤过压为0mmHg(0kPa)时,达到滤过平衡,肾小球的滤过停止。

(三)肾小球滤过率

单位时间(每分钟)内两肾所生成的原尿量,称肾小球滤过率(glomerular filtration rate,GFR)。正常成人安静时肾小球滤过率为125ml/min,据此推算,每昼夜产生原尿的量可高达180L。肾小球滤过率与肾血流量的比值,称为滤过分数。安静状态下,肾血流量为1200ml/min,按血细胞比容为45%计算,肾血浆量约为660ml/min,故滤过分数为125/660×100%=19%。由此可知,,流经肾的血浆约有1/5由肾小球的滤过膜滤入肾小囊腔,生成原尿。肾小球滤过率和滤过分数是衡量肾功能的重要指标。

(四)影响肾小球滤过的因素

1. 滤过膜的改变

(1)滤过膜的通透性:生理情况下,肾小球滤过膜的通透性比较稳定,肾小球滤过率变化不大。但在某些病理情况下,如缺氧或炎症时,由于滤过膜的机械屏障和电学屏障受到损伤,滤过膜的通透性增大,使血细胞和血浆蛋白"漏出",从而出现血尿和蛋白尿。

(2)滤过膜的面积:正常情况下,人体所有肾小球均处于活动状态,两肾的有效滤过面积约为1.5m²。肾脏具有较大的代偿功能,只有当大量肾小球受到破坏时,才导致肾小球滤过面积减小,使肾小球滤过率降低,出现少尿或无尿。如急性肾小球肾炎时,因炎症使肾小球毛细血管管腔变窄或阻塞,有效滤过面积显著减小,肾小球滤过率明显降低,出现少尿甚至无尿现象。

2. 有效滤过压的改变　在肾小球毛细血管压、血浆胶体渗透压和肾小囊内压三种要素中,任何一个要素发生改变,都会影响有效滤过压,从而影响肾小球滤过率。

(1) 肾小球毛细血管血压:肾小球毛细血管压受全身动脉血压的影响。当体循环动脉血压在 80～180mmHg(10.7～24.0kPa)的范围内时,由于肾脏的自身调控机制,肾脏的血流量可保持相对稳定,肾小球毛细血管血压无明显变化,有效滤过压保持相对稳定,使肾小球滤过率无明显异常。但当体循环动脉血压低于 80mmHg(10.7kPa)时,由于超出了肾脏自身调节的范围,自身调节不起作用,此时,支配肾脏的交感神经兴奋,缩血管物质释放,肾动脉收缩,使肾脏的血流量减少,肾小球毛细血管压下降,有效滤过压降低,从而会引起少尿。当体循环动脉血压低于 40mmHg(5.3kPa)时,肾小球毛细血管血压显著下降,肾小球滤过率下降为零,尿生成停止,可导致无尿。故大量失血引起体循环动脉血压下降的病人,常出现少尿或无尿。

(2) 血浆胶体渗透压:生理状态下,血浆胶体渗透压较为稳定,对肾小球有效滤过压和肾小球滤过率影响不大。只有血浆蛋白浓度明显降低时,才会引起血浆胶体渗透压下降,此时,有效滤过压增大,肾小球滤过率随之升高,尿量将增多。例如,当静脉输入大量生理盐水时,将引起尿量增多。这是由于大量输入生理盐水时,使血浆蛋白被稀释,血浆蛋白的浓度下降,血浆胶体渗透压降低,有效滤过压增大,肾小球滤过率升高,导致尿量增多。

(3) 肾小囊内压:正常情况下,肾小球滤出的原尿由于源源不断地流入到肾小管,所以肾小囊内压较为稳定。但在肾盂结石、输尿管结石、肿瘤压迫、某些药物结晶体等情况时,通向膀胱的尿路会发生梗阻,导致肾小囊内压升高,使肾小球有效滤过压减小,肾小球滤过率降低,原尿生成量减少。

3. 肾血液流量的改变　肾脏血流量对肾小球滤过率有很大的影响,主要是影响滤过平衡的位置。正常情况下,由于肾脏的自身调节,肾脏的血流量保持相对稳定。但在某些生理因素(如剧烈运动、高温)或病理因素(如大失血、脱水、缺氧)等情况下,引起支配肾脏的交感神经兴奋,肾血管收缩,肾血流量和肾血浆流量显著减少,血浆胶体渗透压上升的速度加快,导致有效滤过压下降的速度加快,致使滤过平衡点前移,靠近入球小动脉端,有效滤过面积就减少,肾小球滤过率降低,使原尿生成量减少。

二、肾小管和集合管的重吸收功能

原尿由肾小囊流入肾小管后,称为小管液。小管液在流经肾小管和集合管时,其中绝大部分水和某些溶质透过肾小管和集合管管壁上皮细胞,重新回到周围血液中的过程,称为肾小管和集合管的重吸收(reabsorption)功能。小管液流经肾小管和集合管后,成为终尿。原尿与终尿相比较,无论从数量和质量上都有显著的差别。从数量上看,正常成人每昼夜生成原尿的量约为180L,而终尿量仅有 1.5L 左右。说明原尿中约99%的水被肾小管和集合管重吸收了,只有 1% 的水以尿液的形式排出体外。从质量上看,原尿与血浆中所含的葡萄糖浓度相同,而终尿却无葡萄糖。这说明肾小管和集合管有较强的重吸收能力,可将小管液中的水和某些溶质重吸收回到血液中。

（一）重吸收的部位和方式

1. 重吸收的部位　各段肾小管上皮细胞在形态结构上有一定差异,因而重吸收的能力也不同。由于近端小管重吸收物质的数量最大,种类最多,所以是各类物质重吸收的主要部位。正常情况下小管液中 65% ~ 70% 的 Na^+、K^+、Cl^- 和水,80% ~ 90% 的 HCO_3^- 以及全部葡萄糖、氨基酸和维生素等,都在近端小管被重吸收。余下的水和盐类,大部分在髓袢的细段、远端小管和集合小管进行重吸收,少量随尿排出体外。

肾小管和集合管对各种物质的重吸收具有一定的选择性。如葡萄糖、氨基酸在近端小管全部被重吸收;水、Na^+、K^+、Cl^- 等大部分被重吸收;尿素小部分被重吸收;而肌酐则完全不被重吸收。

肾小管和集合管对各种物质的重吸收能力是有一定限度的,如果原尿中某些物质的量超过了肾小管和集合管对该物质重吸收的限度时,该物质将在终尿中出现。

2. 重吸收的方式　重吸收有主动重吸收和被动重吸收两种。

主动重吸收是指肾小管上皮细胞通过消耗能量,逆浓度差或电位差,将小管液中的某些物质转运至管周组织液并进入血液的过程。如葡萄糖、氨基酸、Na^+ 等,其重吸收的过程都属于主动重吸收,需要消耗能量。

被动重吸收是指小管液中某些物质依靠化学机制和物理机制,从管腔内通过肾小管壁进入到管周组织液并进入血液中的过程。如水、尿素、HCO_3^- 和 Cl^- 大部分的重吸收都属于被动重吸收,不需要消耗能量。被动重吸收包括扩散、渗透和溶剂拖曳等。

两种重吸收方式之间亦有密切联系。主动重吸收可促进被动重吸收。例如,Na^+ 的重吸收使小管液内的电位降低,肾小管外的电位升高,形成肾小管内外的电位差,Cl^- 则顺电位差被动重吸收;由于 Na^+ 与 Cl^- 的重吸收使小管液的渗透压有所降低,导致小管液中的水分向管腔外高渗区扩散,构成了水的被动重吸收。

（二）肾小管液中主要物质的重吸收

1. Na^+、Cl^- 的重吸收　小管液中 99% 以上的 NaCl 被肾小管和集合管重吸收,仅有不到 1% NaCl 从尿中排出。除髓袢降支细段外,其他各段对 NaCl 均有一定的重吸收能力。其中 65% ~ 70% 的 NaCl 在近端小管被重吸收,髓袢重吸收的量约为 20%,其余在远曲小管和集合管被重吸收。

近端小管的不同部位对 NaCl 的重吸收机制有所不同。前半段对 Na^+ 的重吸收是主动重吸收,在重吸收 Na^+ 的同时,伴随着葡萄糖、氨基酸的重吸收和 H^+ 的分泌,此段对 Cl^- 没有通透性。后半段,小管液中 Cl^- 浓度高于小管外,Cl^- 顺着浓度差通过细胞与细胞之间的紧密连接进入细胞间隙,被动重吸收。由于 Cl^- 的重吸收,造成小管内外的电位差,Na^+ 顺着电位差通过细胞与细胞之间的紧密连接而被重吸收。因此在近端小管的后半段,NaCl 的重吸收是被动重吸收。

髓袢各段对 NaCl 的重吸收机制也不一样。髓袢降支细段对水通透,对 NaCl 不通透。当小管液流经此段时,NaCl 的浓度逐渐升高,造成小管内外的浓度差。髓袢升支细段对水不通透,但对 NaCl 通透性较高,小管液中的 NaCl 顺着浓度差扩散至管周组织间隙而被重吸收。髓袢升支粗段对 NaCl 的重吸收是继发性主动转运。此段肾小管腔面膜上有 Na^+-K^+-2Cl^- 同向转运体,将 Na^+、K^+、Cl^- 按照 1∶1∶2 的比例由膜外转移到膜内,Na^+ 顺着电-化学梯度进入膜内,为 K^+ 和 Cl^- 的转运提供能量,进入细胞内的 Na^+ 通过钠钾泵泵至组织间隙。呋塞米(速尿)和利尿酸等利尿剂能抑制髓袢升支粗段对

NaCl 的重吸收,以达到利尿效应。

远曲小管和集合管对 NaCl 的重吸收也属于主动重吸收,在重吸收 NaCl 的同时伴随着水的重吸收。Na^+ 的重吸收受醛固酮的调节,而水的重吸收主要受抗利尿激素的调节。此段对 NaCl 的重吸收伴随着 K^+ 和 H^+ 的分泌。

2. K^+ 的重吸收 小管液中 99% 以上的 K^+ 被重吸收。近端小管是 K^+ 重吸收的主要部位,属于主动重吸收,具体机制不详。所以由终尿排出的 K^+ 几乎全是由远曲小管和集合管分泌的 K^+。

3. 水的重吸收 肾小球滤出的水 99% 被肾小管和集合管重吸收了,仅有 1% 的水随终尿排出体外。若肾小管和集合管对水的重吸收量减少 1%,则尿量就会成倍增加,说明水的重吸收量的多少可直接影响终尿量。

水的重吸收包括必需性重吸收和调节性重吸收两种。必需性重吸收发生在近端小管,此段对水的重吸收量占肾小球滤过率的 65% ~ 70%,它是伴随着 Na^+、K^+、Cl^- 和葡萄糖等溶质的重吸收而被重吸收的,属于等渗性重吸收。与体内是否缺水无关,为必需性重吸收。调节性重吸收发生在远曲小管和集合管,此段对水的重吸收受抗利尿激素的调节,它可以根据体内需水情况而增减,属于调节性重吸收。当机体缺水时,抗利尿激素分泌增多,对水的重吸收增多,尿量减少;反之,当体内水过剩时,抗利尿激素分泌量减少,对水的重吸收减少,尿量增多。故远曲小管和集合管对水的重吸收在调节机体水平衡和血浆晶体渗透压方面具有非常重要的意义。

4. 葡萄糖的重吸收 原尿中的葡萄糖浓度与血浆中的葡萄糖浓度相等,但在正常情况下,终尿中几乎不含葡萄糖,说明原尿中的葡萄糖在近端小管全部被重吸收回血液了。在近端小管,小管液中的 Na^+ 和葡萄糖与腔面膜上的 Na^+-葡萄糖同向转运体结合,通过继发性主动转运被重吸收,进入膜内的 Na^+ 在基侧膜上钠钾泵的作用下,被转运到膜外,造成膜内外两侧的 Na^+ 的浓度差,Na^+ 顺着浓度差转运为葡萄糖逆浓度转运提供能量。

正常人空腹血糖浓度为 80 ~ 120mg/100ml,此时肾小球滤出的葡萄糖在近端小管全部被重吸收,终尿中不含葡萄糖。由于近端小管对葡萄糖的重吸收是有一定限度的,因此当血糖浓度超过 180mg/100ml(或 9.99mmol/L)时,由于肾小管对葡萄糖的重吸收能力已达到极限,使肾小球滤出的葡萄糖不能全部被重吸收,此时尿中开始出现葡萄糖,称为糖尿。我们把尿中开始出现葡萄糖的血糖浓度,称为肾糖阈。肾糖阈的正常值是 160 ~ 180mg/100ml(或 8.88 ~ 9.99mmol/L)。

5. HCO_3^- 的重吸收 正常情况下,肾小球滤出的 HCO_3^- 几乎全部被肾小管和集合管重吸收,其中 80% 的 HCO_3^- 在近端小管重吸收。肾小球滤出的 $NaHCO_3$ 解离出 Na^+ 和 HCO_3^-,小管液中的 HCO_3^- 与近端小管分泌的 H^+ 结合生成 H_2CO_3,H_2CO_3 在碳酸酐酶(carbonic anhydrase,CA)的作用下迅速分解为 H_2O 和 CO_2,CO_2 以单纯扩散的方式进入细胞内,与细胞内的 H_2O 在碳酸酐酶的作用下再次合成 H_2CO_3,H_2CO_3 解离出 H^+ 和 HCO_3^-。H^+ 通过官腔膜上 Na^+-H^+ 交换分泌到肾小管腔,而 HCO_3^- 与 Na^+ 一起被重吸收。由此可见,近端小管对 HCO_3^- 的重吸收是以 CO_2 的形式进行的。

6. 其他物质的重吸收 原尿中的氨基酸几乎全部在近端小管被重吸收,重吸收机制与葡萄糖基本相同,也是继发性主动转运;部分尿酸在近端小管被重吸收;大部分 Ca^{2+}、Mg^{2+} 在髓袢升支粗段被重吸收;小管液中的微量蛋白质在近端小管内通过入胞

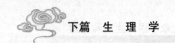

作用被全部重吸收。

三、肾小管和集合管的分泌功能

肾小管和集合管上皮细胞将自身代谢产物及血液中的某些物质排入小管液中的过程,称为肾小管和集合管的分泌(secretion)功能。肾小管和集合管分泌的物质主要有 H^+、K^+ 和 NH_3 等,对调节体内酸碱平衡具有重要意义。

(一) H^+ 的分泌

近端小管、远曲小管和集合管上皮细胞均有分泌 H^+ 的功能,其中近端小管分泌的 H^+ 功能最强。细胞代谢产生的 CO_w 或小管液中扩散到细胞内的 CO_w 与 H_2O 在碳酸酐酶作用下生成 H_2CO_3,后者又解离成 H^+ 和 HCO_3^-。H^+ 产生后即由上皮细胞主动分泌到小管液中,每分泌一个 H^+,就会重吸收一个 Na^+,所以 H^+ 的分泌和 Na^+ 的重吸收这两个过程是相耦联的,称为 H^+-Na^+ 交换。进入细胞的 Na^+ 再与细胞内解离出来的 HCO_3^- 一起转运到血液中,生成 $NaHCO_3$。所以,H^+ 的分泌与 HCO_3^- 的重吸收是密切相关的。因此,肾小管和集合管分泌 H^+ 可促进 HCO_3^- 的重吸收,具有排酸保碱的作用,对维持体内酸碱平衡具有重要意义。

(二) K^+ 的分泌

原尿中的 K^+ 大部分在近端小管被重吸收了,所以终尿中的 K^+ 主要来自远端小管和集合管的分泌。K^+ 的分泌与 Na^+ 的主动重吸收有密切联系。在小管液中的 Na^+ 在主动重吸收的同时,K^+ 被分泌到小管液内,这种现象称为 K^+-Na^+ 交换。在远曲小管和集合管不仅有 K^+-Na^+ 交换,还有 H^+-Na^+ 交换,所以 K^+-Na^+ 交换和 H^+-Na^+ 交换两者之间存在着相互竞争,即当 H^+-Na^+ 交换增强时,K^+-Na^+ 交换减弱;反之,H^+-Na^+ 交换减弱时,K^+-Na^+ 交换增强。当机体酸中毒时,由于肾小管上皮细胞内碳酸酐酶活性增强,H^+ 生成增多,使 H^+-Na^+ 交换增多,K^+-Na^+ 交换减少,致使 K^+ 排出减少,易出现高血钾血症;而碱中毒时,使 K^+-Na^+ 交换增多,而 H^+-Na^+ 交换减少,致使 K^+ 排出增多,则易发生低血钾。

机体内的 K^+ 主要通过肾脏排泄。一般情况下,尿中 K^+ 的排出量和机体 K^+ 的摄入量之间保持动态平衡,以维持血 K^+ 浓度的相对稳定。体内 K^+ 代谢的特点是:多吃多排,少吃少排,不吃也排。故在临床上,对于长期禁食的患者应注意适当补充 K^+,以免引起低血钾(图下-7-2)。对于肾功能不全的病人,由于肾脏的排 K^+ 功能障碍,可发生高钾血症。血 K^+ 过高或过低,都会对神经和心脏的兴奋性产生不利影响。

(三) NH_3 的分泌

远曲小管和集合管上皮细胞分泌的 NH_3 主要是由肾小管上皮细胞的谷氨酰胺和其他氨基酸脱氨反应产生的。NH_3 是脂溶性极高的小分子物质,通过单纯扩散进入到小管腔。NH_3 的分泌与 H^+ 的分泌密切相关。肾小管和集合管分泌的 NH_3 与小管液中的 H^+ 结合形成 NH_4^+,NH_4^+ 再与 Cl^- 结合,生成铵盐随尿排出,使小管液中的 NH_3 的浓度下降,可加速 NH_3 继续分泌;NH_4^+ 的生成又降低了小管液中的 H^+ 的浓度,有利于 H^+ 的进一步分泌。而 H^+ 的分泌又可促进 Na^+ 和 HCO_3^- 的重吸收,因此,NH_3 的分泌既可促进 H^+ 的分泌,又可保证 Na^+ 和 HCO_3^- 的重吸收,从而实现了肾排酸保碱作用(图下-7-3)。

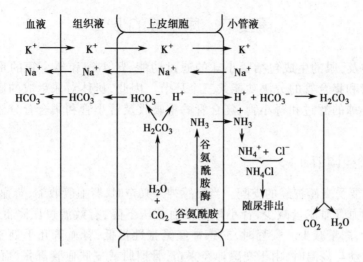

图下-7-2 H^+、K^+和 NH_3 分泌示意图

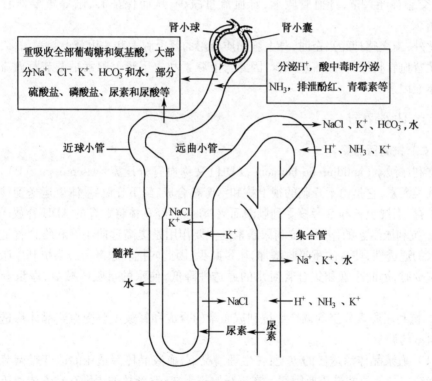

图下-7-3 肾小管和集合管重吸收及其分泌作用示意图

（四）血浆中其他物质的排泄

体内的代谢产物如尿素、肌酐及氨基马尿酸等，既能从肾小球滤过，又能由肾小管排泄。血肌酐水平是判定肾功能的一个重要指标，肾功能障碍时，血肌酐含量可增多。进入体内的某些药物如青霉素、酚红，大部分的利尿剂等，由于与血浆蛋白结合而不能透过肾小球，它们均在近曲小管被分泌到小管液中而排出体外。因此，临床上可采用酚红排泄试验来检查肾小管分泌功能是否正常。

第二节　尿生成的调节

前已述及,尿的生成包括肾小球的滤过功能、肾小管和集合管的重吸收功能以及肾小管和集合管的分泌功能共三个环节。因此,机体对尿生成的调节也就是通过对肾小球的滤过和肾小管、集合管的重吸收及肾小管和集合管分泌的调节来实现。

一、神经调节

肾脏主要受交感神经的支配。当交感神经兴奋时,肾血管收缩,肾血流量减少,肾小球毛细血管血流量减少,肾小球毛细血管压下降,有效滤过压降低,使肾小球滤过率减少,尿量减少。安静时,交感神经紧张性很低,肾血管几乎处于最大舒张状态。当运动与高温时,由于交感神经兴奋,骨骼肌或皮肤血管舒张,血流量增加,而肾脏的血流量减少,以适应机体的需要。在病理情况下,如大失血、剧烈疼痛、缺氧等,交感神经兴奋,肾血管收缩,肾血流量减少,从而保证心、脑等重要器官对血液的需求。

此外,当交感神经兴奋时,肾上腺髓质分泌的肾上腺素和去甲肾上腺素增多,两者均能使肾血管收缩,肾血流量减少,因此肾上腺素和去甲肾上腺素是调节肾血流量的主要体液因素。

二、体液调节

（一）抗利尿激素

抗利尿激素（antidiuretic hormone,ADH）又称血管升压素（vasopressin,VP）,是一种多肽类激素,它是由下丘脑的视上核和室旁核合成,经下丘脑-垂体束运送到神经垂体内贮存,当视上核和室旁核受到刺激而兴奋时,神经垂体将贮存的 ADH 释放入血。

1. 抗利尿激素的作用　抗利尿激素的主要作用是提高远曲小管和集合管上皮细胞对水的通透性,使水的重吸收增加,尿量减少,因此叫抗利尿激素。当抗利尿激素分泌量减少时,远曲小管和集合管对水的通透性降低,使水的重吸收减少,尿量会明显增多。

2. 抗利尿激素分泌的调节　抗利尿激素的合成和释放主要受血浆晶体渗透压和循环血量的调节。

（1）血浆晶体渗透压的改变:在生理情况下,血浆晶体渗透压的改变是调节抗利尿激素合成与释放的最重要因素。在下丘脑视上核、室旁核的周围存在着渗透压感受器,对血浆晶体渗透压的改变非常敏感。当机体在大量出汗,严重呕吐或腹泻等情况下,由于丢失水分多于丢失溶质,使血浆晶体渗透压升高,下丘脑附近的渗透压感受器受到刺激而兴奋,使抗利尿激素的合成与释放增多,远曲小管和集合管对水的通透性增大,对水的重吸收增加,尿量减少,从而使血浆晶体渗透压恢复正常。相反,当短时间内大量饮用清水时,导致血浆晶体渗透压下降,抑制下丘脑附近的渗透压感受器,引起抗利尿激素的合成和释放减少,使远曲小管和集合管对水的通透性降低,对水的重吸收减少,尿量增多。我们把大量饮用清水引起尿量增多的现象,称为水利尿（water diuresis）。

（2）循环血量的改变：循环血量的改变可通过神经反射影响抗利尿激素的合成与释放。左心房与胸腔大静脉内存在容量感受器。当大量输入生理盐水时，循环血量增加，容量感受器受到刺激而兴奋，传入冲动沿迷走神经上传至下丘脑，反射性地抑制抗利尿激素的合成和释放，使远曲小管和集合管对水的通透性下降，对水的重吸收减少，尿量增多，使循环血量恢复至正常。反之，当急性大失血时，循环血量减少，容量感受器受到的刺激减弱，沿迷走神经传入中枢的冲动减少，对下丘脑视上核和室旁核的抑制解除，分泌的抗利尿激素增多，对水的通透性增大，对水的重吸收增多，尿量减少，有利于循环血量的恢复。因此，当下丘脑或神经垂体损伤时，由于抗利尿激素的合成或释放障碍，将出现多尿现象，患者每日排尿量可达 10L 以上，称为尿崩症。

动脉血压的改变可通过刺激压力感受器对抗利尿激素的释放进行调节。此外，还有其他因素影响抗利尿激素的合成和释放。如剧烈的疼痛刺激和高度紧张可促进抗利尿激素的释放，而弱的寒冷刺激可减少其释放。

（二）醛固酮

醛固酮（aldosterone）是由肾上腺皮质球状带细胞分泌的一种类固醇激素。

1. 醛固酮的生理作用　醛固酮能促进远曲小管和集合管上皮细胞对 Na^+ 的重吸收，促进 K^+ 的分泌。在重吸收 Na^+ 的同时，还能促进 Cl^- 和水的重吸收，因而细胞外液的容量增多，故醛固酮具有保 Na^+、排 K^+ 和保水的作用。

2. 醛固酮分泌的调节　醛固酮的分泌主要受肾素-血管紧张素-醛固酮系统和血 K^+、血 Na^+ 浓度的调节。

（1）肾素-血管紧张素-醛固酮系统：肾素是由球旁细胞分泌的。肾素的分泌受多种因素影响：①入球微动脉牵张感受器：当循环血量减少时，由于肾脏血流量减少，肾动脉压降低，使入球小动脉受到的牵张刺激减弱，肾素分泌增多；②致密斑感受器：当肾脏血流量减少时，肾小球毛细血管压降低，肾小球滤过率减少，使滤过液的 Na^+ 含量减少，流经致密斑的 Na^+ 量也减少，致密斑感受器兴奋，促进肾素的释放；③交感神经：交感神经兴奋时，可直接刺激球旁细胞分泌肾素。肾素是一种蛋白水解酶，能将肝脏分泌的血管紧张素原水解，生成血管紧张素Ⅰ，血管紧张素Ⅰ在血管紧张素转换酶的作用下生成血管紧张素Ⅱ，血管紧张素Ⅱ在氨基肽酶的作用下生成血管紧张素Ⅲ，血管紧张素Ⅱ和血管紧张素Ⅲ均能刺激肾上腺皮质球状带合成和分泌醛固酮。肾素、血管紧张素、醛固酮的作用是相互密切关联的，故称为肾素-血管紧张素-醛固酮系统（图下-7-4）。血管紧张素Ⅱ和血管紧张素Ⅲ具有较强的生物活性，能收缩血管，刺激醛固酮的分泌。血管紧张素Ⅱ的缩血管作用较血管紧张素Ⅲ强，而血管紧张素Ⅲ刺激醛固酮分泌的作用强于血管紧张素Ⅱ。醛固酮通过保钠、排钾和保水的作用，从而增加循环血量。

（2）血 K^+、Na^+ 的浓度：当血中 K^+ 浓度升高或血 Na^+ 浓度降低时，均可直接刺激肾上腺皮质球状带，使其分泌的醛固酮增多，导致肾脏保 Na^+、排 K^+ 和保 H_2O 的作用增强，使血 Na^+，血 K^+ 降低；反之，当血中 K^+ 浓度降低或 Na^+ 浓度升高时，则醛固酮分泌减少，通过醛固酮的调节，使血 Na^+ 降低，血 K^+ 升高。由此可见，血 K^+ 与血

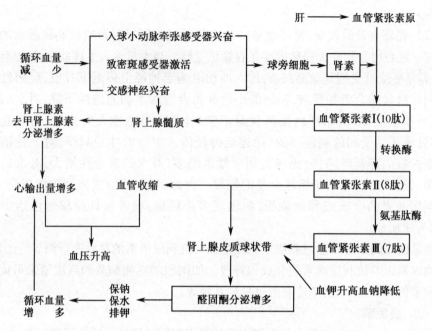

图下-7-4　肾素-血管紧张素-醛固酮系统的生成和作用示意图

Na$^+$的浓度对醛固酮分泌的调节在维持血 K$^+$与血 Na$^+$浓度的相对稳定方面起着重要作用。

三、肾内自身调节

(一) 小管液中溶质的浓度

肾小管内、外的渗透压梯度是促进水重吸收的动力。当小管液中溶质浓度增大时,导致小管液的渗透压升高,使肾小管内、外的渗透压梯度缩小,肾小管对水的重吸收减少,尿量增多。这种小管液的溶质浓度增大,小管液渗透压升高,引起尿量增多的现象,称为渗透性利尿(osmotic diuresis)。糖尿病病人或静脉注射高渗糖,血糖升高,超过肾糖阈,肾小球滤出的葡萄糖在近端小管不能全部被重吸收,使小管液中溶质的浓度升高,渗透压升高,对抗水的重吸收,使尿量增多。临床上静脉快速点滴甘露醇,尿量增多。这是由于甘露醇是小分子物质,可通过滤过膜进入到肾小囊腔,但在流经肾小管和集合管时,不能被重吸收,使小管液中溶质浓度升高,渗透压升高,对水的重吸收减少,尿量增多。所以,糖尿病、静脉注射高渗糖和静脉快速点滴甘露醇引起的多尿均属于渗透性利尿。

(二) 球-管平衡

在生理状态下,近端小管的重吸收量与肾小球滤过率之间存在着比较稳定的关系。即当肾小球滤过率增高,近端小管的重吸收量增多;反之,肾小球滤过率降低,肾小管的重吸收量减少。实验证明,近端小管的重吸收量始终占肾小球滤过率的65% ~70%,这种现象称为球-管平衡(glomerulo tubular balance)。球-管平衡的生理意义在于使尿量不会因肾小球滤过率的增减,而发生大幅度的变化。

总之,正常情况下在体循环动脉血压变化范围内,肾主要依赖于自身的调节,以保证肾血流量的相对稳定,维持其正常的泌尿功能。但在紧急的情况下(如大失血等),由于血压下降,超出了肾脏自身调节的范围,支配肾脏的交感神经兴奋,缩血管物质(肾上腺素和去甲肾上腺素发)释放,使肾脏的血流量减少,全身的血液将重新分配,以保证心、脑等重要器官的血液供应。

第三节 尿液及其排放

一、尿液

(一)尿量

正常成人每昼夜的尿量约为 1000~2000ml,平均为 1500ml。在生理情况下,机体水的摄入量和排出量保持动态的平衡。所以,当机体大量饮用清水时,体内水过剩,引起尿量增多;但当大量出汗时,随汗液排出的水分过多,体内缺水,引起尿量减少。食物的成分也会影响尿量,食物中蛋白质的含量高时,为排出更多的代谢产物,尿量会随之增多。

如果每昼夜的尿量持续超过 2500ml,称为多尿(polyuria);每昼夜的尿量持续介于 100~500ml 的范围内,称为少尿(oliguria);每昼夜的尿量持续小于 100ml,称为无尿(anuria)。多尿、少尿和无尿均属异常,多尿可因水分过多丢失引起脱水;少尿和无尿将会造成代谢产物在体内蓄积,严重时可导致尿毒症。尿量的异常会破坏机体内环境稳态,造成不良后果,严重时可危及生命。正常机体每昼夜代谢产生 35g 的固体代谢产物,至少需要溶解于 500ml 的尿液中才能将其排出体外,所以少尿或无尿会使代谢产物在体内堆积。多尿会使机体丧失大量水分,使细胞外液量减少,这些变化都会干扰内环境的稳态。

(二)尿液的理化特性

尿液的主要成分是水,约占 95%~97%,其余为溶于其中的溶质。正常尿液中的溶质包括有机物和无机盐两大类。有机物主要为蛋白质代谢产生的含氮化合物,如尿素、尿酸、肌酐等非蛋白含氮有机物;无机盐主要来自食盐和蔬菜类食品,主要有钠、钾、氯、钙、镁、硫酸盐、草酸盐等。正常人的尿中糖和蛋白质含量极微,常规方法不能将其测出。但当正常人一次性食入大量的糖时,也可出现一过性糖尿。

1. 颜色 正常人新鲜的尿液是一种淡黄色的透明液体,尿的颜色主要来自胆色素的代谢产物。尿液的颜色还受某些食物和药物的影响。如摄入大量的胡萝卜或维生素 B_2 时,尿液呈亮黄色。此外,尿液的颜色还受尿量的影响,当大量饮用清水时,尿量增多,尿液的颜色变淡;但当大量出汗时,尿量减少,尿液的颜色加深。

2. 渗透压和比重 正常成人尿液的渗透压一般为 600~1000mmol/L(50~1400mosm/L),当大量饮用清水,尿量增多,尿液被稀释,渗透压可降低到 40mmol/L;当机体缺水时,尿量减少,尿液被浓缩,其渗透压升高至 1400mmol/L。因此,通过测定尿液的渗透压可间接反映肾脏的浓缩和稀释功能是否正常。

知识链接

尿液的浓缩和稀释

尿液的浓缩和稀释是以尿液的渗透压与血浆渗透压相比较而言。若尿液的渗透压高于血浆渗透压为高渗尿,表明尿液被浓缩;尿液的渗透压低于血浆渗透压为低渗尿,表明尿液被稀释;尿液渗透压与血浆渗透压相等为等渗尿。正常的肾脏有较强的浓缩和稀释尿液的能力。尿液的浓缩和稀释主要取决于体内水分的多少,当机体缺水时,尿液被浓缩,肾脏排出的是高渗尿,其渗透压比血浆渗透压约高 4～5 倍;反之,当体内水分过剩时,尿液被稀释,肾脏排出的是低渗尿,其渗透压可比血浆渗透压约低 8～10 倍。肾可通过对尿液的浓缩和稀释,来调节体内的水平衡,以维持人体内环境的相对稳定。

正常尿液的比重介于 1.015～1.025,最大的波动范围为 1.002～1.030。尿比重与尿中所含溶质浓度成正比。

3. 酸碱度　尿液多呈弱酸性,pH 介于 5.0～7.0 之间。尿的酸碱度可随食物的性质和代谢产物的变化而变动。尿的酸碱度主要取决于食物的成分。荤素杂食者,由于蛋白质分解后产生的硫酸盐和磷酸盐等经肾脏排出,故尿液的 pH 约为 6.0;素食者,因植物酸可以在体内氧化,酸性产物较少,排出的碱基较多,故尿液偏碱性。

二、排尿

尿的生成是一连续的过程。终尿生成后,经集合管、肾乳头管、肾小盏、肾大盏、肾盂和输尿管进入膀胱,在膀胱内暂时贮存,当尿液在膀胱内贮存达到一定量时,通过排尿反射将尿液排出体外。因此,尿的生成是连续的,但尿液的排放却是间歇性的。

(一)膀胱和尿道的神经支配

膀胱逼尿肌和尿道内括约肌属于平滑肌,受交感神经和副交感神经的双重支配。腹下神经属于交感神经,盆神经属于副交感神经,尿道外括约肌属于骨骼肌,受阴部神经的支配(图下-7-5)。

1. 盆神经　盆神经起自脊髓骶 2～骶 4 的骶副交感核,发出的节前纤维组成了盆神经,在膀胱壁内发生换元,发出的节后纤维支配膀胱逼尿肌和尿道内括约肌。当盆神经兴奋时,末梢释放的递质是乙酰胆碱,能激活膀胱逼尿肌上的 M 受体,使膀胱逼尿肌收缩,尿道内括约肌舒张,促进排尿。盆神经中也含有感觉神经纤维,能感受膀胱壁的牵拉刺激。

2. 腹下神经　腹下神经起自脊髓胸 11～腰 2 节段脊髓灰质的侧角,发出的节前纤维在腹下神经节换元后,发出的节后纤维分布到膀胱逼尿肌和尿道内括约肌当腹下神经兴奋时,使膀胱逼尿肌舒张,尿道内括约肌收缩,可抑制排尿。

3. 阴部神经　阴部神经起自脊髓骶 2～骶 4 节段的脊髓灰质的前角,其传出神经纤维属于躯体运动神经,支配尿道外括约肌。当阴部神经兴奋时,尿道外括约肌收缩,抑制排尿。

上述 3 种神经中均含有传入纤维。盆神经中含有膀胱膨胀感觉的传入纤维;腹下神经中含有膀胱痛觉的传入纤维;阴部神经中含有传导尿道感觉的传入纤维。

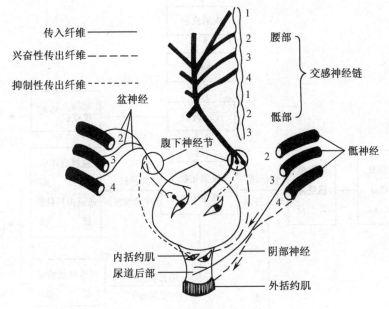

传入纤维 ————————

兴奋性传出纤维 ———————

抑制性传出纤维 ----------

盆神经

腹下神经节

内括约肌
尿道后部

阴部神经

外括约肌

腰部
骶部 }交感神经链

骶神经

图下-7-5 膀胱与尿道神经支配

（二）排尿反射

排尿反射（micturition reflex）是一种脊髓反射，该反射在脊髓内就可以完成，它是一种通过内脏神经和躯体神经共同参与的复杂反射活动。但在正常情况下，排尿反射受高级中枢大脑皮质的控制。

正常情况下，当膀胱内的尿量充盈到一定程度（400～500ml）时，膀胱壁内的牵张感受器受到牵张刺激而兴奋，冲动沿盆神经的传入纤维传到初级排尿中枢（脊髓骶段），同时兴奋上传至高级排尿中枢大脑皮质，产生尿意。若环境条件不允许时，高级中枢大脑皮质发出抑制性冲动传至初级排尿中枢（脊髓骶段），使初级排尿中枢的活动减弱，引起膀胱逼尿肌舒张，尿道内括约肌收缩，排尿可暂时停止，尿液暂时贮存在膀胱内；若环境条件许可时，排尿反射的高级中枢大脑皮质兴奋，传出冲动传至初级排尿中枢，初级排尿中枢活动增强，盆神经的传出神经纤维兴奋，引起膀胱逼尿肌收缩，尿道内括约肌舒张，尿液由膀胱流入到尿道，当尿液流经后尿道时，刺激尿道感受器，兴奋沿阴部神经再次传到初级排尿中枢，使初级排尿中枢兴奋加强，反射性引起阴部抑制，尿道外括约肌舒张，尿液被强大的膀胱内压驱出。排尿反射是一种正反馈的调节，使排尿反射一再加强，直至膀胱内尿液排完为止（图下-7-6）。

大脑皮层等排尿反射的高级中枢能对脊髓初级排尿中枢实施易化或抑制性影响，以控制排尿反射活动。故在一定范围内，排尿可受意识控制。在膀胱充盈、膀胱内压升高期间，可通过膀胱-肾反射，使肾生成尿液减少，以避免膀胱的负担进一步加重。小儿由于大脑发育未臻完善，对脊髓初级排尿中枢的控制能力较弱，所以小儿排尿次数多，且易发生在夜间遗尿现象。

（三）排尿异常

排尿反射是一个反射性的调节过程，受高位中枢大脑皮层的控制。当初级排尿中枢与高位中枢失去联系或排尿反射的反射弧任何一个部位受损时，均可出现排尿异常（abnormality of micturition）。临床上常见的有尿频、尿潴留和尿失禁。

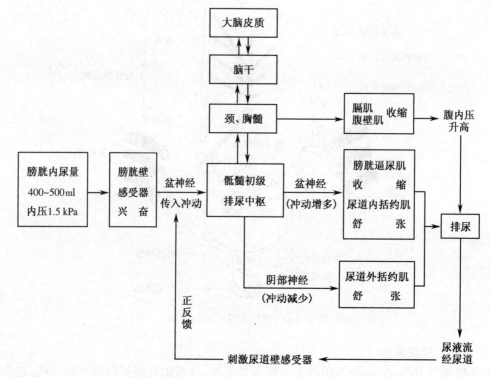

图下-7-6 排尿反射过程示意图

1. 尿频 当膀胱受到炎症或肿瘤、结石等刺激时,膀胱牵张感受器感受刺激的阈值降低,膀胱容量还没有达到 400 ~ 500ml,就启动排尿反射,可出现尿意频繁,致使排尿次数增多,而每次尿量减少,称为尿频。

2. 尿潴留 当排尿反射的反射弧任一组成部分受损,均可引起尿潴留。如支配膀胱逼尿肌的盆神经受损或脊髓骶段初级排尿中枢受损,排尿反射不能完成,即使膀胱内尿液充盈过多但不能排出的现象,称为尿潴留。

3. 尿失禁 当排尿初级中枢与大脑皮质高级中枢失去联系时,排尿反射仍然存在,但不受意识控制,称为尿失禁。如脊髓高位横断,会出现尿失禁。

(马凤巧)

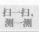
扫一扫,
测一测

复习思考题

1. 名词解释:滤过屏障、肾小球滤过率、肾糖阈。
2. 试述尿的生成过程。
3. 说出影响尿生成的因素,并解释其机制。
4. 抗利尿激素、醛固酮在调节机体水盐平衡中有何作用?

第八章

感觉器的生理功能

 学习要点

1. 感受器的一般生理特征。
2. 眼的调节功能及眼的感光异常。
3. 内耳的生理功能。

感觉是客观事物在人脑中的主观反映。机体内、外环境变化的刺激可作用于不同的感受器(sensory receptor)或感觉器(sense organ)，转换为相应的神经冲动，再沿一定的神经传导通路到达中枢的特定区域，从而产生相应的感觉。故此，感觉的形成是由感受器或感觉器、传入神经和大脑皮质共同活动的结果。

第一节　感受器的一般生理特征

1. **感受器的适宜刺激**　每种感受器都有自己最敏感、最易接受的刺激形式，称为该感受器的适宜刺激(adequate stimulus)。例如，光波是视网膜感光细胞的适宜刺激，声波是耳蜗毛细胞的适宜刺激。引起某种感觉的最小刺激强度，称为感觉阈值(sensory threshold)。

2. **感受器的换能作用**　感受器在接受刺激时，能将各种形式的刺激能量，转换为相应传入神经末梢的电反应，并触发传入神经纤维产生动作电位，称为感受器的换能作用(transducer function)。

3. **感受器的编码作用**　感受器在把外界刺激转换为神经动作电位时，不仅仅是发生了能量形式的转换，更重要的是把刺激所包含的各种变化的信息也转移到了动作电位的序列中，这种作用称为感受器的编码(encoding)作用。

4. **感受器的适应现象**　当强度恒定的刺激持续作用于感受器时，传入神经纤维上的神经冲动频率会逐渐下降，这种现象称为感受器的适应(adaptation)现象。适应是所有感受器都具有的一个功能特点，但适应的程度可因感受器的类型不同而有较大的差异，通常可分为快适应和慢适应两种。如皮肤上的环层小体为快适应；肌梭、颈动脉窦压力感受器为慢适应。快适应现象有利于感受器和中枢再接受新的刺激；慢适应现象有利于机体对某些功能状态进行长时间持续的监测，并根据变化随时调整机体的功能活动。

第二节　眼的生理功能

眼(eye)是视觉(vision)的外周感觉器官。人眼的适宜刺激是波长为 380～760nm 的电磁波,在这个可见光谱的范围内,来自外界物体的光线,经视觉系统各有关部分将视觉信息转变成电信号,由视神经传入大脑视觉中枢,从而产生视觉。据估计,在人脑获得全部信息中,有 70% 以上来自视觉,可见,眼是人体最重要的感觉器。

视觉形成环节包括:一是眼的折光系统及透镜成像原理,二是视网膜感光细胞的光化学反应(图下-8-1)。

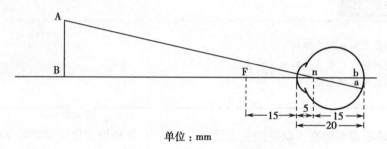

单位:mm

图下-8-1　简化眼及其成像示意图

n 为节点,AnB 和 anb 是两个相似三角形;如果物距为已知,就可由物体大小算出物像的大小,也可算出两个三角形对顶角(即视角)的大小

一、眼折光系统的功能

(一)眼的折光成像原理

眼的折光成像的原理与物理学上的透镜成像的原理极为相似,但人眼的折光系统是由多个折光体构成的复合透镜,作用十分复杂。有人根据人眼的实际光学特性设计了“简化眼”(眼球前后径 20mm,折光复合体折射率 1.333,眼球球面曲率半径 5mm,节点位于角膜前方 5mm)来研究成像的原理。当来自 6m 以外物体的光线近似于平行光线射入眼球,无需经过眼的调节,正好聚焦在视网膜上,形成一个清晰的倒立实像。过远的物体由于光线太弱,传播时散射太多,在视网膜上的物像太小,故图像不清晰。6m 以内的近处物体发出的光线为不同程度的辐射光,若不经调节,视网膜上只能形成模糊的图像。但正常眼在视近物时已进行了调节,故视网膜上的图像是清晰的,见图下-8-1。

(二)眼的调节功能

眼的调节功能包括晶状体的调节、瞳孔的调节和双眼会聚。

1. 晶状体的调节　晶状体的调节是指根据所看物体的远近,通过反射活动改变晶状体的曲度,从而改变它的折光能力,使射入眼内的光线经折射后聚焦在视网膜上。

晶状体呈透明的双凸透镜形,富有弹性,借睫状小带连于睫状体上。当视远物时,睫状肌舒张,睫状小带紧张,牵拉晶状体呈扁平状态,远物的平行光线入眼后经折射正好成像在视网膜上。视近物时,睫状肌收缩,睫状小带松弛,晶状体变凸,折光力增强,物像前移,成像于视网膜上。物体越近时,晶状体需更大程度变凸,才能使视网膜上的图像清晰,所以,长时间视近物,眼睛会感到疲劳。

晶状体的调节能力是有一定限度的,其最大调节能力可用眼能看清物体的最近距离来表示,这个距离称为近点(near point)。近点越近,说明晶状体弹性愈好,眼的调节能力越强。随着年龄的增长,晶状体的弹性逐渐降低,调节能力也因此而减弱。如8岁左右的儿童近点平均为8.6cm,20岁左右时约为10.4cm,一般人在40岁以后晶状体的弹性减弱加速,60岁时近点可增至83.3cm。由于年龄的增长造成晶状体的弹性明显减弱,近点距离逐渐远移的状态,称为老视(老花眼)。视近物时可配戴适宜的凸透镜加以矫正,以增强眼的折光能力。

2. 瞳孔的调节 瞳孔的调节可以通过改变瞳孔大小,而控制进入眼内的光线量。正常人眼瞳孔的直径可变动于1.5~8.0mm。当视近物时,可反射性地引起双侧瞳孔缩小,称为瞳孔近反射(near reflex of the pupil)或瞳孔调节反射(pupillary accommodation reflex)。瞳孔缩小可减少入眼的光线量,并减少折光系统的球面像差和色像差,使视网膜成像更清晰。

瞳孔的大小可随光线的强弱而改变,弱光下瞳孔散大,强光下瞳孔缩小。瞳孔大小随光照强度而变化的反应,称为瞳孔对光反射(pupillary light reflex)。瞳孔对光反射调节进入眼内的光线量。使视网膜不致因光线量过强而受到损害,也不会因光线过弱而影响视觉。由于瞳孔对光反射的中枢位于中脑。临床上常用瞳孔对光反射检查,作为了解中枢神经系统病变部位、全身麻醉的深度和病情危重程度的重要指标。

3. 双眼会聚 视近物时会发生双侧眼球内收及眼视轴向鼻侧聚拢的现象,称为双眼会聚(convergence)。双眼会聚是由于双眼球内直肌反射性收缩所致,也称辐辏反射,其意义在于两眼同时看一近物时,物像仍可落在两眼视网膜的对称点上,产生单一的清晰视觉,避免发生复视。

(三)眼的折光异常

正常人眼在看远物时,折光系统无需任何调节,就可使平行光线聚焦成像于视网膜上,故看清远处的物体。看近物时,只要物体离眼的距离不小于近点的距离,经过眼的调节,也能看清6m以内的近物,称为正视眼。如果眼的折光能力异常或眼球的形态异常,平行光线不能在视网膜上聚集成像,则称为非正视眼,也称为折光异常或屈光不正。眼的折光异常包括近视、远视和散光(表下-8-1)。

表下-8-1 眼的折光异常比较

折光异常	产 生 原 因	矫正方法
近视	眼球前后径过长或折光能力过强,物像落在视网膜之前	配戴适宜的凹透镜
远视	眼球前后径过短或折光能力过弱,物像落在视网膜之后	配戴适宜的凸透镜
散光	角膜经纬曲率不一致,不能清晰成像	配戴适宜的圆柱形透镜

1. 近视　近视(myopia)是由于眼球前后径过长(轴性近视)或折光系统的折光能力过强(屈光性近视),使远处物体发出的平行光线聚焦在视网膜的前方,因而在视网膜上形成模糊图像。近视眼可配戴凹透镜加以矫正,使入眼的平行光线适当辐散后聚集在视网膜上。

2. 远视　远视(hyperopia)是眼球前后径过短(轴性远视)或折光系统的折光能力过弱(屈光性远视),使远处物体发出的平行光线聚焦在视网膜的后方,因而在视网膜上形成模糊图像。远视眼可配戴凸透镜加以矫正。

3. 散光　散光(astigmatism)是由于眼球的折光面(通常是角膜的表面经纬曲率不一致)不呈正球面,平行光线入眼后,不能在视网膜上形成焦点,因而造成视物不清或物像变形。散光眼可用圆柱形透镜矫正。

二、眼感光系统的功能

眼的感光功能是由视网膜完成的。外界物体的光线通过折光系统进入眼内并在视网膜上聚集成像,只是一种物理现象。光线只有被视细胞所感受,并转换成传入神经纤维上的动作电位,经视觉传导通路传入大脑皮质视觉中枢,经中枢分析处理后才能形成主观意识上的视觉。

(一)视网膜感光细胞的功能

人的视网膜中存在着两种感光系统,即视锥系统和视杆系统。

视锥系统由视锥细胞和与其相联系的双极细胞及神经节细胞组成,又称为昼光觉或明视觉系统(photopic vision)。视锥系统的特点是对光线敏感性较低,只能感受强光和辨色,并且对物体细节具有较高的分辨能力。

视杆系统由视杆细胞和与其相联系的双极细胞及神经节细胞组成,又称为晚光觉或暗视觉系统(scotopic vision)。视杆系统的特点是对光线敏感性较高,只能感受弱光刺激,无辨颜色能力,对物体细节的分辨能力较差。

(二)视网膜的光化学反应

视网膜感光细胞的作用是感光换能。感光细胞受到光波刺激时,细胞内的感光色素即发生光化学反应,它是把光能转换成生物电信号的物质基础。

1. 视杆细胞的光化学反应　视杆细胞的感光色素是视紫红质,它在光照时,分解为视黄醛和视蛋白。在暗处,视黄醛又与视蛋白重新合成视紫红质。

视紫红质分解时释放能量,可诱发视杆细胞产生感受器电位,经双极细胞的信号传递,使神经节细胞产生动作电位,传向视觉中枢,产生视觉。视黄醛是维生素 A 的氧化物,在视紫红质分解与合成的过程中,有一部分视黄醛被消耗,需要靠食物中摄取并贮存在视网膜色素细胞层中的维生素 A 来补充。如果长期维生素 A 摄入不足,将会影响视紫红质的合成及其化学反应过程的正常进行,导致暗视觉障碍,引发夜盲症。

2. 视锥细胞与色觉　视网膜上有 3 种不同的视锥细胞,分别含有对红、绿、蓝 3 种光敏感的感光色素。光照射视锥细胞时,发生与视杆细胞类似的电位变化,最终使神经节细胞产生动作电位,传向视觉中枢,产生视觉。

当 3 种光波以不同比例刺激视网膜时,这 3 种视锥细胞发生不同程度的兴奋,引起视锥细胞的感光色素不同程度分解,从而产生各种不同的色觉。正常人眼的视网膜能分辨波长在 380~760nm 之间约 150 余种颜色。

当人眼缺乏辨别全部颜色或某种颜色的能力时,称为色盲。完全不能辨别颜色,称为全色盲,全色盲的人较为少见;对某种颜色缺乏辨别能力,称为部分色盲。部分色盲中以红、绿色盲较为多见。色盲绝大多数与遗传因素有关,因缺乏某种视锥细胞所致。若辨别颜色的能力较差,称为色弱。色弱多与健康和营养因素有关。临床上色觉障碍的人,不能从事与颜色有关的职业,如司机、医务工作人员等。

（三）暗适应与明适应

1. 暗适应　当人长时间在光亮环境中而突然进入暗处时,最初看不见任何物体,经过一段时间后,才逐渐恢复了在暗处的视力,能看清在暗处的物体,这种现象称为暗适应(dark adaptation)。暗适应的时间较长,约需 25~30 分钟。其原因是,视杆细胞中视紫红质在亮处时大量分解而存量很小,到暗处后不足以引起对暗光的感受,而视锥细胞对弱光又不敏感,故暂时不能看清物体。待一段时间后,由于视紫红质在暗处合成增加,于是暗视力逐渐恢复。

2. 明适应　当人从暗处到光亮处时,最初感到的是一片耀眼的光亮,不能看清物体,稍待片刻之后才恢复视觉,这种现象称为明适应(light adaptation)。明适应的时间较短,约需 1 分钟即可完成。其原因是,视杆细胞在暗处蓄积的大量视紫红质,到明亮处遇强光时迅速分解,因而产生耀眼的光感。待视紫红质大量分解后,视锥细胞才能在亮光下感光,而恢复明视觉。

三、视力与视野

（一）视力

视力(visual acuity)又称视敏度,是指眼对物体表面微细结构的分辨能力,即眼分辨物体上两点间最小距离的能力。通常以视角的大小作为衡量视力的标准。视角是指从物体的两端点各引直线到眼节点的夹角。视角与视力的关系为:视力＝1/视角。在光照良好的条件下,不同的人眼所能辨别物体两点的最小视角是不同的,视角越大,视力越差;相反,视角越小,视力越好。正常眼视力能分辨的最小视角为 1 分角,按国际标准视力表表示为 1.0,按对数视力表表示为 5.0。当视角为 1 分角(1/60 度)时,视网膜上物像两点间的距离为 5μm,此时两点间刚好隔着一个未被兴奋的视锥细胞,故可区别出两点。正常视力可达到 1.0~1.5。

（二）视野

单眼固定注视正前方一点时,该眼所能看到的空间范围,称为视野(visual field)。视野的最大界限应以它和视轴形成夹角的大小来表示。在同一光照条件下,白色视野最大,其次为黄色、蓝色,再次为红色,绿色视野最小。视野的大小可能与各类感光细胞在视网膜中的分布范围有关。此外,由于面部结构(鼻和额)遮挡视线,也会影响视野的大小和形状。如一般人颞侧和下方的视野较大,而鼻侧和上方的视野较小。显然,视野与视敏度同样对人的工作和生活有重大影响,视野狭小者不应驾驶交通工具,也不应从事本身或周围物体有较大范围活动的工作,以防发生事故。临床上检查视野,对诊断某些视网膜、视神经等病变有一定意义。

立体视觉

双眼视物时,主观上可产生被视物体的厚度以及空间的深度或距离等感觉,称为立体视觉。其主要原因是被视物体在两眼视网膜上的成像并不完全相同,左眼看物体时更多地看到左侧面,而右眼看物体时更多地看到右侧面。来自两眼的图像信息经过视觉高级中枢整合处理后,产生一个有立体感的物体的形象。

第三节 耳的生理功能

耳(ear)是听觉器官,又是位置觉和平衡觉器官。外耳、中耳和内耳的耳蜗构成传导声波与感受声波的听觉器官。内耳的前庭器官是人体对运动状态及其在空间位置的感受器,能感受头部和身体位置的变化,由其传入中枢的信息,会引起相应的前庭感觉和反应,这对维持身体的平衡起重要作用,故又称平衡觉器官。

一、外耳和中耳的传音功能

(一)外耳的功能

耳郭的形状有利于收集声波,并可判断声波的来源;既是声波传导的途径,又是声波传导的共鸣腔,能增强作用于鼓膜的声音,提高声音的强度;鼓膜具有较好的频率响应,它的振动可与声波振动同始同终,并且不失真地把声波传递给中耳的听骨链。

(二)中耳的功能

中耳不但完成声波的传导还能进行鼓室内外气压平衡的调节。

听骨链由锤骨、砧骨和镫骨连结而成。在功能上它们形成了一个杠杆系统,锤骨柄附着于鼓膜,镫骨底板正嵌于内耳前庭窗上。由此,鼓膜、听骨链与前庭窗共同构成了声波由外耳传向内耳的最佳通路。鼓膜的振动通过这一杠杆系统传到前庭窗时,使声波振幅减少而强度增大。这样,可以避免过强振动刺激对内耳的伤害。

咽鼓管是鼓室通向咽腔的管道,平时处于闭合状态,当吞咽、哈欠或喷嚏时开放,以使鼓室内气体暂时与大气相通。其主要功能是:调节鼓室内气体与大气之间的气压平衡;保持鼓膜的正常位置、形态和振动功能。当耳、咽部发生炎症时,使咽鼓管闭塞,鼓室内气体被吸收而形成负压,致使鼓膜内陷,振动功能失常,出现耳闷、耳鸣等症状。

(三)声波传入内耳的途径

声波传入内耳的途径包括空气传导和骨传导两条途径。

1. 空气传导 是指声波经外耳道引起鼓膜的振动,再经听骨链和前庭窗传入内耳,称为空气传导(air conduction)。这是声波传入的主要途径。此外,鼓膜振动引起的鼓室内空气振动,也可以经蜗窗传入内耳。这一途径对正常听觉并不起作用,只有当鼓膜穿孔或听骨链运动障碍时,才发挥传音作用。

2. 骨传导 是指声波直接引起颅骨的振动,再引起耳蜗内淋巴的振动,这种传导途径称为骨传导（bone conduction）。正常骨传导的作用甚微。

临床上应用检查空气传导和骨传导的受损情况，以协助诊断耳聋的性质。如若空气传导受损，而骨传导不受影响，则多是由外耳或中耳病变引起的传导性耳聋；若空气传导和骨传导同样受损，一般是由耳蜗病变引起的感音性耳聋（神经性耳聋）。

二、内耳的功能

（一）感音功能

声波传入内耳，无论是空气传导还是骨传导，都可振动耳蜗淋巴，引起基底膜的振动，于是螺旋器毛细胞与盖膜之间相对位置不断发生改变，使毛细胞的纤毛受力而弯曲，随之毛细胞的纤毛弯曲引起耳蜗的电位变化，并将机械能转变为神经冲动，经蜗神经传到大脑皮质听觉中枢，产生听觉。

正常人感受声波的频率是 16～20 000Hz，其中对 1000～3000Hz 的声波最敏感。

（二）前庭器的位置觉功能

椭圆囊斑、球囊斑和 3 个壶腹嵴合称为前庭器。前庭器是人体头部空间位置和运动状态的位置觉感受器，对维持身体的姿势和平衡起着重要作用。壶腹嵴能感受头部位置旋转变速运动的刺激；椭圆囊斑和球囊斑能感受头部静止的位置及直线变速运动的刺激。

当人体位置变动时，椭圆囊、球囊和膜半规管内的内淋巴流动，刺激椭圆囊斑、球囊斑和 3 个壶腹嵴，产生神经冲动，由前庭神经传向中枢神经，经过分析综合，产生位置觉，从而进一步协调人体的姿势，维持身体的平衡。

当前庭器受到过强、过久的刺激或感受器敏感性过高的人，常出现恶心、呕吐、眩晕、皮肤苍白、心率加快、血压下降等内脏反应。如晕车、晕船等现象。

第四节 皮肤的感觉功能

皮肤（skin）的感觉功能包括由机械刺激引起的触觉、压觉；由温度刺激引起的温度觉（冷、热觉）；以及由伤害性刺激引起的痛觉。

1. 触觉和压觉 触觉和压觉感受器的适宜刺激是机械刺激。触觉是轻微的机械刺激作用于皮肤而引起的；压觉是较强的机械刺激作用于皮肤而引起的。两者在性质上类似，统称为触-压觉。触-压觉感受器可以是游离神经末梢、毛囊感受器或环层小体等。鼻、口唇、指尖等处触-压觉感受器密度最高，故触-压觉最敏感。

2. 温度觉 冷觉和热觉合称为温度觉，分别由冷感受器和热感受器兴奋而引起。冷感受器和热感受器都是游离神经末梢。一般皮肤的冷感受器较热感受器丰富。

3. 痛觉 痛觉由各种不同性质的伤害性刺激引起。皮肤的痛觉感受器都是游离神经末梢，当伤害性刺激作用于皮肤时，可出现两种类型的痛觉，即快痛和慢痛：①快痛是一种定位明确、感觉清晰的尖锐"刺痛"，发生快，消失也快，一般不伴有明显的情绪变化；②慢痛是一种定位不精确、感觉较模糊的"烧灼"痛，疼痛的发生和消退都比较缓慢，往往伴有心率加快、血压升高、瞳孔开大和汗腺分泌增多等表现，并伴有明显的情绪反应。

（吕 昕）

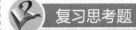

复习思考题

1. 名词解释：适宜刺激、编码作用、暗适应、明适应、视力、视野。
2. 简述近视、远视和散光的发生原因及矫正方法。
3. 正常人眼如何能看清在一定范围内远、近的物体？
4. 试述内耳的功能。

第九章

PPT 课件
09章PPT

神经系统的功能

扫一扫,
知重点

学习要点

1. 突触的传递过程及机制。
2. 丘脑的感觉投射系统及其功能。
3. 小脑对躯体运动的调节。
4. 内脏运动神经对内脏活动的调节。

　　神经系统是人体内起主导作用的调节系统。神经系统调控人体内各系统器官功能活动,使人体成为一个完整的统一体;神经系统通过感受各种刺激而调整机体的功能,使人体适应不断变化的外环境,维持机体与外环境的统一;人类大脑皮质高度发展,不仅是各种感觉和运动的最高中枢,而且是思维活动的物质基础,人类不但能适应外环境的变化,而且还能主动地认识和改造客观世界。

第一节　神经系统活动的规律

一、神经元之间的信息传递

（一）化学性突触的结构和分类

　　1. 突触的结构　突触(synapse)是指神经元与神经元之间相接触的部位。化学性突触由突触前膜、突触间隙和突触后膜三部分组成。突触前神经元的轴突末梢分出许多小支,每个小支末端膨大呈球状而称为突触小体,突触小体末梢的膜,称突触前膜,与之相对应突触后神经元的胞体或突起膜,称为突触后膜,突触前膜与突触后膜之间的缝隙为突触间隙。突触小体内含有大量的线粒体和突触小泡,突触小泡内含有高浓度的神经递质。突触后膜有能与相应递质结合的受体(图下-9-1)。通常情况下,一个神经元可以通过轴突末梢的分支与许多神经元联系,同样,它也可以接受许多其他神经元突触传递的影响。

　　2. 突触的分类　依据神经元接触部位的不同,突触可分为轴突-胞体突触、轴突-树突突触、轴突-轴突突触 3 类(图下-9-2)。

（二）突触传递的过程

　　突触传递是指突触前神经元的信息,经突触引起突触后神经元活动的过程。当神

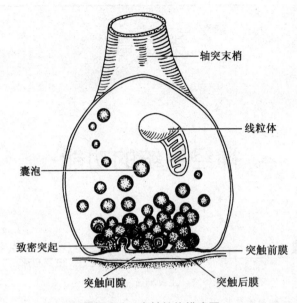

图下-9-1　突触结构模式图

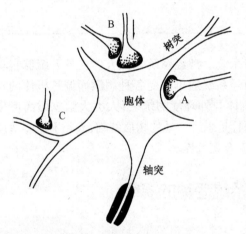

图下-9-2　突触类型示意图
A. 轴-体突触　B. 轴-轴突触
C. 轴-树突触

经冲动传到突触前神经元轴突末梢时,使突触前膜对 Ca^{2+} 通透性增加,Ca^{2+} 进入突触小体。由于 Ca^{2+} 的作用,使突触小泡与突触前膜接触、融合、破裂,使突触小泡内的化学递质,通过出胞作用释放入突触间隙,经扩散作用与突触后膜上的特异性受体结合,改变突触后膜对 Na^+、K^+、Cl^- 的通透性,使突触后膜发生去极化或超极化。这种发生在突触后膜上的电位变化称为突触后电位,进而引起突触后神经元的兴奋或抑制。故突触后电位可分为兴奋性突触后电位和抑制性突触后电位。

1. 兴奋性突触后电位　由突触前膜释放兴奋性递质,引起突触后膜产生的局部去极化电位变化,称为兴奋性突触后电位(excitatory postsynaptic potential, EPSP)。它的产生是由于突触前膜释放兴奋性递质,当递质与突触后膜受体结合后,提高了突触后膜对 Na^+、K^+,特别是对 Na^+ 的通透性。由于大量 Na^+ 内流入细胞,引起突触后膜局部去极化。当兴奋性突触后电位达到阈电位水平时,便引起突触后神经元轴丘处产生动作电位,并沿神经纤维传至整个突触后神经元。

2. 抑制性突触后电位　由突触前膜释放抑制性递质,引起突触后膜产生的局部去极化电位变化,称为抑制性突触后电位(inhibitory postsynaptic potential, IPSP)。抑制性突触后电位传递过程与兴奋性突触后电位相似,但性质不同。突触前神经元释放抑制性神经递质,当递质与突触后膜受体结合时,使后膜对 K^+、Cl^-,尤其是对 Cl^- 的通透性增加,引起 Cl^- 内流而使膜电位增大,使突触后膜产生超极化的电位变化,这种电位变化使得突触后神经元兴奋性降低,阻止突触后神经元发生动作电位,因而呈现抑制效应。

二、反射活动的一般规律

(一) 中枢神经元的联系方式

中枢神经元的联系方式有很多,主要有单线式、辐散式、聚合式、链锁式、环路式几种(图下-9-3)。

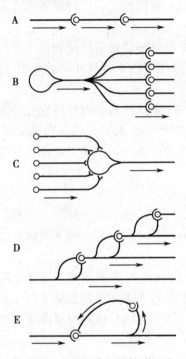

图下-9-3 中枢神经元的联系方式模式图

A. 单线式 B. 辐散式 C. 聚合式 D. 链锁式 E. 环路式

1. 单线式 单线式联系是神经元之间一对一的联系方式。如视网膜中央凹的视锥细胞与双极细胞及神经节细胞之间的联系方式。这种联系方式使信息传递准确,视物分辨率高(图下-9-3A)。

2. 辐散式 一个神经元的轴突通过其分支与多个神经元建立突触联系的方式,称辐散式联系(图下-9-3B)。它能使一个神经元的兴奋或抑制引起多个神经元同时兴奋或抑制,形成兴奋或抑制的扩散,从而扩大了神经活动的范围。感觉信息传入中枢神经系统常以这种方式发生联系。

3. 聚合式 多个神经元的轴突末梢同时与同一个神经元建立突触联系的方式,称为聚合式联系(图下-9-3C)。它可使来自许多来源于不同神经元的兴奋和抑制作用在同一神经元上发生总和或整合。如脊髓的运动神经元可同时接受来自后根的传入纤维、脊髓中间神经元和高位中枢下行的纤维影响。进而发出传出信息,以利于反射活动的协调进行。

4. 链锁式 神经元之间通过侧支依次连接,形成传递信息的链锁,在纵向传递信息的同时也在空间上扩大了作用范围(图下-9-3D)。

5. 环路式 一个神经元通过轴突侧支与中间神经元联系,该中间神经元的轴突分支又直接或间接地返回作用于原发生兴奋的神经元,形成信息传递的环路式联系,这实际上是反馈联系。若中间神经元为抑制性的,将产生负反馈,使兴奋过程减弱或及时终止;若中间神经元为兴奋性的,则产生正反馈,使兴奋过程得到加强和时间上的延续,产生后发放现象(图下-9-3E)。

(二) 中枢兴奋传递的特征

反射活动中,兴奋的传递往往需要经过一个或一个以上的突触接替,它比兴奋在神经纤维上的传导复杂得多。兴奋通过中枢传递具有以下特征:

1. 单向传递 是指兴奋只能从突触前神经元向突触后神经元传递,而不能逆向传递。这是由突触的结构和功能特定所决定。

2. 中枢延搁 兴奋通过中枢的突触时,需经历递质的释放、扩散、递质与突触后膜受体结合、产生突触后电位等一系列环节,因而耗时较长,这种现象称为中枢延搁。

3. 总和 在中枢内,兴奋或抑制都可以产生总和现象。总和可分为时间总和和空间总和:①时间总和:是指在前一次冲动引发的突触后电位消失之前,紧接着传来第二次或多次冲动,则新产生的突触后电位与前者相加的现象;②空间总和:是指一个突触后神经元同时或几乎同时接受不同轴突末梢传来的冲动,则在每一个突触后膜上产生的突触后电位也可以相加,这种由不同部位产生的突触后电位相加的现象称为空间总和。聚合式联系是产生空间总和的结构基础。

4. 后发放 在反射活动中,当对传入神经的刺激停止后,传出神经仍继续发放冲动,使反射活动仍继续一段时间,这种现象称为后发放。神经元之间的环路式联系及中间神经元的作用是产生后发放的主要原因。

5. 兴奋节律的改变 在反射活动中,传出神经发出的冲动频率往往和传入神经上的频率不同。这是因为传出神经的兴奋节律,不仅取决于传入神经冲动的频率,还取决于反射中枢的功能状态,中枢可以改变兴奋的节律。

6. 对内环境变化敏感和易疲劳性 在反射活动中,突触最易受内环境变化的影响,如碱中毒时,神经元兴奋性明显增强而出现抽搐;酸中毒时,神经元活动明显抑制。此外,突触部位是反射弧中最易发生疲劳的环节,其原因可能与长时间兴奋使突触前膜递质耗竭有关。

(三) 中枢抑制

在中枢神经系统中,突触后神经元除了表现为兴奋以外,还表现为抑制。根据产生抑制的机制发生在突触后还是突触前,中枢抑制(central inhibition)可分为突触后抑制和突触前抑制两类。

1. 突触后抑制 所有的突触后抑制(postsynaptic inhibition)都是通过抑制性中间神经元而实现的。即抑制性中间神经元释放抑制性递质,使与其发生突触联系的突触后神经元产生抑制性突触后电位,从而使突触后神经元发生抑制,这种抑制称为突触后抑制。突触后抑制又分为两类:

(1) 传入侧支性抑制:兴奋通过传入神经纤维传入中枢神经元的同时,又通过该纤维发出的侧支与抑制性中间神经元发生联系,兴奋该抑制性中间神经元转而抑制另一神经元,这类抑制即称传入侧支性抑制,又称交互抑制。这种抑制在中枢神经系统内普遍存在。如引起屈肌反射的传入纤维进入脊髓后,一方面兴奋支配屈肌的运动神经元,另一方面通过侧支兴奋抑制性中间神经元,使支配伸肌的神经元抑制,从而使屈肌收缩,伸肌舒张,以完成屈肌反射。其生理意义在于协调相拮抗神经功能活动,使反射活动更为协调(图下-9-4A)。

(2) 回返性抑制:是指某一中枢的神经元兴奋时,其传出冲动沿轴突外传的同时,还经其轴突侧支兴奋抑制性中间神经元,该抑制性中间神经元兴奋后,其轴突释放抑制性递质,反过来抑制原先发放兴奋的神经元及同一中枢的其他神经元,这是一种负反馈控制形式。如脊髓前角运动神经元轴突到达骨骼肌,发动运动,同时轴突也发出侧支兴奋脊髓内的抑制性中间神经元(闰绍细胞)。抑制性中间神经元的末梢释放抑制性递质甘氨酸,经其轴突返回,作用于脊髓前角的运动神经元,抑制原先发放冲动的神经元和其他神经元的活动。其意义在于使运动神经元的活动及时终止,也促使同一中枢内许多神经元之间的活动协调一致(图下-9-4B)。

2. 突触前抑制 突触前抑制(presynaptic inhibition)主要是由于突触前膜的去极

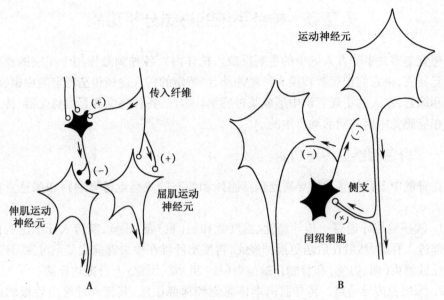

图下-9-4 突触后抑制示意图
A. 传入侧支性抑制 B. 回返性抑制
黑色星形细胞为抑制性中间神经元 (+)兴奋 (-)抑制

化,使突触前轴突末梢释放的兴奋性递质量减少,导致突触后膜产生的兴奋性突触后电位也减小,从而使突触后神经元不能产生兴奋呈现抑制效应。

突触前抑制广泛存在于中枢神经系统内,尤其多见于感觉传入途径中。其生理意义在于控制外周传入中枢的感觉信息,使感觉更加清晰集中,故对感觉传入活动的调节具有重要意义(图下-9-5)。

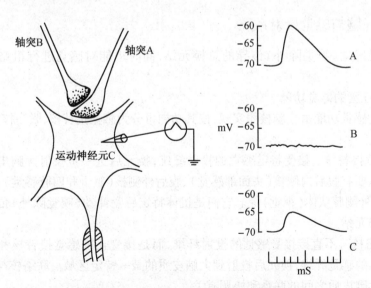

图下-9-5 突触前抑制产生机制示意图
A. 单独刺激轴突 A,引起兴奋性突触后电位 B. 单独刺激轴突 B,不引起突触后电位
C. 先刺激轴突 B,再刺激轴突 A,引起的兴奋性突触后电位减小

第二节　神经系统的感觉分析功能

感觉是客观事物在人脑中的主观反映。机体内外各种刺激作用于相应的感受器或感觉器官,由它们把刺激转换为神经冲动,经特定的传入途经传至特定的中枢,经过分析和综合,在人的主观意识中形成某种感觉。因此,各种感觉都是由感受器、传入神经及相应感觉中枢共同活动产生的。

一、脊髓的感觉传导功能

在脊髓中上行的感觉传导通路包括躯体和四肢的浅感觉传导通路和深感觉传导通路。

1. 浅感觉传导通路　传导痛觉、温度觉和触(粗)觉、压觉,其传入纤维由后根的外侧部进入脊髓,然后在后角更换神经元,再发出纤维在中央管前交叉至对侧,分别经脊髓丘脑侧束(痛、温)和脊髓丘脑前束(触(粗)觉、压觉)上行抵达丘脑。

2. 深感觉传导通路　传导肌肉本体感觉和深部压觉,其传入纤维由后根的内侧部进入脊髓后,其上行分支在同侧后索上行,抵达延髓下部薄束核和楔束核后更换神经元,再发出纤维交叉到对侧,经内侧丘系至丘脑。皮肤触觉中的辨别觉,其传导通路和深感觉传导通路一致。

3. 浅感觉传导与深感觉传导特点　浅感觉传导路径是先交叉再上行,而深感觉传导通路是先上行再交叉。在脊髓半离断时,浅感觉障碍发生在离断对侧的下方,深感觉障碍发生在离断同侧的下方。脊髓空洞症患者,如果病变较局限,损害中央管前交叉的浅感觉传导通路,仅使相应节段双侧皮肤的痛、温觉发生障碍,而触(粗)觉基本不受影响,表现为痛、温觉和触(粗)觉、压觉障碍的分离现象。

二、丘脑与感觉投射系统

丘脑是感觉(嗅觉除外)传导的总换元站,同时也能对感觉进行粗略的分析和综合。

(一)丘脑的感觉功能

丘脑的感觉功能由丘脑核团实现,按其功能可分为感觉接替核、联络核、髓板内核群3类。

1. 感觉接替核　接受特定感觉的投射纤维,换元后进一步投射大脑皮质特定的感觉区。主要有腹后内侧核(头面部感觉)、腹后外侧核(躯干和四肢感觉)、内侧膝状体(听觉)、外侧膝状体(视觉)等。它们是机体特定感觉冲动(嗅觉除外)传向大脑皮质的重要换元站。

2. 联络核　不直接接受感觉的投射纤维,而是接受丘脑感觉接替核和其他皮质下中枢传入的感觉纤维,换元后投射到大脑皮质的某一特定区域。联络核与各种感觉在丘脑和大脑皮质之间的联系和协调有关。

3. 髓板内核群　髓板内核群一般不与大脑皮质直接联系,而是通过多突触的接替换元后,弥散地投射到整个大脑皮质,对维持大脑皮质的觉醒状态具有重要作用。

（二）丘脑的感觉投射系统

根据丘脑各部分核团向大脑皮质投射特征的不同，可将丘脑向大脑皮质的感觉投射分为特异投射系统和非特异投射系统（图下-9-6）。

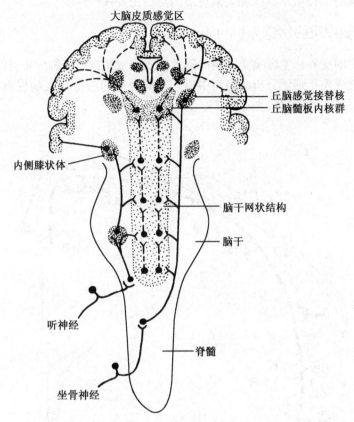

图下-9-6　感觉投射系统示意图
实线代表特异投射系统　虚线代表非特异投射系统

1. 特异投射系统　感觉传导通路（嗅觉除外）经特定的传导途径上传，到达丘脑的感觉接替核，换元后投射到大脑皮质特定感觉中枢，称为特异投射系统（specific projection system）。其特点是：每一种感觉的传导径路都是专一的，具有点对点的投射关系。其主要功能是：引起特定的感觉，并激发大脑皮质发出传出神经冲动。

丘脑的联络核发出的纤维也与大脑皮质具有特定投射关系，也属于特异投射系统，但它不引起特定的感觉，主要参与感觉功能的联系与协调。

2. 非特异投射系统　特异性感觉传导通路（嗅觉除外）的第二级神经元的轴突上行通过脑干时，发出侧支与脑干网状结构的神经元发生多次突触联系抵达丘脑的髓板内核群，由此发出纤维，弥散地投射到大脑皮质广泛区域，这一投射途径称为非特异投射系统（nonspecific projection system）。该系统是不同感觉的共同传入通路，由于它在脑干网状结构内经多次换元，因而失去了专一性，与大脑皮质之间不具有点对点的关系，不能产生特定感觉。该系统的主要功能是维持和改变大脑皮质的兴奋性，保持其觉醒状态。

脑干网状结构内存在具有上行唤醒作用的功能系统，这一系统称脑干网状结构上行激动系统。上行激动系统主要是通过丘脑非特异投射系统的作用而维持大脑皮质呈兴奋状态。如果这一系统损伤时,可导致昏迷不醒。由于这一系统是多突触接替的上行系统,因而又易受药物影响。例如,巴比妥类催眠药和乙醚等全身麻醉药可能就是由于通过抑制上行激动系统和大脑皮质的活动而发挥作用的。

三、大脑皮质的感觉分析功能

大脑皮质的皮质感觉区接受不同的感觉传入信号并进行精细分析与综合,产生意识感觉。大脑皮质是感觉分析的最高中枢。不同性质的感觉在大脑皮质有不同的代表区,即大脑皮质功能定位(图下-9-7)。

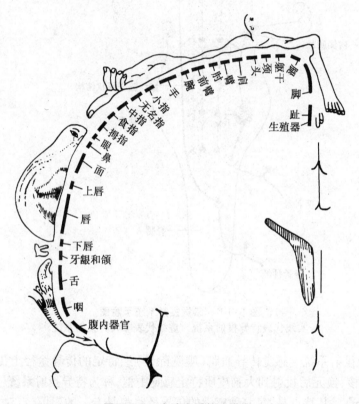

图下-9-7 大脑皮质的感觉区

(一)躯体感觉中枢

躯体感觉中枢在大脑皮质中央后回和中央旁小叶后部,定位明确而清晰,其投射特点为:①交叉投射,即躯体一侧的传入冲动向对侧皮质投射。②投射区域的空间排列是倒置的,即下肢代表区在顶部,上肢代表区在中间部,头面部代表区在底部,总体安排是倒置的,但头面代表区内部的安排是正立的。③投射区的大小与不同体表部位的感觉灵敏程度有关,感觉分辨越精细的部位在中央后回的代表区域愈大;反之,愈小。如手指、舌和唇的投射区面积大,如拇指的投射区大于躯干或大腿的投射区。

在中央前回与岛叶之间还有第二体表感觉区,对感觉能作比较粗糙的分析。第二体表感觉区的投射是双侧性的,其分布是正立的,定位也较差,可能与痛觉有关。人类切除第二体表感觉区后,并不产生显著的感觉障碍。

（二）内脏感觉中枢

内脏感觉中枢位于第二体表感觉区、运动辅助区和边缘系统等部位，与体表感觉投射区有不同程度的重叠。

（三）视觉中枢

视觉投射区在大脑半球内侧面枕叶距状沟上、下的皮质。左眼颞侧和右眼鼻侧视网膜的传入纤维投射到左侧枕叶皮质；而右眼颞侧和左眼鼻侧视网膜的传入纤维投射到右侧枕叶皮质。

（四）听觉中枢

听觉投射区主要位于颞叶的颞横回。听觉的投射具有双侧性，即一侧听觉区接受双侧耳蜗听觉感受器传来的冲动。

（五）嗅觉中枢

嗅觉在大脑皮质的投射区位于边缘叶的前部（包括梨状区皮质的前部、杏仁核的一部分），两侧的嗅皮质不对称，且嗅信号可通过前连合从一侧脑传向另一侧，此外还可通过与杏仁、海马的纤维联系引起嗅觉的记忆和情绪活动。

（六）味觉中枢

味觉投射区在中央后回头面部感觉区的下部，其神经元中有部分仅对单一味质发生反应，有些还对别的味质或其他刺激发生反应，表现为一定程度的信息整合。

四、痛觉

痛觉是伤害性刺激作用于人体时所产生的一种不愉快的感觉，常伴有抑制复杂的情绪活动和防御反应，对人体具有保护意义，疼痛又是许多疾病常见的症状，往往伴有组织细胞的损伤。因此，认识疼痛的产生及其规律具有重要的临床意义。

（一）痛觉感受器

游离的神经末梢是痛觉感受器，它广泛分布于皮肤的表层、关节、骨膜、肌、内脏等处。有人认为，在伤害性刺激作用下，局部组织释放出某些致痛物质，如 K^+、H^+、组胺、5-羟色胺、缓激肽、前列腺素等，这些致痛物质再作用于痛觉感受器，产生痛觉传入冲动，痛觉传入冲动传入中枢神经系统而引起痛觉。

（二）皮肤痛觉

当伤害性刺激作用于皮肤时，可先后引起快痛和慢痛两种感觉。快痛是受到刺激时立即出现尖锐的"刺痛"，特点是产生和消失迅速，感觉清楚，定位明确。慢痛是受刺激后 0.5~1.0 秒出现的"烧灼痛"，特点是定位不明确，持续时间较长，常常难以忍受，并伴有情绪反应及心血管和呼吸等方面的变化。在外伤时，这两种痛觉相继出现，不易明确区分，但皮肤炎症时，常以慢痛为主。

（三）内脏痛

内脏痛是伤害性刺激作用于内脏器官引起的疼痛感觉。内脏痛是临床上常见的症状之一，可因各种原因引起疼痛。

内脏痛有以下特点：①缓慢、持续、定位不精确，对刺激的分辨能力差，常产生模糊、弥散的痛觉；②对切割、烧灼等刺激不敏感，而对机械牵拉、缺血、痉挛、炎症等刺激敏感；③常引起不愉快的情绪活动，并伴有恶心、呕吐、出汗和心血管及呼吸活动的改变；④常伴有牵涉痛。

（四）牵涉痛

某些内脏疾病常引起一定的体表部位发生疼痛或痛觉过敏,此种现象称为牵涉痛。例如,心绞痛患者常感到心前区、左肩和左上臂内侧区疼痛;胆囊炎、胆石症发作时可感觉右肩区疼痛;阑尾炎早期发生上腹部或脐周痛;患胃溃疡或胰腺炎时,会出现左上腹和肩胛间疼痛;肾结石时则可引起腹股沟区疼痛等。了解牵涉痛的规律有助于临床对某些疾病的诊断。

第三节　神经系统对躯体运动的调节

人体各种形式的躯体运动,都是在中枢神经系统调控下,在骨骼肌活动的基础上进行的。各种姿势和随意运动的产生,都是在各级中枢的协调下进行的反射活动。

一、脊髓对躯体运动的调节

脊髓是完成躯体运动最基本的反射中枢。在脊髓灰质前角中,存有 α 和 γ 两类支配骨骼肌的运动神经元。

α 运动神经元轴突末梢在骨骼肌内分出许多小支,每一小支支配一条骨骼肌纤维。由一个 α 运动神经元及其所支配的全部肌纤维组成的功能单位,称为运动单位。一般是肌肉越大,运动单位也越大,如一个支配四肢肌的运动神经元,可支配 2000 余条骨骼肌纤维,而一个支配眼外肌的运动神经元仅支配 6 ~ 12 条骨骼肌纤维。前者有利于肌肉产生巨大的肌张力;后者有利于肌肉进行精细的运动。

γ 运动神经元的胞体较 α 运动神经元小,轴突较细,支配骨骼肌的梭内肌纤维,可调节肌梭感受器的敏感性。

（一）牵张反射

与脊髓中枢保持正常联系的骨骼肌,当受到外力牵拉而伸长时,能反射性地引起受牵拉的同一肌肉收缩的现象,称为牵张反射(stretch reflex)。牵张反射是维持姿势及完成躯体运动的基础。牵张反射可分为肌紧张和腱反射两种类型。

1. 肌紧张　缓慢而持续地牵拉肌腱所引起的牵张反射,称为肌紧张(muscle tonus)。它表现为受牵拉肌纤维轻度而持续的收缩,能对抗重力牵引,阻止肌肉被拉长。它是由肌肉中的肌纤维交替收缩产生的,所以不易发生疲劳。肌紧张是保持身体平衡和完成姿势最基本的反射活动;也是进行各种复杂活动的基础。例如人体处于直立位时,抗重力肌(伸肌)为对抗重力的持续牵拉而发生的牵张反射。

2. 腱反射　是指快速牵拉肌腱时引起的牵张反射,称为腱反射(tendon reflex)。它表现为被牵拉肌肉迅速而明显地缩短。如膝跳反射,当膝关节自然屈曲时,用叩诊锤叩击股四头肌肌腱时,可使股四头肌快速收缩。腱反射为单突触反射,其中枢只涉及 1 ~ 2 个脊髓节段,所以反射的范围仅限于受牵拉的肌肉。正常情况下腱反射受高位中枢的控制。临床上常通过检查腱反射来了解脊髓的功能状况。如果,腱反射减弱或消失,常提示相应节段的脊髓功能受损;而腱反射亢进,则提示相应节段的脊髓失去了高位中枢的控制。

3. 牵张反射的机制　牵张反射的感受器是肌梭,中枢主要在脊髓内,传出和传入纤维都包含在支配该肌的神经中,效应器就是该肌的肌纤维,因此,牵张反射的显著特点是感受器和效应器都在同一块肌肉中。

当肌肉受外力被拉长时,肌梭也被拉长,肌梭的感受器因受到刺激而兴奋,产生传入冲动进入脊髓,引起支配受牵拉肌肉的 α 运动神经元兴奋,经传出神经纤维,使梭外肌收缩,从而形成一次牵张反射。

（二）脊休克

当脊髓与高级中枢突然离断后,断面以下的脊髓会暂时丧失反射活动的能力,而进入无反应状态的现象,称为脊休克(spinal shock)。

脊休克的主要表现为:横断面以下脊髓所支配的骨骼肌紧张性降低,血压下降,外周血管扩张,发汗反射不能进行,直肠和膀胱中分别有粪便和尿液的潴留。说明躯体运动和内脏反射活动均减弱甚至消失。

脊休克是暂时的现象,经过一段时间,以脊髓为基本中枢的反射活动可以逐渐恢复。反射恢复的速度与恢复的时间与动物的进化程度有关,如蛙在脊髓离断后数分钟即可恢复,犬要数天,人类一般需数周至数月。恢复过程中,较简单和原始的反射先恢复,如屈肌反射、腱反射;然后是比较复杂的反射,如对侧伸肌反射、搔爬反射等逐渐恢复。

脊休克的产生原因,并非因脊髓损伤的刺激本身引起,而是由于离断平面以下脊髓突然失去高位中枢的调控,主要是失去了高位中枢的易化作用所致。

二、脑干对肌紧张的调节

正常情况下,脊髓的低级运动中枢经常受到高位中枢的调控,其中脑干在肌紧张的调控中起着重要作用。脑干对肌紧张的调节,主要是通过网状结构易化区和抑制区的活动而实现的。

（一）脑干网状结构易化区

脑内具有加强肌紧张和肌运动作用的部位,称为易化区。脑干网状结构易化区主要分布与延髓网状结构的背外侧部分。其主要作用是加强伸肌的肌紧张和肌肉运动。前庭核和小脑前叶两外侧也能加强脑干网状结构易化区的活动(图下-9-8)。

（二）脑干网状结构抑制区

脑内具有抑制肌紧张及肌运动作用的部位,称为抑制区。脑干网状结构抑制区较小,位于延髓网状结构腹内侧部分(图下-9-8)。抑制区的作用是抑制肌紧张和肌的运动。抑制区本身不能自主发放冲动,它必须接受大脑皮质抑制区、纹状体、小脑等处抑制区的始动作用,来实现其肌紧张的抑制作用。

（三）去大脑僵直

正常情况下,肌紧张易化区的活动较强,抑制区的活动较弱,两者在肌紧张的平衡调节中,易化区的活动占优势,从而维持正常的肌紧张。在动物实验中发现,在中脑上、下丘之间横断脑

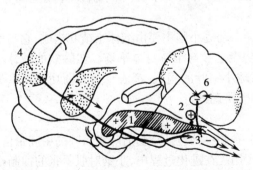

图下-9-8　猫脑干网状结构下行抑制和易化系统示意图
　　　+表示易化区　-表示抑制区
1. 网状结构易化区　2. 延髓前庭核　3. 网状结构抑制区　4. 大脑皮质　5. 尾状核　6. 小脑

干,动物会出现四肢伸直、头尾昂起、脊柱硬挺等伸肌过度紧张的现象,称为去大脑僵直(decerebrate rigidity)。

去大脑僵直现象的发生是因为切断了脑干网状结构抑制区与高位抑制中枢的功能联系,造成抑制区活动明显减弱,而易化区的活动占有较大的优势,表现出伸肌紧张性亢进,而出现去大脑僵直现象。人类某些疾患时,也会出现类似去大脑僵直的现象,往往提示病变已严重侵害了脑干(图下-9-9)。

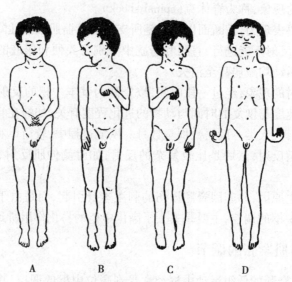

图下-9-9 人类去皮质僵直及去大脑僵直

A、B、C. 去皮质僵直(A. 仰头,头部姿势正常时,上肢半屈 B 和 C. 转动头部时的上肢姿势) D. 去大脑僵直,上下肢均僵直

三、小脑对躯体运动的调节

小脑在体内虽然不直接参与肌肉收缩产生力量的过程,但在调节肌紧张、维持姿势、协调和形成随意运动中都具有重要作用。根据小脑的传入和传出纤维联系,可将小脑分为前庭小脑(古小脑)、脊髓小脑(旧小脑)和皮质小脑(新小脑)3 个功能部分。

(一)维持身体平衡

维持身体平衡主要是前庭小脑的功能。前庭小脑主要由绒球小结叶构成,它与前庭器官及前庭核活动有密切关系。主要功能是参与维持身体平衡。切除猴的绒球小结叶后,或第四脑室附近患肿瘤而压迫绒球小结叶的病人,都表现为平衡功能严重失调,站立不稳、身体倾倒,但其随意运动仍能协调进行。

(二)调节肌紧张

调节肌紧张主要是脊髓小脑的功能。脊髓小脑包括小脑前叶和后叶的中间带区。它对肌紧张的调节包括易化和抑制双重作用。在进化过程中,小脑对肌紧张的抑制作用逐渐减弱,而易化作用则逐渐增强。人类小脑损伤后,主要表现出肌张力降低、肌无力等症状。

(三)协调随意运动

协调随意运动主要是皮质小脑的功能。当皮质小脑受损伤时,患者在随意运动的力量、速度、方向以及稳定性等方面发生抑制障碍。表现为四肢无力,行动缓慢;动作缺乏限度,如抬腿过高,张口过大;动作方向性不够准确,如出现指物不准,意向性震颤;行走摇晃,不能做快速的交替动作,更不能完成精巧动作。皮质小脑损伤后出现的运动协调障碍,称为小脑共济失调(图下-9-10)。

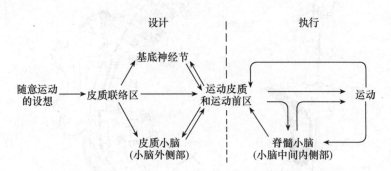

图下-9-10　产生和调节随意运动示意图

四、大脑皮质对躯体运动的调节

(一)大脑皮质的躯体运动中枢

大脑皮质是调节躯体运动的最高级中枢。人类大脑皮质躯体运动中枢主要位于中央前回和中央旁小叶前部。运动中枢对躯体运动的调节具有以下特点:①交叉支配,即一侧大脑皮质躯体运动中枢控制对侧躯体骨骼肌的运动,但对头面部骨骼肌的支配多数是受双侧性的,只有面神经核下部支配的眼裂以下的面肌和舌下神经核支配的舌肌受对侧皮质支配,所以,当一侧内囊损伤时,将引起对侧躯体骨骼肌、眼裂以下面肌及舌肌瘫痪;②倒置分布:具有精细的功能定位,其定位安排大体上呈倒立的人体投影分布,即下肢代表区在中央前回顶部,上肢代表区在中间部,头面部代表区在底部,但头面部内部的排列仍为正立位;③各运动代表区的大小与运动的精细程度有关,运动越精细的代表区越大,如手部运动代表区与整个下肢运动代表区的大小几乎相等(图下-9-11)。

(二)大脑皮质的运动传导通路

运动传导通路常分为锥体系和锥体外系,前者是指皮质脊髓束和皮质核束,后者则为锥体系以外所控制脊髓前角运动神经元活动的下行通路。

1. 锥体系　锥体系是管理骨骼肌随意运动的传导通路。锥体系由上下两级运动神经元组成。

上运动神经元是位于中央前回和中央旁小叶前部的锥体细胞,它发出的轴突组成下行纤维束。其中终止于脑干内脑神经躯体运动核的纤维,称为皮质核束;终止于脊髓前角运动细胞的纤维,称为皮质脊髓束。

下运动神经元是分别位于脑干脑神经躯体运动核和脊髓前角的运动神经元,它发出的轴突分别组成脑神经和脊神经的躯体运动纤维。

在锥体系活动时,可使脊髓前角 α 运动神经元兴奋,发动随意运动,又可使 γ 运动神经元兴奋,调整肌梭的敏感性,间接控制 α 运动神经元的兴奋,以调整骨骼肌的随意运动。

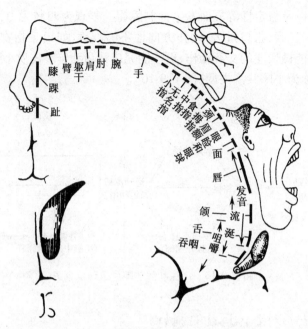

图下-9-11　大脑皮质的运动区

2. 锥体外系　是指锥体系以外的影响和控制骨骼肌运动的传导通路。锥体外系纤维也起于大脑皮质,下行途中分别与纹状体、红核、黑质、小脑、脑干网状结构等形成广泛联系,最后终止于脑神经躯体运动核和脊髓前角运动细胞。锥体外系具有维持肌张力、协调锥体系共同完成躯体随意运动的功能。

第四节　神经系统对内脏活动的调节

一、自主神经的功能特征

(一)双重神经支配

人体多数器官都接受交感神经和副交感神经的双重支配。但交感神经分布较广泛,几乎所有内脏器官都受其支配,副交感神经分布相对较局限。一般认为肾上腺髓质、汗腺、立毛肌和大部分血管等,只接受副交感神经支配。

(二)功能相互拮抗

交感神经和副交感神经作用于同一器官时,其功能往往是相互拮抗,而这种相互拮抗作用是既对立又统一,使该器官的功能适应不同条件下的需要。例如,交感神经兴奋可引起心跳加强、加快,而副交感神经兴奋时,则引起心跳减弱、变慢。

(三)紧张性作用

内脏运动神经对所支配的器官持续发放低频神经冲动,使效应器官经常维持一定的活动状态,这种现象即称为紧张性作用。在动物实验中,切断心迷走神经时,心率即明显加快;切断心交感神经时,心率则减慢。

(四)生理意义不同

交感神经系统的活动比较广泛,常以整个系统参与反应。当机体环境急剧变化

(如剧烈运动、窒息、大失血、恐惧、寒冷等)时,交感神经系统的活动明显增强,同时伴有肾上腺髓质激素大量分泌,即交感-肾上腺髓质系统,其作为一个整体参与反应,机体的这一反应称为应急反应。机体的应急反应包括:①心跳加强、加快,血液循环加速,血压升高;②皮肤与内脏血管收缩,骨骼肌血管舒张,血流量重新分配;③呼吸加深、加快,肺通气量增多;④代谢活动增强,为肌肉活动提供充足的能力等。上述活动均有利于机体动员储备能量,以适应环境的急剧变化,维持机体内环境的稳态。

副交感神经系统的活动相对局限。整个副交感神经系统活动的生理意义在于促进机体的休整和恢复、促进食物的消化吸收、积蓄能量以及加强排泄和生殖功能等。保证机体在安静状态下,基本生命活动的正常进行。当迷走神经活动增强时,常伴有胰岛素的分泌,故合称为迷走-胰岛素系统。

二、自主神经的递质与受体

突触传递是通过神经递质作用于相应的受体实现的,因此神经递质和受体是化学性突触传递的重要物质基础。

（一）神经递质

1. 外周神经递质　外周神经递质主要有乙酰胆碱(acetylcholine,ACh)和去甲肾上腺素(norepinephrine,NE)。

在生理学中,凡末梢释放乙酰胆碱的神经纤维,称为胆碱能纤维。它包括:①全部交感和副交感神经节前纤维;②副交感神经节后纤维;③支配汗腺和骨骼肌舒血管的交感神经节后纤维;④躯体运动神经纤维。

在生理学中,凡末梢释放去甲肾上腺素的神经纤维,称为肾上腺素能纤维。它主要包括绝大部分交感神经节后纤维。

2. 中枢神经递质　在中枢神经系统内参与突触传递的化学物质,称为中枢神经递质。中枢神经递质比较复杂,脑内可作为中枢神经递质的化学物质有几十种,大致可归纳为乙酰胆碱、生物胺类、氨基酸类、肽类与嘌呤类。此外,近年来还发现,气体分子一氧化氮(NO)和一氧化碳(CO)也具有某些神经递质的特征。

（二）受体

1. 胆碱能受体　能与乙酰胆碱结合的受体,称为胆碱能受体。根据其药理学特性,可分为毒蕈碱受体(M受体)和烟碱受体(N受体)两类。

（1）毒蕈碱受体:毒蕈碱受体(muscarinic receptor)是指能与毒蕈碱结合产生生理效应的胆碱能受体,又称M受体。主要分布于大多数副交感神经节后纤维和少数交感神经节后纤维所支配的效应器细胞膜上。乙酰胆碱与M受体结合后,可产生一系列副交感神经末梢兴奋的效应,称为毒蕈碱样作用(M样作用),如心活动抑制,支气管、消化道平滑肌、膀胱逼尿肌和瞳孔括约肌收缩,汗腺、消化腺分泌增加,瞳孔缩小、骨骼肌血管舒张等。阿托品是M受体的阻断剂,临床上常用于解除平滑肌痉挛所致腹痛,治疗心动过缓、扩瞳等。

（2）烟碱受体:烟碱受体(nicotinic receptor)是指能与烟碱结合产生生理效应的胆碱能受体,又称N受体。主要分布于交感和副交感神经节神经元的突触后膜和神经-骨骼肌接头处的终板膜上。乙酰胆碱与N受体结合产生的效应,称为烟碱样作用(N样作用)。N受体又分为N_1和N_2受体两个亚型。N_1受体分布于神经节突触后膜上；N_2 受体位于神经-骨骼肌接头的终板膜上。筒箭毒能阻断 N_1 和 N_2 受体，故能使肌肉松弛，临床手术中作为肌肉松弛药使用。

2. 肾上腺素能受体 是指能与儿茶酚胺类物质（肾上腺素、去甲肾上腺素等）相结合的受体，称为肾上腺素能受体。肾上腺素能受体可分为 α 型和 β 型两类。

（1）α 肾上腺素能受体（α 受体）：α 受体又可再分为 α_1 和 α_2 两个亚型。α_1 受体主要分布在小血管的平滑肌，尤其是在皮肤、胃肠和肾脏等内脏血管平滑肌，也分布于子宫平滑肌、胃肠道括约肌和瞳孔扩大肌。去甲肾上腺素（NE）与 α_1 受体结合主要产生兴奋效应，引起血管、子宫平滑肌、胃肠道括约肌和瞳孔扩大肌的收缩等。此外，也有少数产生抑制性的效应，如 NE 与胃肠平滑肌 α_1 受体结合发生舒张。α_2 受体主要分布在肾上腺素能纤维末梢的突触前膜上的一种自身受体，对突触前膜 NE 的合成和释放起负反馈性的调节作用。酚妥拉明（phentolamine）是 α 受体阻断剂，它对 α_1 和 α_2 受体都有阻断作用。哌唑嗪（prazosin）可以选择性阻断 α_1 受体，临床上用于降压治疗；育亨宾（yohimbine）可以选择性阻断 α_2 受体，常作为实验研究用药。

（2）β 肾上腺素能受体（β 受体）：β 受体主要有 β_1 和 β_2 两种。β_1 受体分布于心脏；β_2 受体主要分布于冠状血管、骨骼肌血管、脑血管、腹腔内脏血管的平滑肌和支气管、胃肠平滑肌。膀胱逼尿肌、子宫平滑肌（未孕子宫）上。去甲肾上腺素与 β_1 受体结合后主要产生兴奋效应；与 β_2 受体结合后主要产生抑制效应。阿替洛尔能阻断 β_1 受体，丁氧胺能阻断 β_2 受体。

三、自主神经的主要功能

自主神经对内脏器官的作用是通过神经末梢释放神经递质与相应的受体结合而实现的，其释放的递质和结合的受体主要是乙酰胆碱和去甲肾上腺素及其相应的受体。自主神经系统胆碱能和肾上腺素能受体的分布及生理功能（表下-9-1）。

表下-9-1　自主神经胆碱能和肾上腺素能受体的分布及其生理功能

效应器		胆碱能系统		肾上腺素能系统	
		受体	效应	受体	效应
内脏神经节		N_1	节前-节后兴奋传递		
眼	虹膜环行肌	M	收缩（缩瞳）		
	虹膜辐射状肌			α_1	收缩（扩瞳）
	睫状体肌	M	收缩（视近物）	β_2	舒张（视远物）
心	窦房结	M	心率减慢	β_1	心率加快
	房室传导系统	M	传导减慢	β_1	传导加快
	心肌	M	收缩力减弱	β_1	收缩力加强
血管	冠状血管	M	舒张	α_1	收缩
				β_2	舒张（为主）
	皮肤黏膜血管	M	舒张	α_1	收缩

效应器		胆碱能系统		肾上腺素能系统	
		受体	效应	受体	效应
	骨骼肌血管	M	舒张	α_1	收缩
				β_2	舒张（为主）
	脑血管	M	舒张	α_1	收缩
	腹腔内脏血管			α_1	收缩（为主）
				β_2	舒张
	唾液腺血管	M	舒张	α_1	收缩
支气管	平滑肌	M	收缩	β_2	舒张
	腺体	M	促进分泌	α_1	抑制分泌
				β_2	促进分泌
胃肠	胃平滑肌	M	收缩	β_2	舒张
	小肠平滑肌	M	收缩	α_2	舒张
				β_2	舒张
	括约肌	M	舒张	α_1	收缩
	腺体	M	促进分泌	α_2	抑制分泌
胆囊和胆道		M	收缩	β_2	舒张
膀胱	逼尿肌	M	收缩	β_2	舒张
	三角区和括约肌	M	舒张	α_1	收缩
输尿管平滑肌		M	收缩	α_1	收缩
子宫平滑肌		M	可变	α_1	收缩（有孕）
				β_2	舒张（未孕）
皮肤	汗腺	M	促进温热性发汗	α_1	促进精神性发汗
	立毛肌			α_1	收缩
唾液腺		M	分泌大量稀薄唾液	α_1	分泌少量黏稠唾液
代谢	糖酵解			β_2	加强
	脂肪分解			β_3	加强

四、内脏活动的中枢调节

（一）脊髓对内脏活动的调节

脊髓是某些内脏反射活动（如血管张力反射、排便反射、排尿反射、发汗反射和阴茎勃起反射等）的初级中枢。脊髓高位截瘫的患者，在脊休克过后，上述反射均可逐渐恢复,但由于失去了高位脑中枢的控制,这些反射远不能适应生理功能需要,如排便、排尿反射不能受意识控制;虽然能引起发汗反射,但温热性发汗消失;易发生直立性低血压。

（二）脑干对内脏活动的调节

脑干内具有许多重要的内脏活动调节中枢。其中延髓有生命中枢之称,这是因为心血管活动、呼吸运动、胃肠运动、消化腺分泌等基本反射中枢均位于延髓。此外,在中脑内有瞳孔对光反射中枢;脑桥内有呼吸调整中枢和角膜反射中枢等。故临床上若脑干受损,将立即危及病人生命。

（三）下丘脑对内脏活动的调节

下丘脑是调节内脏活动的较高级中枢,它能把内脏活动与人体的其他生理活动联系起来,使内脏活动与其他生理过程得以协调。下丘脑对调节体温、摄食行为、水平衡、情绪反应、控制生物节律、内分泌等生理过程起着重要的调节作用。

1. 调节体温 下丘脑内有调节体温的基本中枢。研究证明,下丘脑前部有大量对温度变化敏感的神经元,是下丘脑的温度感受器;下丘脑后部则有能将机体各部温度感受器传入的信息进行综合分析,从而调节机体的产热与散热过程,使体温得以维持正常。

2. 调节摄食行为 实验表明,下丘脑外侧区有摄食中枢,而腹内侧核有饱食中枢。摄食中枢与饱食中枢可以相互制约,动物饥饿时前者的发放电频率较高,后者的发放电频率较低。静脉注入葡萄糖后,摄食中枢发放电频率减少,饱食中枢放电频率增多。

3. 调节水平衡 水平衡包括水的摄入与排出两个方面。下丘脑内控制水摄入的中枢与摄食中枢接近,破坏动物的摄食中枢,导致动物出现拒绝饮食、水的摄入也明显减少;刺激下丘脑外侧区可引起动物饮水量明显增多。此外,下丘脑视上核和室旁核还有感受血液晶体渗透压变化的渗透压感受器和合成抗利尿激素的内分泌神经元。破坏下丘脑可引起动物烦渴和多尿的现象。

4. 调节情绪反应 下丘脑与情绪反应密切相关,正常情况下,其活动受大脑皮质的抑制,切除大脑皮质仅保留有下丘脑以下结构的动物,给予轻微刺激即可表现为甩尾、竖毛、扩瞳、烦躁易怒、呼吸加快和血压升高等"假怒"现象。下丘脑腹内侧核有防御反应区,慢性刺激该区可引起血压持续升高,有人认为该区的持续兴奋与原发性高血压的发生密切相关。刺激动物的该区可引起防御性反应。刺激下丘脑外侧区可引起动物出现攻击行为,刺激下丘脑背侧区则出现逃避行为。

5. 控制生物节律 人体的各种生命活动常按一定时间顺序发生变化,这种变化的节律称为生物节律。人体的许多生理功能均有日周期节律,日周期是重要的生物节律,如血细胞含量、体温、促肾上腺皮质激素分泌等都有日周期的变动。下丘脑视交叉上核是体内日周期节律活动的控制中心,其可通过视网膜-视交叉上核束来感受环境光暗信号的刺激,使机体的昼夜节律与外界环境同步。视交叉上核受损,日周期节律性活动便丧失。人为改变每日的光暗时间,可使机体生理功能的日周期位相发生移位。

6. 对垂体激素分泌的调节 下丘脑内的神经内分泌细胞能合成多种调节腺垂体激素合成与分泌的肽类物质(下丘脑调节肽)。下丘脑分泌的调节肽,经垂体门脉系统输送到腺垂体,促进或抑制各种腺垂体激素的分泌。另一方面,下丘脑还能感受血液中一些激素浓度的变化,并参与反馈调节下丘脑调节肽的分泌。下丘脑视上核和室旁核的神经内分泌细胞能合成血管升压素和缩宫素,经下丘脑-垂体束运抵神经垂体储存,由下丘脑控制其分泌。

（四）大脑皮质对内脏活动的调节

与内脏活动关系密切的皮质结构,是边缘系统和新皮质的某些区域。

大脑皮质边缘叶与其有密切关系的皮质和皮质下结构总称为边缘系统。边缘系统是内脏活动调节的重要中枢,可调节呼吸、胃肠、瞳孔、膀胱等活动,故有内脏脑之称。此外,边缘系统还与情绪、记忆、食欲、生殖和防御等活动有密切关系。

第五节 脑的高级功能和脑电图

人的大脑皮质除能产生感觉功能和对躯体运动、内脏活动的调节外,还有更为复杂的高级功能,如语言、思维、学习、记忆、睡眠、复杂的条件反射等功能活动。记录大脑皮质的神经元活动时脑电活动的变化(脑电图)可用于对大脑的研究和脑部疾患的检查。

一、脑电活动

大脑皮质神经元的活动所产生的电位变化,通过大脑这个容积导体,可以反映到大脑表面。临床上借助仪器记录的大脑皮质电活动有两种表现形式:一种是机体在安静状态下,从头皮上记录到的大脑皮质未受任何刺激时产生的一种持续和节律性电位变化,这种电位变化称为自发脑电活动,即脑电图(electroencephalogram,EEG);另一种是人工刺激外周感受器或传入神经时,在大脑皮质一定部位引导出来的电位变化,这种电位变化称为皮质诱发电位。打开颅骨后直接从皮质表面记录到的电位变化,称为皮质脑电图(ECoG)(图下-9-12)。

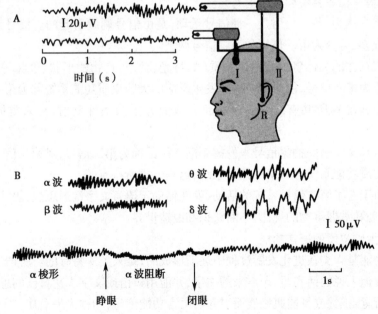

图下-9-12 脑电图记录方法与正常脑电图波形

Ⅰ、Ⅱ. 引导电极放置位置(分别为枕叶和额叶)　R. 无关电极放置位置(耳郭)

（一）脑电图的正常波形

根据自发脑电活动的频率,可将脑电波分为 α 波、β 波、θ 波和 δ 波形,其参数及主要特征见表下-9-2。

表下-9-2　正常脑电图的基本波形的参数、常见部位和主要特征

脑电波	频率（Hz）	幅度（μV）	常见部位	主 要 特 征
α	8～13	20～100	枕叶	成人清醒、安静、闭目时
β	14～30	5～20	额叶、顶叶	成人活动时
θ	4～7	100～150	颞叶、顶叶	少儿正常电脑或成人困倦时
δ	1～3	20～200	颞叶、枕叶	婴幼儿正常电脑或成人熟睡时

一般认为,脑电波由高振幅的慢波转化为低振幅的快波时表示皮质兴奋,而由低振幅的快波转化为高振幅的慢波时表示皮质抑制。快波是一种去同步化现象,是大脑皮质处在紧张活动状态时的主要脑电活动;慢波是一种同步化现象,其中 α 波是安静状态时的主要脑电活动,δ 波和 θ 波则是睡眠或困倦状态下的主要脑电活动。

（二）脑电波形成的机制

研究表明,脑电波主要是由皮质大量神经元的突触后电位总和所形成的,即是由胞体和树突的电位变化形成的。

二、大脑皮质活动的特征

人类在进化中,大脑皮质得以高度的发展。人类的大脑皮质活动与动物的主要区别在于,人类具有两个信号系统的活动和语言功能。

（一）第一信号系统和第二信号系统

巴甫洛夫认为,条件反射是一种信号活动,是由信号刺激引起的。信号刺激的种类和数目众多,可分为第一信号和第二信号两类。

以客观存在的具体事物的理化性质(如灯光、铃声、食物的形状、气味等)发挥刺激作用的称为第一信号,能对第一信号发生反应的大脑皮质功能系统称为第一信号系统。为人类和动物所共有。如铃声引起犬唾液分泌的条件反射,在人类同样可以建立。

以语言和文字这类抽象信号来发挥刺激作用的称为第二信号,对第二信号发生反应的大脑皮质功能系统称为第二信号系统,这是人类所特有的。

人类由于有了第二信号系统的活动,就能借助于语言文字沟通思想,表达情感,进行学习,发现和掌握事物的规律,不断认识和改造世界。

（二）大脑皮质的语言功能

语言功能是人类在进化发展过程中逐渐形成的,是人类所特有的。所谓语言功能是指能理解他人说的话和写、印出来的文字,并能用口语或文字表达自己的思维活动。凡不是由听觉、视觉或骨骼肌瘫痪而引起的语言功能障碍,均称为失语症。

大脑皮质中与读、说、听、写有关的区域称为语言中枢。语言中枢有 4 个(图下-9-13):

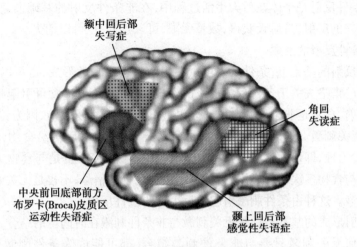

图下-9-13 大脑皮质与语言功能有关的主要区域

1. 运动性语言中枢(说话中枢) 位于额下回后部。此区受损,喉肌等虽不瘫痪但丧失说话能力,不能说出有意义的语言,称为运动性失语症。

2. 书写中枢 位于额中回后部。此区受损,手的运动功能正常,但是丧失了书写文字符号的能力,称为失写症。

3. 视觉性语言中枢(阅读中枢) 位于角回。此区受损,病人视觉无障碍,但不能阅读,也不能理解文意,称为失读症(字盲)。

4. 听觉性语言中枢(听话中枢) 位于颞上回后部。此区受损,病人听觉正常,能听到别人的讲话,但不能理解其意,称为感觉性失语症(字聋)。

(三)大脑皮质语言中枢的优势半球

语言活动的中枢主要集中在一侧大脑半球,此称为语言中枢的优势半球。临床实践证明,习惯用右手的人,其优势半球在左侧,因此一般称左侧半球为优势半球。人类左侧大脑皮质在语言活动功能上占优势的现象,虽然与一定的遗传因素有关,但主要是在后天生活实践中逐渐形成的,这与人类习惯用右手劳动有密切的关系。

优势半球现象形成于成年发育之前,在 10～12 岁之前左侧半球优势尚未完全建立牢固,若此时左半球受损,在右半球有可能再重新建立语言中枢。成年之后,左侧半球优势已完全形成,若左侧半球受损,则右半球就很难再建立语言中枢。在习惯运用左手劳动为主的人中,左右两侧半球都有可能成为语言活动的中枢。

一侧优势的现象说明人类两侧大脑半球功能是不对称的。左侧半球在语言功能上占优势,而右侧半球则认为在非词语性认知功能(如对空间的辨认,对深度知觉、触觉认识、图像视觉认识、音乐的欣赏分辨等)上占优势。但是,这种优势是相对的,因为左侧半球也有一定的非词语性认识功能,右侧半球也有一定的简单的词语活动功能。

三、条件反射

神经系统的基本活动形式是反射。反射活动可分为非条件反射和条件反射两大类:非条件反射是由种族遗传因素所决定的,即生来就有、数量有限、比较固定的低级反射活动;条件反射是个体在后天生活过程中,在非条件反射的基础上通过学习和训练后建立起来的反射,是后天获得,数量无限,可以建立,也可以消失。

（一）条件反射的形成

在条件反射的基础上,条件反射可以在生活过程中自然形成,也可以通过实验训练形成。在巴甫洛夫关于条件反射形成的经典实验中,给犬进食可引起唾液分泌,这是非条件反射,食物是非条件刺激。给犬以铃声,犬并不分泌唾液,因为铃声与进食无关,故称为无关刺激。如果在给犬进食之前先给以响铃,然后再给食物,经多次重复后,每当响铃出现,即使不给犬食物,犬也会分泌唾液。铃声虽是与食物无关的刺激,但由于铃声与食物多次结合应用后,铃声已成为食物的信号,不再是无关刺激,而是变成了条件刺激。这种由条件刺激引起的反射称为条件反射。

条件反射形成的基本条件是无关刺激与非条件刺激在时间上的结合,这个过程称为强化。任何无关刺激只要与非条件刺激结合,都可能成为条件刺激而建立条件反射。

（二）条件反射的消退

条件反射建立以后,若只反复给予条件刺激而不给予非条件刺激的强化,经过一段时间后,条件反射就会逐渐减弱,甚至消失,这种现象称为条件反射的消退。条件反射的消退是由于在不强化的情况下,原来的条件刺激变成了阴性刺激,在大脑皮质中产生了一种抑制过程,这样引起的抑制称为消退抑制。任何条件反射,只要不给以强化,就会逐渐消退。

（三）条件反射的生物学意义

条件反射的建立具有非常重要的生物学意义。由于条件反射的数量是无限的,加之条件反射可以消退、重建或新建,具有极大的易变性,人类所特有的语言、文字条件反射使人类更广泛地适应环境和进一步改造环境。因而,条件反射的形成大大增强了机体活动的预见性、灵活性、精确性,极大地提高了机体适应环境的能力。

四、觉醒与睡眠

觉醒与睡眠(awakening and sleep)是机体正常生理活动所必需的两个生理过程。机体只有在觉醒状态下,才能从事各种活动;同时只有通过良好的睡眠才能使机体的精力和体力得以恢复。睡眠有障碍时,可导致中枢神经系统,尤其是大脑皮质功能失常,进而引起其他疾病的发生。可见睡眠对机体是非常重要的。正常人每日需要的睡眠时间,因年龄、工作性质及个体差异而不同。新生儿一般需要 18~20 小时;儿童需要 10~12 小时;成年人需要 7~9 小时;老年人需要 5~7 小时。

（一）觉醒状态的维持

觉醒状态的维持与脑干网状结构上行激动系统密切相关。觉醒状态有脑电觉醒状态和行为觉醒状态之分。脑电觉醒状态指脑电波由睡眠时的同步化慢波变为觉醒时的去同步化快波,而行为上不一定呈觉醒状态;行为觉醒状态指动物出现觉醒时的各种行为表现。

（二）睡眠的时相

根据脑电波的不同,把睡眠分为慢波睡眠和快波睡眠两个时相。

1. 慢波睡眠　脑电波呈同步化慢波,故又称同步化睡眠,夜间睡眠多数处于这种睡眠状态。慢波睡眠期间,生长素的分泌增多,有利于促进机体生长和体力的恢复。

2. 快波睡眠　快波睡眠表现为睡眠加深,此期脑电波表现为去同步化快波,也称为异相睡眠。快波睡眠期间,人体的各种感觉功能进一步减退,以致唤醒阈升高,骨骼肌反射活动进一步减弱,骨骼肌几乎完全松弛,还可能出现阵发性的部分肢体抽动、心率加快、呼吸加快而不规则,特别是出现眼球快速运动,所以又称为快速眼球运动睡眠。

此外,做梦也是快波睡眠的特征之一,快波睡眠期间,脑血流量增多,脑内蛋白质合成加快,因此认为快波睡眠与幼儿神经系统的成熟有密切关系,并有利于建立新的突触联系,而促进学习记忆和精力恢复。但快波睡眠期间也会出现一些阵发性的表现,这可能与某些疾病易于在夜间发作有关,如心绞痛、哮喘、阻塞性肺气肿的缺氧性发作等。

睡眠时机体的意识暂时丧失,一切感觉功能减退,骨骼肌反射和肌紧张减弱,并伴有一系列内脏运动神经功能改变,如心率减慢、血压降低、呼吸变慢、发汗功能增强等。但是这一切变化,能随着觉醒而迅速恢复,即睡眠具有可唤醒性,这是睡眠不同于麻醉或昏迷之处。

在整个睡眠过程中两个时相互相交替。成人进入睡眠后,先是慢波睡眠,持续80～120分钟后转入快波睡眠,维持20～30分钟后又转入慢波睡眠,整个睡眠过程中一般交替4～5次。一般睡眠后期,快波睡眠时间较长。两种睡眠时相均可直接转为觉醒状态,但在觉醒状态下,一般只能进入慢波睡眠。

五、学习与记忆

人和动物获取外界信息,形成新的行为和习惯,以适应环境改变的神经活动过程,称为学习(learning)。将学到的信息进行储存和"读出"的神经活动过程,称为记忆(memory)。学习是记忆的基础,记忆又使学习得到巩固和发展,这两个过程有着密切的联系。

（一）学习的形式

1. 非联合型学习　对单一刺激做出行为反应的过程,称为非联合型学习。它是一种简单的学习形式,如习惯化和敏感化。习惯化使个体学会忽略无意义的重复性刺激,如人们对有规律出现的强噪声会逐渐减弱反应,即出现习惯化。敏感化是指机体在受到较强的伤害性刺激之后,机体会对原先弱刺激引起的反应明显加强。

2. 联合型学习　对时间上非常接近并且重复出现的两个事件建立联系的过程,称为联合型学习。条件反射的建立和消退,是联合型学习的典型例证。实际上学习的过程就是条件反射建立的过程。

（二）记忆的形式和过程

1. 记忆的形式　依据信息在脑内储存和回忆方式的不同,记忆可分为陈述性记忆和非陈述性记忆两类。

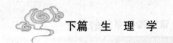

（1）陈述性记忆:陈述性记忆编程的信息主要包括亲历事件和客观事实等,它们可用语言文字清楚地表达出来,与意识无关。陈述性记忆主要依赖于记忆的信息在海马及其他脑区内的滞留时间。

（2）非陈述性记忆:非陈述性记忆是一个需要反复尝试、缓慢积累的记忆过程,主要通过熟练的行为活动来表达,而不是文字,它与意识无关,也不涉及记忆信息在海马的滞留时间,如某种技巧性的动作、习惯性的行为和条件反射等。

陈述性记忆可转化为非陈述性记忆,如篮球运动训练中的"三步上篮"动作,最初是对某些情境的陈述性记忆,完全熟练后的技巧性动作是非陈述性记忆。

2. 记忆的分类　大脑获取的信息约有1%能保留较长时间,根据记忆保留时间的长短,可将记忆分为两类。

（1）短时程记忆:记忆保留的时间为数秒至几分钟,仅满足于完成某项极为简单的工作,如打电话时的拨号,拨完后记忆随即消失。短时程记忆可转变成长时程记忆。

（2）长时程记忆:记忆保留数天至数年,甚至一生,如和自己或最接近的人密切相关的信息,可终身保持记忆。

3. 记忆的过程　人类的记忆过程可分为感觉性记忆、第一记忆、第二记忆和第三记忆4个阶段。

大脑获取信息的瞬间,首先是感觉性记忆阶段,此时,机体将获得的信息储存在脑的感觉区,这一阶段不超过1分钟,如果没有被加工处理,就会很快消失。如果能在此阶段将那些先后传入的信息片段进行整合处理,形成新的连续的印象,即可从感觉性记忆转入第一记忆。信息在该阶段的停留时间大约为数秒至数分钟。反复学习运用可使信息在第一记忆中循环,信息停留时间延长,从而使信息转入第二记忆,持续数分钟至数年。

第二记忆是一个大而持久的储存系统,可受到一些原先或后来信息的干扰。有些记忆的痕迹,如自己的名字和每天都在进行操作的手工技巧等,通过长年累月的应用,是不会遗忘的,这类记忆储存在第三记忆中。感觉性记忆和第一记忆相当于短时程记忆;第二记忆和第三记忆相当于长时程记忆。

知识链接

遗 忘

遗忘是一种正常的生理现象,是指部分失去或完全失去回忆与再认识的能力。遗忘在学习后就开始发生,最初遗忘的速度较快,以后逐渐减慢。遗忘并不意味着记忆痕迹的消失,遗忘的知识经过复习后仍可恢复记忆,并且要比学习新的知识容易得多。产生遗忘的原因一是条件刺激长久不予强化而消退,二是后来信息的干扰所致。

（陈建华）

复习思考题

1. 名词解释：抑制性突触后电位、突触前抑制、牵涉痛、肌紧张、牵张反射、脊休克。

2. 试述突触的基本结构及突触传递的基本过程。

3. 中枢内兴奋传递的特征有哪些？

4. 何谓特异投射系统和非特异投射系统？其主要功能是什么？

5. 何谓去大脑僵直？它的主要表现和发生机制如何？

6. 列表总结叙述自主神经胆碱能和肾上腺素能受体的分布及其生理功能。

第十章

内分泌系统的功能

扫一扫,
知重点

学习要点

1. 激素的概念、分类、作用特征和机制。
2. 下丘脑调节肽的种类和作用;垂体激素的种类和作用。
3. 甲状腺、甲状旁腺、肾上腺、胰岛分泌的激素及其作用。

内分泌系统(endocrine system)是由内分泌腺和散在的内分泌细胞组成。其主要功能是调节代谢与生殖,促进发育与生长,维持内环境的相对稳态。

第一节 概　　述

一、激素的概念

内分泌系统是通过内分泌细胞分泌激素来发挥作用的。内分泌腺和内分泌细胞所分泌的高效能生物活性物质,称为激素(hormone)。被激素所作用的器官、组织、细胞分别称为该激素的靶器官、靶组织、靶细胞。激素运送的方式包括:血液循环途径(远距离分泌);局部体液途径(旁分泌或自分泌)及神经纤维轴浆运送(神经分泌)。

二、激素的分类

激素按其化学性质可分为两大类:一类是类固醇(甾体)激素,如肾上腺皮质激素和性激素,这类激素不容易被消化酶破坏,可口服用药;另一类是含氮激素,包括蛋白质类、多肽类(如胃肠激素、甲状旁腺激素、胰岛素等)、胺类(如肾上腺素、去甲肾上腺素、甲状腺激素等)。含氮类激素除甲状腺激素外,均易被消化酶破坏,作为药用时一般不宜口服。

三、激素作用的一般特征

(一)信使传递作用

内分泌系统是人体的生物信息传递系统,而激素作为细胞间的信息传递者,不构成细胞的成分,也不为人体提供能量,只是将各种信息从内分泌细胞传递给靶细胞,以调节人体的生理活动。

（二）特异性

激素随血流分布到全身各处，与组织细胞广泛接触，但它只选择性的作用于某些器官、组织、细胞。这些能和激素结合的器官、组织、细胞被称为靶器官、靶细胞。激素这种选择作用的特性，称为激素的特异性。靶细胞之所以能识别激素，是因为靶细胞膜或胞浆内存在有能与激素发生特异性结合的受体。

（三）高效性

激素是高效能的生物活性物质，它在血液中含量甚微，但发挥作用却很大。若某内分泌腺分泌的激素过多或不足，便可引起人体的功能或代谢明显异常，分别称为该内分泌腺功能亢进或功能减退。

（四）相互作用

1. 相互协调　如生长素和肾上腺素，虽然它们的作用环节不同，但均能升高血糖。

2. 相互拮抗　如胰岛素降低血糖，而胰高血糖素则升高血糖。

3. 允许作用　如某些激素，它们本身并不能直接引起所作用器官或细胞的某些生理效应，然而它的存在却是另一激素发挥效应的必备条件，这称为激素的允许作用。例如，糖皮质激素本身对血管平滑肌并没有收缩作用，但它的存在，可使去甲肾上腺素的缩血管作用增强。

四、激素的作用机制

（一）含氮激素的作用机制——第二信使学说

含氮激素作为第一信使与靶细胞膜上特异性受体结合后，激活了细胞膜上的腺苷酸环化酶系统，在 Mg^{2+} 的参与下，腺苷酸环化酶促使胞浆内 ATP（三磷酸腺苷）转变为 cAMP（环磷酸腺苷）。cAMP 作为第二信使，它能使细胞内无活性的蛋白激酶（PKA）激活，活化的蛋白激酶又激活磷酸化酶，后者使蛋白质磷酸化，从而引发靶细胞的生理效应。cAMP 是大多数含氮激素的第二信使，cGMP（环磷酸鸟苷）、磷酸肌醇、前列腺素、Ca^{2+} 等也可作为第二信使（图下-10-1）。

（二）类固醇（甾体）激素作用机制——基因表达学说

脂溶性类固醇激素分子量较小，它到达靶细胞后，可透过细胞膜进入细胞内，然后经过两个步骤影响基因表达而发挥作用：第一步，激素进入细胞后，与胞浆受体结合，形成激素-胞浆受体复合物，使受体蛋白发生构型变化，从而使激素-胞浆受体复合物获得透过核膜的能力，故可进入细胞核内；第二步，复合物与核内受体结合，成为激素-核受体复合物。激素-核受体复合物结合在染色质非组蛋白的特异位点上，从而激发 DNA 的转录过程，生成新的信使 RNA（mRNA），诱导蛋白质合成，从而引发靶细胞的生理效应。这类激素靠启动基因而发挥作用，故称为基因表达学说（图下-10-2）。

上述两类激素的作用原理，并不是绝对的。如甲状腺激素虽属于含氮类，但其作用原理却与类固醇激素相似，可进入细胞核内，与核受体结合通过基因表达发挥作用。

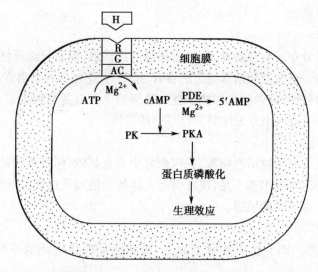

图下-10-1　含氮激素作用机制示意图

H. 激素　R. 受体　AC. 腺苷酸环化酶　PDE. 磷酸二酯酶
PKA. 活化蛋白激酶　cAMP. 环磷酸腺苷　G. 鸟苷酸调节蛋白

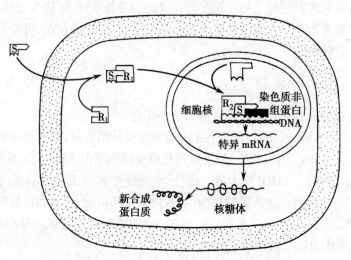

图下-10-2　类固醇激素作用机制示意图

S. 激素　R_1. 胞浆受体　R_2. 核受体

第二节　下丘脑与垂体

下丘脑的一些神经元能分泌激素,具有内分泌功能。垂体包括腺垂体和神经垂体两部分,在形态和功能上,下丘脑与神经垂体的联系非常密切,可将它们看做一个功能单位。

一、下丘脑的内分泌功能

下丘脑内有两组神经内分泌细胞。一组在下丘脑前部,由大细胞神经元(视上核和室旁核)组成,其轴突延伸终止于神经垂体,形成下丘脑-神经垂体束,构成下丘脑-

神经垂体系统。另一组集中在丘脑内侧基底部,构成下丘脑"促垂体区",由小细胞神经元组成,其分泌的下丘脑促垂体激素,经垂体门脉系统运抵腺垂体,调节腺垂体功能,构成下丘脑-腺垂体系统。

（一）下丘脑-神经垂体系统

下丘脑与神经垂体有着直接的神经联系。神经垂体不能合成激素,神经垂体内的血管升压素和缩宫素,是由下丘脑的视上核和室旁核合成的,这两种激素合成后先沿着下丘脑-神经垂体束的神经纤维轴浆输送到神经垂体储存,并在适宜刺激作用下释放入血液而发挥调节作用。

（二）下丘脑-腺垂体系统

在下丘脑基底部"促垂体区"能合成多种具有生物活性的多肽,通过垂体门脉系统抵达腺垂体,作用于腺垂体的内分泌活动,目前已明确的有9种(表下-10-1)。

表下-10-1　下丘脑分泌的调节性多肽

名称与缩写	化学结构	对垂体的作用
促甲状腺激素释放激素(TRH)	3肽	促进甲状腺素和催乳素分泌
促肾上腺皮质激素释放激素(CRF)	41肽	促进肾上腺皮质激素分泌
促性腺激素释放激素(GnRH)	10肽	促进黄体生成素和促卵泡激素分泌
生长激素释放激素(GHRH)	44肽	促进生长素分泌
生长抑素(GIH)	14肽	抑制黄体生成素和促卵泡激素分泌
催乳素释放因子(PRF)	未定	促进催乳素分泌
催乳素释放抑制因子(PRIF)	未定	抑制催乳素分泌
促黑激素释放因子(MRF)	未定	促进促黑激素分泌
促黑激素释放抑制因子(MIF)	未定	抑制促黑激素分泌

二、腺垂体激素

（一）生长素

生长素(growth hormone,GH)的生理作用是促进生长发育及物质代谢。

1. 促进生长发育　生长素促进氨基酸进入细胞,促进蛋白质合成;促进软骨和骨细胞的增殖,从而促进骨骼的生长。

在幼年时期,生长素分泌不足将引起生长发育迟缓,身材矮小,但智力正常,临床上称为侏儒症;生长期分泌过多则可导致生长发育过度,引起身材异常高大,称为巨人症;成年期若分泌过多,因为长骨骨骺已融合,长骨不能再生长,刺激肢端骨和面骨等增生,以致形成手大、脚大、指粗、鼻高、下颌突出等体征,称为肢端肥大症。

2. 对物质代谢的影响　生长素能促进蛋白质合成,并能促进体内脂肪分解,使血中游离的脂肪酸增多,同时加强脂肪酸的氧化,产生酮体增多,导致血中脂肪酸和酮体浓度增高。生长素对糖代谢的影响随剂量不同而异,生理水平的生长素能促进胰岛素分泌,加强葡萄糖的利用而降低血糖,但大剂量的生长素则抑制糖的氧化利用,使血糖升高,可出现尿糖,形成垂体性糖尿病。

（二）催乳素

催乳素（prolactin，PRL）能促进乳腺发育，并引起和维持泌乳。女性青春期乳腺发育主要受雌激素的影响，但生长素、孕激素、糖皮质激素及甲状腺激素也起协同作用。妊娠期间，催乳素、雌激素和孕激素等促进乳腺组织进一步发育，使乳腺具有分泌乳汁的能力，但并不泌乳，因妊娠期血液中的雌激素和孕激素浓度过高，与乳腺竞争乳腺细胞受体，故催乳素不能发挥泌乳作用。分娩后雌激素和孕激素浓度大大降低，催乳素才能发挥作用，启动并维持泌乳。

（三）促甲状腺激素

促甲状腺激素（thyroid stimulating hormone，TSH）可促进甲状腺组织增生和甲状腺激素的合成与分泌。

（四）促肾上腺皮质激素

促肾上腺皮质激素（adrenocorticotropic hormone，ACTH）的主要作用是促进肾上腺皮质增生和糖皮质激素的合成与释放。

（五）促性腺激素

促性腺激素（GTH）有促卵泡激素（FSH）和黄体生成素（LH）两种。

1. 促卵泡激素　促卵泡激素（follicle-stimulating hormone，FSH），在女性能够促进卵泡的生长、发育、成熟，促进卵泡分泌雌激素；在男性称精子生成素，能促进精子的生长、发育与成熟。

2. 黄体生成素　黄体生成素（luteinizing hormone，LH），在女性与促卵泡激素共同作用下，促进卵泡分泌雌激素并排卵，促进黄体的形成；在男性称间质细胞刺激素，能促进睾丸间质细胞分泌雄激素。

（六）促黑激素

促黑激素（melanocyte-stimulating hormone，MSH）的作用是促进皮肤、毛发等处的黑色素细胞合成黑色素，加深皮肤与毛发的颜色。

三、神经垂体激素

神经垂体可释放血管升压素和缩宫素两种激素。

（一）血管升压素

血管升压素（vasopressin，VP）能增加肾远曲小管和集合管对水的重吸收，使尿量减少，故又称抗利尿激素（antidiuretic hormone，ADH）。大剂量抗利尿激素能使全身小动脉和毛细血管收缩，使血压升高。临床主要用于肺、消化道的微血管出血时的止血。

（二）缩宫素

缩宫素（oxytocin，OXT）的主要作用是促进子宫平滑肌收缩，其作用与子宫的功能状态有关，对非孕子宫作用较弱，对妊娠子宫作用较强，使分娩期的子宫强烈收缩，有助于分娩。产科常用于引产和治疗产后宫缩无力而引起的出血；能促使乳腺分泌乳汁。

第三节　甲　状　腺

一、甲状腺激素的合成和储存

甲状腺激素（thyroid hormone，TH）主要包括甲状腺素（thyroxin），又称四碘甲状腺原氨酸(T_4)和三碘甲状腺原氨酸(T_3)。它们都是酪氨酸的碘化物。在腺体和血液中,T_4含量占绝大多数,但T_3的生物活性比T_4强约5倍。

合成甲状腺激素的主要原料为碘和甲状腺球蛋白。甲状腺球蛋白由甲状腺滤泡上皮细胞合成,碘则由食物中摄取。甲状腺首先通过主动转运方式将小肠吸收入血液的碘摄入滤泡上皮细胞,摄入细胞的碘先经氧化作用转变为活化碘。活化碘将甲状腺球蛋白转化为单碘酪氨酸(MIT)和双碘酪氨酸(DIT)。随后,1分子MIT与1分子DIT缩合成1分子T_3,或者两分子的DIT缩合成1分子的T_4,它们仍在酪氨酸的分子上,储存在滤泡腔中。

甲状腺摄取和浓缩碘的能力很强,临床上常采用测定甲状腺摄取放射性碘[131]I的能力来检测甲状腺功能。

二、甲状腺激素的分泌与运输

甲状腺激素的分泌是在促甲状腺素作用下,先是滤泡腔内的甲状腺球蛋白进入滤泡上皮细胞内,与溶酶体溶合形成吞噬体。然后在溶酶体蛋白水解酶作用下,T_3、T_4由甲状腺球蛋白分子中分离出来,释放入血。

进入血中的甲状腺激素,大部分与血浆蛋白结合,只有一小部分呈游离状态,两者在血中保持动态平衡。游离型的激素虽然很少,但只有游离型的激素才能进入组织细胞发挥作用。T_3主要以游离型存在,而且其生物活性较高,因此,甲状腺释放的T_3数量虽少,但其作用是很重要的。

血浆中的蛋白结合碘(PBI)有90%~95%为甲状腺激素的碘,测定血浆PBI的含量,有助于判断甲状腺的功能状态。

三、甲状腺激素的生理作用

甲状腺激素的主要作用是促进人体的新陈代谢,维持正常的生长发育。

(一)促进新陈代谢

1. 物质代谢

(1)糖代谢:甲状腺激素对糖代谢的作用呈双向性。一方面促进小肠对葡萄糖的吸收,使肝糖原的分解增强,使血糖升高;另一方面又加速外周组织对葡萄糖的利用,从而降低血糖。但是前者作用大于后者,故甲状腺功能亢进症(简称甲亢)病人血糖升高,甚至可出现尿糖。

(2)脂肪代谢:甲状腺激素可促进脂肪的合成和分解,但分解速度大于合成速度。甲状腺激素还可促进肝对胆固醇的降解。因此,甲亢患者血中胆固醇含量低于正常。而甲状腺功能减退者血中胆固醇明显升高,易引发动脉粥样硬化。

(3)蛋白质代谢:生理剂量的甲状腺激素能促进蛋白质合成,大剂量甲状腺激素反而促使蛋白质分解,尤其是骨骼肌蛋白质大量分解。如甲亢病人,由于甲状腺激素分泌过多,蛋白质分解加速,病人出现肌肉消瘦和疲乏无力。而甲状腺功能减退患者,甲状腺激素分泌减少时,蛋白质合成减少,皮下组织中的黏蛋白增多,结合大量水分,出现黏液性水肿。

2. 能量代谢　甲状腺激素能促进大多数组织细胞内的物质氧化,提高机体耗氧量及产热量,使基础代谢率增高。故临床上甲亢患者出现怕热多汗、食欲增强、体温偏高等表现;而甲状腺功能低下时,病人的产热量减少,表现为皮肤苍白湿冷,体温偏低,基础代谢率降低等症状。

（二）促进生长发育

甲状腺激素能促进人体的生长发育,特别是对骨骼和中枢神经系统的生长发育影响尤为显著。因此,幼年时期甲状腺激素分泌不足,可导致骨骼生长迟缓,脑发育障碍,表现为身材矮小,智力低下,临床上称为呆小症(也称克汀病)。

（三）其他作用

1. 对中枢神经系统的作用 甲状腺素能提高神经系统的兴奋性,甲亢病人常有烦躁不安、喜怒无常、失眠多梦、易激动等症状。甲状腺功能减退病人,中枢神经系统兴奋性降低,常有记忆力减退、感觉迟钝、行动迟缓,嗜睡等表现。

2. 对心血管系统的作用 甲状腺激素能促使心肌收缩力增强、心率加快、心输出量增大,外周血管扩张。甲亢患者由于心肌收缩力增强,心输出量增多,往往引起心肌肥厚,严重者可导致充血性心衰。

四、甲状腺功能的调节

（一）下丘脑-腺垂体-甲状腺轴的调节

下丘脑分泌的促甲状腺激素释放激素(TRH),经垂体门脉系统运输到腺垂体,促进腺垂体合成和分泌的促甲状腺素(TSH)。促进甲状腺素作用于甲状腺,促进甲状腺细胞增殖、腺体增大,同时促进甲状腺合成和分泌 T_3、T_4。而 TSH 的分泌又受下丘脑促甲状腺素释放激素的控制,当血中 T_3、T_4 浓度增高时,可抑制 TSH 的分泌,TSH 又可抑制下丘脑分泌促甲状腺素释放激素(TRH),使甲状腺分泌的 T_3、T_4 减少。反之,当血中 T_3、T_4 浓度下降时,又可促进 TSH 和 TRH 的分泌,进而使血中 T_3、T_4 浓度升高。可见,下丘脑、腺垂体、甲状腺构成了一个自动控制环路,精确地调控甲状腺功能活动,使正常人血液中 T_3、T_4 水平通过这种反馈调节维持相对稳定的状态(图下-10-3)。

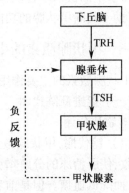

图下-10-3 甲状腺功能调节示意图

（二）自身调节

甲状腺的自身调节,主要是适应食物中碘含量的增减。当食物中碘含量过多时,腺细胞有机碘含量增加,此时,甲状腺摄取碘的能力受抑制,对 TSH 的反应性降低,因此甲状腺素的合成和分泌不至于过多。相反,当食物中缺碘时,甲状腺泡摄碘能力增强,对 TSH 敏感性提高,使合成的 T_3、T_4 的合成与释放不至于因缺碘而减少。但是,甲状腺自身的调节能力是有限的,如果食物中长期缺碘,因原料不足,甲状腺不能合成足够的甲状腺激素,致使甲状腺激素对腺垂体的反馈抑制作用减弱,由于反馈作用引起 TSH 分泌增多,刺激甲状腺增生肿大,称为地方性甲状腺肿。

第四节 甲状旁腺和甲状腺 C 细胞

甲状旁腺分泌甲状旁腺激素（parathyroid hormone，PTH），甲状腺 C 细胞分泌降钙素（calcitonin，CT）。

一、甲状旁腺激素的生理作用

甲状旁腺激素（PTH）是由甲状旁腺的主细胞分泌，其主要作用是调节钙、磷代谢，使血钙升高，血磷降低。甲状旁腺激素一方面加强破骨细胞的活动，动员骨钙释放于血液；另一方面促进肾小管重吸收钙，并抑制磷酸盐的重吸收，具有保钙排磷的作用。

此外，甲状旁腺激素能促进肾脏产生 1,25-二羟维生素 D_3，间接促小肠对钙的吸收，使血钙升高。在甲状腺手术中如不慎将甲状旁腺切除，可导致甲状旁腺激素下降而引起血钙浓度降低，神经、肌肉组织兴奋性增高，出现四肢抽搐。

二、降钙素的生理作用

降钙素（CT）是由甲状腺滤泡旁细胞（C 细胞）分泌的一种多肽激素。其主要生理作用是通过抑制破骨细胞活动，减慢溶骨过程而降低血钙。此外，还可通过抑制肾小管和小肠对钙的重吸收，使血钙降低。

在甲状旁腺激素和降钙素的共同调节下，机体维持血钙浓度的稳定。甲状旁腺激素和降钙素的分泌主要受血钙浓度的调节。当血钙浓度升高时，可促进降钙素分泌，抑制甲状旁腺激素的分泌；当血钙浓度降低时，则抑制降钙素的分泌，促进甲状旁腺素的分泌。

第五节 胰 岛

胰岛是散在于胰腺腺泡之间的大小不等、形状不规则的内分泌细胞团。占胰腺总体积的 1%~2%。胰岛有 3 种细胞构成，即 A 细胞、B 细胞和 D 细胞。A 细胞占 20%，分泌胰高血糖素；B 细胞占 75%，分泌胰岛素；D 细胞占 5%，分泌生长激素释放抑制激素，其作用是抑制 A、B 细胞的分泌功能。本节主要介绍胰高血糖素和胰岛素。

一、胰高血糖素

（一）胰高血糖素的生理作用

胰高血糖素（glucagon）是促进物质分解代谢的激素。它能对肝糖原分解和糖异生有强烈的促进作用，使血糖明显升高；还能促进脂肪分解，使酮体生成增多；使氨基酸迅速进入肝细胞，为糖异生提供原料。

大剂量的胰高血糖素可使心率加快、心肌收缩力加强、冠脉血流量增多，临床上可用于某些心脏疾病的治疗。

（二）胰高血糖素分泌的调节

1. 血糖浓度 血糖浓度是调节胰高血糖素分泌的主要因素。血糖浓度降低，胰高血糖素分泌增加;血糖浓度升高,其分泌减少。

胰岛素可通过降低血糖而间接刺激胰高血糖素的分泌,也可直接作用于 A 细胞,抑制胰高血糖素的分泌。

2. 神经调节 交感神经兴奋,可促进胰高血糖素的分泌;而副交感神经兴奋,可抑制其分泌。

二、胰岛素

(一)胰岛素的生理作用

胰岛素(insulin)的作用与胰高血糖素相反,是体内合成代谢的主要激素,可促进糖、脂肪、蛋白质的合成和贮存,使血糖浓度降低。

1. 对糖代谢的作用 胰岛素一方面能促进全身组织细胞对葡萄糖的摄取和利用,加速肝糖原、肌糖原合成,促进血糖转化为脂肪,增加血糖的去路;另一方面能抑制糖原的分解,抑制糖异生,促进氨基酸合成蛋白质,减少血糖的来源,使血糖浓度降低。胰岛素是体内唯一能降低血糖的激素。当胰岛素分泌不足时,则组织利用葡萄糖的能力下降,糖原分解加快,血糖浓度明显升高,如超过肾糖阈时,尿中将出现葡萄糖,形成尿糖,成为发生糖尿病的病因。

2. 对脂肪代谢的作用 胰岛素能促进脂肪合成与贮存,并能抑制脂肪酶的活性,减少脂肪的分解。胰岛素分泌不足时,将出现脂肪代谢紊乱,脂肪分解代谢加强,导致血脂升高。由于大量脂肪在肝内氧化,以致生成大量酮体,严重时引起酮血症与酮症酸中毒。大量脂肪酸氧化,产生乙酰辅酶 A,为胆固醇合成提供了原料,加之肝脏对胆固醇的利用能力较低,故糖尿病患者常伴有胆固醇血症,故易发生动脉硬化及心血管系统疾病。

3. 对蛋白质代谢的作用 胰岛素能促进细胞摄取氨基酸、促进核酸和蛋白质的合成,并能抑制蛋白质的分解,因而能促进人体的生长发育及组织的修复。

(二)胰岛素分泌的调节

1. 血糖浓度 胰岛素的分泌主要受血糖浓度的调节,当血糖浓度升高时,可刺激胰岛分泌胰岛素明显增加,从而使血糖降低。当血糖浓度下降时,胰岛素分泌减少,使血糖回升,从而使血糖浓度维持相对恒定。

2. 激素作用 胃肠道激素、胰高血糖素、糖皮质激素、生长素及甲状腺激素可通过升高血糖而促进胰岛素的分泌;而肾上腺素、去甲肾上腺素则能抑制胰岛素的分泌。

3. 神经调节 副交感神经兴奋时,可引起胰岛素分泌增加;交感神经兴奋时,则抑制胰岛素的分泌。

第六节 肾 上 腺

一、肾上腺皮质激素

肾上腺皮质由外向内分别由球状带、束状带和网状带 3 层不同的细胞组成。球状带主要分泌盐皮质激素,以醛固酮为代表;束状带主要分泌糖皮质激素,以氢化可的松为代表;网状带主要分泌性激素,主要为雄激素,也有少量雌激素。

（一）盐皮质激素的作用

盐皮质激素的主要作用是调节水盐代谢。在这类激素中以醛固酮为代表（见《生理学》相关内容）。当盐皮质激素分泌减少时，可引起低血钠、高血钾、脱水和循环衰竭等现象。

（二）糖皮质激素的作用

1. 对物质代谢的作用

（1）糖代谢：糖皮质激素能促进肝的糖异生和增加肝糖原贮存，使血糖浓度升高。因此，肾上腺皮质功能减退症的患者，出现血糖降低，空腹时可引起低血糖昏迷；而肾上腺皮质功能亢进症的病人，血糖过高，甚至出现尿糖。故临床上对糖尿病患者要慎用或禁用糖皮质激素。

（2）脂肪代谢：糖皮质激素能促进脂肪分解。但全身不同部位的脂肪组织对糖皮质激素的敏感性不同，四肢敏感性较高，面部、颈肩部、躯干部的敏感性较低。因此，肾上腺皮质功能亢进或长期应用过量糖皮质激素，可使患者体内脂肪重新分布，面部和颈肩部的脂肪增多，呈现"满月脸"、"水牛背"，四肢部的脂肪相对减少，消瘦，形成特殊的体型，称为"向心性肥胖"。

（3）蛋白质代谢：糖皮质激素抑制肝外组织蛋白质的合成并加速其分解，特别是肌组织。因此，当糖皮质激素分泌过多或长期过量应用时，可引起肌肉萎缩、骨质疏松、皮肤变薄、创伤不易愈合等现象。

（4）水盐代谢：糖皮质激素可增加肾小球的滤过率，有利促进水的排出。肾上腺皮质功能低下的患者，排水能力明显降低，严重时可出"水中毒"。

2. 在应激反应中的作用　当人体突然受到出血、创伤、冷冻、饥饿、疼痛、感染、惊恐等各种有害刺激时，均可出现血中 ACTH 浓度的急剧增高和糖皮质激素的大量分泌，调动各个系统，抵御上述种种有害刺激，称为应激反应（stress reaction）。通过应激反应，可增强人体对有害刺激的抵抗能力，从而提高机体对环境变化的适应能力，对维持生命活动具有重要作用。此外，大剂量的糖皮质激素还有抗炎症，抗过敏，抗中毒、抗休克等药理学作用。

3. 对其他组织器官的作用

（1）对血细胞的影响：糖皮质激素能增强骨髓的造血功能，使血中红细胞和血小板数量增加；同时动员附着在小血管壁上的中性粒细胞入血，使血中中性粒细胞增多；抑制淋巴细胞 DNA 合成，使淋巴细胞减少；促进巨噬细胞系统吞噬作用，使嗜酸性粒细胞减少。故临床上可用来治疗再生障碍性贫血、血小板减小性紫癜、中性粒细胞减少症、淋巴性白血病或淋巴肉瘤等。

（2）对血管的影响：糖皮质激素是维持正常人体血压所必需的因素，这是由于糖皮质激素能使肾上腺素和去甲肾上腺素的降解减慢，并能提高血管平滑肌对去甲肾上腺素的敏感性，使血管保持正常的紧张性。

（3）对胃肠的影响：糖皮质激素能促进胃酸分泌和胃蛋白酶原的生成，提高胃腺细胞对迷走神经和促胃液素的反应，因而有加剧或诱发溃疡病的可能。因此，对消化性溃疡患者应慎用。

（4）对中枢神经系统的影响：糖皮质激素有提高大脑皮质兴奋性、维持中枢神经系统的正常功能的作用。小剂量的糖皮质激素能使人体产生欣快感；大剂量则出现思维不集中,烦躁不安以及失眠等现象。

(三) 性激素的作用

肾上腺皮质网状带分泌少量的性激素,主要为雄激素和少量的雌激素(见《生理学》相关内容)。肾上腺皮质功能亢进的患者,除糖皮质激素和盐皮质激素分泌增多外,雄激素的分泌量也会增加。在女性中可出现男性化的病理表现。

(四) 肾上腺皮质激素分泌的调节

1. **糖皮质激素** 糖皮质激素的分泌主要受下丘脑-腺垂体-肾上腺皮质轴的调节。下丘脑分泌的促肾上腺皮质激素释放激素(CRH)作用于腺垂体,使其产生促肾上腺皮质激素(ACTH),ACTH 再作用于肾上腺皮质,使其组织细胞增生,分泌增强。当血中糖皮质激素浓度升高时,可通过负反馈抑制下丘脑和腺垂体分泌的活动,使 CRH 和 ACTH 浓度降低。相反,血中糖皮质激素浓度降低时,这种负反馈抑制减弱,CRH、ACTH 的分泌增加、肾上腺皮质分泌量加大,从而维持了血中糖皮质激素的正常水平。

当人体受到有害刺激时,通过中枢神经系统,使下丘脑-腺垂体系统的活动加强,糖皮质激素的分泌量急剧增多,改变人体的物质代谢和能量代谢,以增加人体对有害刺激的耐受性。表现为血压上升,循环血量增多,血糖增高等"应激反应"。

由于糖皮质激素浓度升高能抑制下丘脑和腺垂体分泌 CRH 和 ACTH 的作用。如果长期大剂量使用糖皮质激素,可使肾上腺皮质逐渐萎缩。若突然停药,使体内糖皮质激素骤然下降,引起医源性肾上腺皮质功能不全,造成严重不良后果。所以对长期大量使用糖皮质激素类药物的病人,要逐渐减量停药,不宜骤停。

糖皮质激素的分泌具有昼夜节律特征,每日清晨分泌达高峰,以后逐渐下降,到晚上入睡再明显下降,至午夜时分泌达最低点,然后再逐渐回升。目前认为,这种昼夜节律受下丘脑生物钟的控制。实验证明 ACTH 和 CRH 的分泌也有这种节律。所以临床上应用此类药物时,在早晨 8 点一次性给药,可减少其副作用的产生。

2. **盐皮质激素** 盐皮质激素的分泌主要受肾素-血管紧张素-醛固酮系统的调节。此外,血钾升高或血钠降低可以直接作用于球状带,促进其分泌。促肾上腺皮质激素在应激状况下,对盐皮质激素的分泌也有一定的促进作用。

二、肾上腺髓质激素

肾上腺髓质激素由肾上腺髓质的嗜铬细胞所分泌,包括肾上腺素(E)和去甲肾上腺素(NE),两者都属于儿茶酚胺类的激素。

(一) 肾上腺髓质激素的生理作用

1. **对心血管的作用** 肾上腺素主要是加快心率,增强心肌收缩力,明显提高心输出量,收缩皮肤、内脏血管,但使冠状血管和骨骼肌血管舒张,使全身动脉血压升高。临床上常将肾上腺素作为强心药物应用,用于抢救心脏骤停病人。

去甲肾上腺素是通过体内减压反射减慢心率,稍增强心肌收缩力,除冠状动脉外,强烈收缩全身血管,因此具有显著的升高血压的作用,当低血压病人在补充血容量后血压仍不见升高时,可用去甲肾上腺素作为升压药应用。

2. **在应急反应中的作用** 肾上腺髓质受交感神经的支配和控制,两者关系密切。当机体内、外环境急剧变化时,如剧烈运动、创伤、失血、恐惧、寒冷等紧急情况。这一系统立即调动起来,肾上腺素和去甲肾上腺素分泌量增多。这些激素作用于中枢神经系统,提高其兴奋性,使机体反应灵敏;同时心率加快,心肌收缩力加强,为骨骼肌、心肌等活动提供充足的能源。这些变化都是在紧急情况下,通过交感-肾上腺髓质系统活动的加强而产生的适应性反应,称为应急反应。应急反应有利于机体随时调整各种功能,以应付环境急变。

"应急"与"应激"两者间既有联系又有区别。引起上述应急反应的种种刺激也是引起应激反应的刺激。两反应的不同之处在于前者主要是交感神经-肾上腺髓质系统起作用,发挥作用快;后者主要是下丘脑-垂体-肾上腺皮质系统起作用,影响面广。当机体受到有害刺激时,两个系统同时发生反应,相辅相成,使机体的适应能力更强。在应激反应中尚伴有生长激素、胰高血糖素、催乳素、血管升压素及肾素分泌增多,使机体适应能力更加完善。

(二) 肾上腺髓质激素分泌的调节

肾上腺髓质直接受交感神经节前纤维的支配,交感神经兴奋时,节前纤维末梢释放乙酰胆碱作用于髓质嗜铬细胞上的 N 型受体使肾上腺素和去甲肾上腺素分泌增加。

此外,促肾上腺皮质激素主要通过糖皮质激素对肾上腺髓质激素的合成,也可直接促进肾上腺髓质激素的分泌。

 知识链接

褪黑素(melatonin)

褪黑素是松果体分泌的激素。其主要功能有:①调节机体生物节律使其与环境物理周期同步,从而使机体能够更好地适应环境的变化,因此,称其为同步因子。如调节因夜间工作、跨时区飞行等原因造成的睡眠节律紊乱,使机体更快适应环境,建立正常睡眠节律。②中枢抑制作用:当用强光长时间照射人体,抑制褪黑素的分泌,使人发生兴奋,补充褪黑素可产生抑制。③抑制性腺活动:人在青春期前生殖功能处于抑制状态与体内较高浓度的褪黑素水平有关,儿童性早熟也与褪黑素的分泌障碍有关。

(黄维琳)

 复习思考题

1. 名词解释:激素、向心性肥胖、应激反应。
2. 简述激素作用的一般特征。
3. 试述生长素的生理作用。
4. 何为呆小症?
5. 临床上长期大剂量应用糖皮质激素的病人,为何不能突然停药?

扫一扫,
测一测

第十一章

生　殖

学习要点

1. 雄激素、雌激素、孕激素的生理作用。
2. 月经周期及子宫内膜的变化。

生物体发育成熟后，能产生与自身相似的子代个体，这种功能称为生殖（reproduction）。高等动物的生殖是通过两性生殖器官活动来实现的，它是维持生物绵延的重要生命活动

第一节　男性生殖功能

男性生殖功能主要包括睾丸的生精作用、内分泌功能、性兴奋与性行为等。

一、睾丸的生精功能

睾丸生精小管的管壁上皮由生精细胞和支持细胞构成。原始的生精细胞为精原细胞，从青春期开始，精原细胞在垂体促卵泡激素（FSH）作用下，精原细胞先后发育为初级精母细胞、次级精母细胞、精子细胞、精子等阶段。整个生精过程约需两个半月。

支持细胞为各级生精细胞分化和发育提供营养，并起着支持和保护作用。

精子的生成需要适宜的温度，阴囊内的温度较腹腔内温度低 2℃ 左右，适合于精子的生成。如若睾丸由于胚胎发育障碍而停留在腹腔或腹股沟内，不能下降到阴囊，称为隐睾症，由于腹腔内温度较高，会影响精子生成，是男性不育的原因之一。

二、睾丸的内分泌功能

睾丸间质细胞分泌雄激素（androgen），主要成分是睾酮（testosterone，T）；睾丸支持细胞分泌抑制素（inhibin）。

（一）雄激素

正常男性在 20~50 岁，睾丸每日分泌 4~9mg 睾酮。50 岁以后随年龄增长，睾酮的分泌量逐渐减少。睾酮的主要生理作用如下。

1. 维持生精作用　睾酮能与生精细胞膜上的相应受体结合,促进精子的生成过程。

2. 对生殖器官和副性征的影响　青春期后随着睾酮的分泌增加,促使睾丸、阴茎、精囊、前列腺等生殖器官的增长发育、体积增大;刺激男性第二性征的出现;刺激和维持正常的性欲。

3. 对骨骼生长的影响　在青春期,雄激素促进骨骼的生长及钙、磷在骨骼中的沉积,使身高迅速增加,但身高增长到一定程度时又导致骨骺与长骨的融合。

4. 对物质代谢的影响　促进蛋白质合成,抑制蛋白质的降解;促使血中低密度脂蛋白增加,高密度脂蛋白减少,因而成年男性患心血管疾病的危险性高于女性。

5. 对红细胞的作用　雄激素能直接刺激骨髓,促进红细胞生成增多,故成年男性血液中红细胞的含量高于女性。

由于雄激素对男性生殖器官、生精功能及男性第二性征发育的调节效应,临床上将睾酮用于部分雄激素相关的男性性腺功能减退、少精症等治疗。

（二）抑制素

抑制素是睾丸支持细胞分泌的糖蛋白。生理剂量的抑制素对腺垂体促卵泡激素（FSH）的分泌有很强的抑制作用,而对黄体生成素（LH）的分泌却无明显的影响。

知识链接

常用药物对男性生殖健康的影响

据统计,药物对男性生育能力的影响途径有:①损害阴茎勃起及射精功能;②直接作用于男性性腺,导致睾丸生精功能减退;③作用于下丘脑-垂体-性腺轴,导致促性腺激素和睾酮水平下降。

临床常用药物中,影响男性生育的药物主要有:①降压、降血脂及利尿药;②抗慢性心功能不全药,如洋地黄、地高辛等;③镇静催眠、抗惊厥及抗精神病药,如地西泮、安宁、巴比妥等;④激素类药,如雌二醇、炔雌醇等;⑤解热、镇痛抗炎药,如阿司匹林、保泰松等。上述药物均可引起程度不同的性功能障碍。保泰松还可导致睾丸萎缩退化,精子数量减少。

第二节　女性生殖功能

女性生殖功能主要包括卵巢的生卵功能、内分泌功能,性兴奋和性行为,妊娠与分娩等。

一、卵巢的生卵功能

生卵是育龄期女性卵巢的重要功能之一。卵泡由卵母细胞和卵泡细胞组成。出生后,两侧卵巢中约有30万~40万个原始卵泡,青春期减至约4万个。从青春期开始,在腺垂体促卵泡激素（FSH）作用下,一般每月有15~20个原始卵泡开始生长发育,但通常只有一个卵泡发育并成熟,排出卵细胞,其余的卵泡退化为闭锁卵泡。原始卵泡是由一个初级卵母细胞和包围在其周围的一层卵泡细胞构成。原始卵泡历经初级卵泡、次级卵泡两个发育阶段,最后变为成熟卵泡。

成熟卵泡破裂,卵母细胞连同卵泡液等一起从卵巢排出,此过程称为排卵(ovulation)。

卵巢排卵后,残留的卵泡细胞和卵泡膜细胞发育成一个富含血管的细胞团,新鲜时呈黄色,称为黄体(corpus luteum)。黄体存在的时间长短,取决于排出的卵细胞是否受精,若卵细胞未受精,称月经黄体,维持 14 天;如果卵细胞受精,黄体继续发育增大,称妊娠黄体,维持到妊娠 6 个月后逐渐萎缩退化。

二、卵巢的内分泌功能

卵巢的卵泡细胞和卵泡膜细胞分泌雌激素(estrogen);黄体分泌孕激素(progesterone)和雌激素。卵巢分泌的雌激素主要为雌二醇,孕激素主要为黄体酮。

(一) 雌激素

雌激素的主要生理作用如下:

1. 对女性生殖器官的作用 主要有:①促进卵泡发育,促进排卵;②促进输卵管黏膜上皮的增生,增强输卵管蠕动,有利于将受精卵运送至子宫腔;③促进子宫发育,子宫内膜增生,使内膜具有对胚胎的接受性;④促进阴道上皮的增生和角化,使阴道分泌物呈酸性(pH 为 4~5),增强阴道的抵抗力;⑤促进外生殖器的发育;⑥刺激性欲并维持其正常性活动。

2. 对乳腺和副性征的影响 刺激乳腺导管和腺泡生长发育,促进脂肪组织在乳腺的聚集,形成女性乳房特有的外部形态。促进女性第二性征的出现和维持。

3. 对骨骼发育的影响 刺激成骨细胞的活动,加速骨的生长,促进骨中钙、磷沉积。因此进入绝经期后,由于雌激素水平的降低,导致绝经后女性发生骨质疏松、骨折的危险性增高。

4. 对醛固酮的影响 刺激醛固酮分泌,促进肾小管对水和钠的重吸收,从而导致水、钠潴留。

5. 对心血管系统的影响 雌激素能使血液中高密度脂蛋白增加,低密度脂蛋白含量减少;促进胆固醇的代谢和转运,降低胆固醇的浓度,防止动脉硬化。因此,绝经期前,女性心血管疾病发病率较男性低,而绝经后发病率显著升高。

(二) 孕激素

孕激素的主要成分为孕酮(黄体酮)。孕激素通常要在雌激素作用的基础上才发挥作用,主要是保证受精卵的着床和维持妊娠。

1. 对生殖器官的作用 促进子宫内膜进一步增厚,呈分泌期的变化,以利于受精卵的植入和发育,同时降低子宫平滑肌对缩宫素的敏感性,故有安胎和维持妊娠的作用;促进输卵管黏膜上皮的分泌,为着床前受精卵及卵裂球提供营养,促进受精卵向子宫腔移动;使子宫颈黏液的分泌量减少并黏稠,不利于精子穿过,可保证妊娠期间不再受精。

2. 对乳腺的作用 在雌激素作用的基础上,促进乳腺导管和腺泡的进一步发育,为分娩后泌乳作准备。

3. 产热作用 女性体温随月经周期而变动,排卵后体内孕激素水平增高,促进机体产热,使基础体温升高约 0.3~0.6℃,并在黄体期维持此水平。故临床上将此作为判断排卵日期的标志之一。

三、月经周期

女性从青春期开始到绝经期为止,在卵巢激素的作用下,子宫内膜发生周期性变化,称为卵巢周期(ovarian cycle),其最明显的变化是子宫内膜呈现周期性剥落、出血即月经(menstruation),故卵巢周期又称月经周期(menstrual cycle)。月经周期的长短因人而异,平均约 28 天。月经持续时间为 3 ~ 5 天,出血量为 50 ~ 100ml。

在月经周期中由于卵巢分泌的雌激素、孕激素的变化,导致子宫内膜功能层随之发生周期性的变化,据此可将其分为月经期(menstrual period)、增生期(proliferative phase)和分泌期(secretory phase)3 个时期。

1. 月经期　为月经周期的第 1 ~ 4 天,由于卵巢排出的卵细胞未受精,黄体退化,雌激素和孕激素水平急剧降低,子宫内膜中的螺旋动脉持续收缩,导致功能性缺血、组织坏死。子宫内膜功能层脱落,与血液一起经阴道排出,即为月经。在月经期末,子宫内膜基底层残留的子宫腺开始分裂增殖,修复内膜上皮,进入增生期。

2. 增生期　为月经周期的第 5 ~ 14 天,此期正值卵巢内的部分卵泡处于生长发育,故又称卵泡期。在卵泡分泌的雌激素作用下,脱落的子宫内膜功能层由基底层修复,逐渐增厚,子宫腺增多、增长,螺旋动脉增长、弯曲。此期末卵巢内的卵泡已趋向成熟并排卵。

3. 分泌期　为月经周期的第 15 ~ 28 天。此期内卵泡已排卵,黄体形成,故又称黄体期。在黄体分泌的孕激素和雌激素的作用下,子宫内膜继续增厚,可达 5 ~ 7mm;子宫腺继续增长,弯曲,腺泡腔内充满腺细胞分泌物,内有大量糖原;螺旋动脉增生,更加弯曲。固有层内组织液增多呈生理性水肿状态。子宫内膜的这些变化,适于胚泡的植入和发育。如果妊娠成立,子宫内膜在孕激素的作用下继续发育、增厚。若排出的卵没有受精,黄体退化,雌激素和孕激素水平下降,子宫内膜脱落,转入月经期(图下-11-1)。

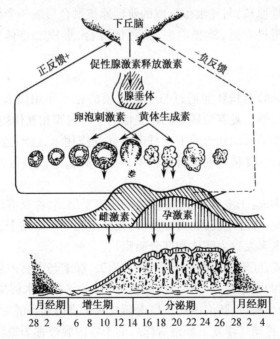

图下-11-1　下丘脑、垂体、卵巢内分泌与月经周期的关系

正常月经周期的形成主要是因为下丘脑-垂体-卵巢功能活动的结果。青春期开始后,下丘脑的神经内分泌细胞合成并释放促性腺释放激素,作用于腺垂体引起促性腺激素的合成、分泌与释放,作用于卵巢:促进卵泡的生长、发育、成熟、排卵、黄体的形成与退化;促进卵泡分泌雌激素,黄体分泌孕激素和雌激素。子宫内膜功能层随卵巢激素分泌量的变化而出现周期性的变化。

第三节　妊娠、分娩与泌乳

一、妊娠

妊娠(pregnancy)是指母体内新的个体产生的过程,包括受精、着床、妊娠的维持及胎儿的生长发育。

(一) 受精

精子与卵细胞相互融合为一个受精卵的过程,称为受精(fertilization)。一般于排卵后6~7天在输卵管壶腹部完成。

精子进入阴道时并不具备受精能力,必须在女性生殖管道内停留一段时间,方能获得使卵细胞受精的能力,这一过程称为获能(capacitation)。精子头部表面有一层抑制精子顶体酶释放的糖蛋白,在精子通过子宫、输卵管的过程中,糖蛋白被淀粉酶分解,使精子顶体膜电位改变,获得受精能力。当获能的精子到达卵细胞附近或与其周围的颗粒细胞接触时,出现顶体反应。此时精子头部的顶体酶系被释放出来,如顶体酶、透明质酸酶、放射冠穿透酶及顶体素等,以溶解卵细胞外围的放射冠和透明带,使精子进入卵细胞。当一个精子进入卵细胞后,激发卵细胞发生反应,释放某种物质,使透明带变质而被封锁,使其他精子不能再进入。进入卵细胞的精子,其尾部迅速退化,细胞核膨大形成雄性原核,与卵细胞形成的雌性原核融合形成一个新的细胞,即合子。雌雄原核形成后,两核靠近,核膜消失,染色体混合,形成二倍体受精卵,受精过程完成。

(二) 着床

着床(implantation)是指胚泡通过与子宫内膜的相互作用侵入子宫内膜的过程;是发育到囊胚期的胚胎与具有对胚胎的接受性的子宫内膜相互作用的结果。

受精卵在输卵管的蠕动和管腔上皮纤毛的摆动作用下,逐渐运抵子宫腔,于受精后第3天到达子宫腔。受精卵在运行过程中,一面移动,一面进行卵裂而发育为胚泡(blastocyst)或囊胚。

胚泡由三部分构成:①滋养层:胚泡壁为一层扁平细胞,称滋养层;②胚泡腔:胚泡内由滋养层围成的腔,称胚泡腔;③内细胞群:在胚泡腔一侧紧贴于滋养层内面的一团细胞,称内细胞群,未来发育为胚体和部分胎膜。

随着胚泡的形成,胚泡外面的透明带变薄、消失,胚泡与子宫内膜接触,开始着床。胚泡着床时,滋养层的细胞首先与子宫内膜接触,并分泌蛋白水解酶将接触处的子宫内膜溶解,形成一个小缺口,胚泡由此缺口逐渐侵入子宫内膜。随后,子宫内膜缺口周围的内膜上皮增殖,将缺口修复。胚泡着床后的子宫内膜改称为蜕膜。胚泡着床的时间,开始于受精后的第6天,完成于第11~12天。

（三）妊娠的维持与激素的调控

着床一旦发生,胚泡最外层的一部分细胞发展为滋养层,其他大部分细胞则发育为胎儿。滋养层细胞发展很快,不久便形成绒毛膜,其绒毛突起可吸收母体血液中的营养成分,以供给胎儿。与此同时,子宫内膜也增生成为蜕膜。这样属于母体的蜕膜和属于子体的绒毛膜相结合而形成胎盘(placenta)。

胎盘不仅是实现母体与胎儿之间物质交换的纽带,也是妊娠期一个重要的内分泌器官。胎盘能分泌大量蛋白质激素、肽类激素和类固醇激素,对妊娠的维持具有重要的作用。

1. 人绒毛膜促性腺激素　人绒毛膜促性腺激素(HCG)是妊娠早期胎盘绒毛膜滋养层细胞分泌的一种糖蛋白激素,与黄体生成素的生理作用及免疫特性基本相似。

受精后第 6 天滋养层细胞开始分泌 HCG,随后分泌量迅速增多,至妊娠 8～10周,HCG 分泌达到高峰,20 周左右降至较低水平。HCG 的主要作用是妊娠早期刺激卵巢的月经黄体转变为妊娠黄体,使妊娠黄体继续分泌雌激素和孕激素,以维持妊娠的顺利发展。在妊娠第 10 周以后,HCG 分泌下降,所以妊娠黄体分泌的雌激素和孕激素也下降,此时胎盘开始替代妊娠黄体分泌雌激素和孕激素,以维持胎儿的继续发育。由于 HCG 在妊娠早期即已出现,因此通过检测妇女血中或尿中 HCG 的浓度,可以作为正确诊断早孕的指标。

2. 人绒毛膜生长素　人绒毛膜生长素(HCS)是滋养层细胞分泌的一种多肽激素,具有生长素的作用。HCS 能调节母体与胎儿的糖、脂肪与蛋白质代谢,促进胎儿生长。

3. 雌激素和孕激素　胎盘分泌的雌激素和孕激素的主要作用是继续维持妊娠及保证胎儿发育。

雌激素可促进妊娠子宫和乳腺组织的发育,并可诱发前列腺素释放,增加子宫与胎盘之间的血流量,加速早期胚胎细胞增殖和胎儿发育;雌激素还能使骨盆韧带和关节松弛,以利于分娩。

孕激素在妊娠期的作用是维持子宫蜕膜细胞发育,增加输卵管和子宫的分泌,保证早期胚胎的营养,还可影响早期胚胎细胞的分裂速度;孕激素尚能抑制 T 淋巴细胞功能,因此可以防止母体对胎儿的排斥。

二、分娩

分娩(parturition)是指成熟的胎儿及附属物从母体子宫经阴道自然产出体外的过程。人类的孕期约 266 天。但是一般从末次月经周期第 1 天算起,因此可计为280 天。

分娩过程是一个正反馈过程,通常可分为子宫口开大、胎儿娩出及胎盘娩出 3 期。关于分娩发动的机制尚不十分清楚。目前认为,妊娠末期,由于胎儿的迅速生长和发育成熟,可使子平滑肌的缩宫素受体数目增多,子宫平滑肌对缩宫素的敏感性提高;同时,子宫颈受牵拉可使子宫蜕膜合成与分泌大量前列腺素。在缩宫素和前列腺素的协同作用下,子宫平滑肌便开始节律性收缩而启动分娩。当胎儿压迫子宫颈时,进一步促使缩宫素的分泌,使子宫平滑肌节律性收缩加强、持续时间和频率不断增强直到胎儿经阴道娩出。在此过程中,胎盘产生的一种松弛素使女性的骨盆韧带松弛,子宫颈松软,腹肌和膈的收缩可以增加腹压,有利于胎儿娩出。在胎儿娩出后约10分钟,胎盘与子宫分离,并排出体外。

三、泌乳

妊娠期在孕激素、泌乳素及胎盘泌乳素的作用下,乳腺小叶的腺泡进一步发育,为泌乳做好准备。另外,在妊娠晚期,乳房组织中的淋巴细胞增多,分泌的 IgA 进入局部血流,被乳腺上皮细胞摄取转运至乳汁,因而初乳中含有大量的免疫球蛋白。

由于妊娠期高浓度的雌激素、孕激素阻碍乳汁的合成、分泌。泌乳的发动开始于分娩后,属于反射活动。分娩后血液中雌激素、孕激素水平急剧下降,婴儿吸吮乳头刺激下丘脑产生泌乳素释放因子,进而使腺垂体分泌大量泌乳素和缩宫素,两者协同作用完成泌乳和射乳过程。

泌乳素在哺乳期一直维持较高水平,其对下丘脑促性腺激素释放激素(GnRH)的释放具有抑制作用。另外,高浓度泌乳素也可直接抑制卵巢的功能,导致哺乳期闭经和停止排卵,具有一定的避孕作用,但不能完全避免哺乳期妊娠的发生。

知识链接

避　孕

避孕是指采用一定方法使女性暂不怀孕。理想的避孕方法应该安全可靠,简便易行。避孕方法很多,其中之一是口服雌激素和孕激素,通过负反馈抑制下丘脑-腺垂体-卵巢轴的功能,从而抑制排卵,或改变子宫颈黏液的黏稠度及子宫腔内的环境等,从而达到避孕的目的。

(黄维琳)

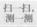

复习思考题

1. 名词解释:生殖、月经周期、妊娠、分娩。
2. 简述雄激素、雌激素和孕激素的主要作用。
3. 月经周期中,子宫内膜有哪些变化?

实训一　显微镜的构造和使用

【实训目的】

1. 认识显微镜的构造,掌握显微镜的使用。

2. 能在镜下辨认细胞。

【实训材料】

1. 显微镜。

2. 复层扁平上皮组织切片(食管切片,HE 染色)。

【实训内容和方法】

(一) 显微镜的构造(实图 1)

显微镜的构造分机械和光学两部分。

1. 机械部分

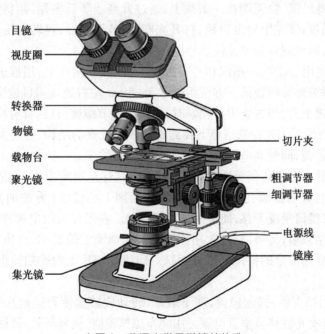

目镜

视度圈

转换器

物镜

载物台

聚光镜

切片夹

粗调节器

细调节器

电源线

镜座

集光镜

实图 1　普通光学显微镜的构造

（1）镜座：显微镜的底座，呈马蹄形、方形或圆形。

（2）镜臂：显微镜的支柱，略呈弧形，是手持握的部位。镜座与镜臂连接处称倾斜关节，此关节可使镜臂倾斜，使用显微镜时可做适当调整。

（3）载物台：是放置切片的平台，其中间有小圆孔，一般位于镜臂下部的前方。上面装有压片夹。用来固定切片。在载物台的侧面或上面有推进器螺旋，用于在前后、左右方向移动切片。

（4）镜筒：是镜臂前上方的空心圆筒，上接目镜，下接物镜。

（5）焦距调节螺旋：一般位于镜筒与镜臂之间，调节镜筒与载物台的距离，从而调节焦距。常有两组调节螺旋，即粗调节螺旋（粗调）和细调节螺旋（细调），可分别进行较大幅度的调节和较精细的调节（一般向前旋转，镜筒下降，向后旋转则上升）。

（6）旋转盘：安装在镜筒下端的圆盘，装有不同放大倍数的物镜。旋转时可将不同的物镜镜头对准镜筒。

2. 光学部分

（1）目镜：装于镜筒的上端，镜头上标有"5×"、"10×"等放大倍数。

（2）物镜：装于旋转盘的下端，一般分为低倍镜（10×）、高倍镜（40×）和油镜（100×）。

（3）聚光器：装于载物台的下方，可聚集光线，增强视野的亮度。在聚光器后方的右侧有聚光器升降螺旋，可使聚光器升降，调节视野的亮度。聚光器的底部装有光圈，可开大或缩小，控制光的进入量。

（4）反光镜：是装于聚光器下方的小圆镜，有平、凹两面。反光镜可全方位自由转动，以便将光线反射入物镜。强光下用平面，弱光下用凹面。

（二）显微镜的使用方法

1. 取镜　取显微镜时，右手握住镜臂，左手托住镜座。放置显微镜时，应使镜臂朝向自己，轻放、放稳，离实训台边缘 5～10cm。

2. 对光　①将目镜、物镜调在一条线上，通过升高或降低坐凳，倾斜镜臂，把显微镜调整到适于观察的角度；②左眼对准目镜，打开光圈，调节聚光器，再转动反光镜，使视野的亮度适宜、均匀；③右眼可观察资料或注意绘图。

3. 低倍镜的使用　①取一组织切片，正面朝上放在载物台上，用推进器将标本移到小孔中央。②用粗调节螺旋将镜筒下移至距标本 3～5mm 左右处。用目镜边观察边转动粗调节螺旋，使镜筒慢慢上升、当视野中有物像时，改用细调节螺旋，直到看清物象为止。

4. 高倍镜的使用　①先在低倍镜下找到需要放大观察的结构，并将其用推进器移到视野中央；②换用高倍镜，同时调节细调节螺旋，便可看清物象。

5. 油镜的使用　①用高倍镜看清楚结构后，将其移至视野中央；②把高倍镜上升并将镜头转向一侧，在与载物台圆孔中心相对的切片上加 1 滴镜油（香柏油），换用油镜观察；③用粗调节螺旋将镜筒慢慢下移，使镜头与油滴接触。左眼在目镜中观看，调节细螺旋到看清楚为止；④观察结束后，将镜筒升高，用擦镜纸擦净油镜上的镜油，再换一张擦镜纸，蘸少许二甲苯擦拭，最后用洁净的擦镜纸进行擦拭。残留在切片上的香柏油也要用二甲苯将其处理。

6. 显微镜使用结束后，提起镜筒，取下玻片，转动旋转盘使物镜呈八字形，并将镜筒下移至最低位置。将反光镜移至垂直位置。用绸布擦拭镜筒、镜臂等处，放回显微镜箱。

注意事项：①看显微镜时两眼都要睁开，左眼看镜下结构，右眼可绘图；②调焦时用左手,右手用于画图或其他操作。

（三）观察细胞

1. 低倍镜观察　细胞排列紧密,细胞质染成浅红色,细胞核染成蓝色,能分辨出细胞与细胞的界限。

2. 高倍镜观察　细胞膜不太清楚,核内可看到不均匀的染色块,有的可看到核仁。细胞器一般看不到。

用红蓝铅笔绘制高倍镜下的细胞图,注明细胞质、细胞核。

实训二　基 本 组 织

【实训要点】　单层柱状上皮、复层扁平上皮、疏松结缔组织、血细胞、骨骼肌和神经细胞的微细结构。

【实训材料】

1. 显微镜、显微镜用油、二甲苯、擦镜纸。

2. 小肠切片、食管横切片、疏松结缔组织铺片、血涂片、骨骼肌切片（舌肌）、神经细胞（脊髓横切片）。

【实训内容和方法】

1. 单层柱状上皮（小肠切片、HE 染色）

（1）肉眼:观察肠腔黏膜面,可见高低不平,有许多突起。

（2）低倍镜:黏膜内表面有大量指状突起,选择一段完整的纵切面,观察排列整齐、密集的单层柱状上皮。

（3）高倍镜:细胞呈长方形,排列整齐,细胞质呈粉红色,细胞核呈椭圆形,靠近基底部,呈深蓝色。在柱状细胞间可见杯状细胞,因制片缘故呈空泡状。

（4）绘图:在高倍镜下绘出单层柱状上皮的游离面,基底面及基膜、细胞质、细胞核、杯状细胞。

2. 复层扁平上皮（食管横切片、HE 染色）

（1）肉眼:切片呈环形,靠近管腔面有深染的部分是食管的黏膜上皮。

（2）低倍镜:上皮细胞层数很多,排列紧密,胞质粉红色,胞核深蓝色。

（3）高倍镜:浅层细胞扁平形,胞核扁圆形,中间层细胞多边形,体积大,胞核圆形,细胞界限清晰,基底部一层细胞立方形或低柱状,核椭圆形,染色深,整齐地沿基膜排列。

3. 疏松结缔组织（铺片、HE 染色）

（1）肉眼:标本呈淡紫红色,纤维交织成网,选择切片较薄（染色淡）的部位进行观察。

（2）低倍镜:胶原纤维和弹性纤维交织成网,细胞分散其间。

（3）高倍镜:胶原纤维粗大,粉红色;弹性纤维细丝状,有分支。成纤维细胞数量最多,胞质呈浅的淡红色,胞核椭圆形,呈紫蓝色。

4. 骨骼肌（舌肌切片、特殊染色）

（1）肉眼:标本呈蓝色椭圆形状。

（2）低倍镜:骨骼肌纤维呈细长圆柱状,有明暗相间的横纹,且与纤维的长轴垂直。胞核扁椭圆形,深蓝色,位于肌膜深面,数量较多。肌纤维间有少量结缔组织。

（3）高倍镜:肌纤维内有许多纵行线条状结构,即肌原纤维。下降聚光镜,在暗视野下

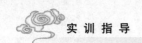

观察肌原纤维及其明带和暗带,肌细胞核的形态、位置。

5. 多极神经元(脊髓横切片、特殊染色)

(1) 肉眼:标本呈椭圆形,中央深染的部分为灰质,周围浅淡的部分为白质。

(2) 低倍镜:灰质较宽处为前角,内可见深黄色、多突起的细胞,即多极神经元,有小而圆的是神经胶质细胞的胞核。

(3) 高倍镜:多极神经元的胞体不规则,可呈星形、锥体形,可见自胞体发出的突起的根部,细胞核位于中央,大而圆,染色淡。移动视野至淡染色区域为白质,可见神经纤维束的横切面。

实训三 骨与骨连结

【实训要点】

1. 骨的形态构造,关节的基本构造。

2. 各部椎骨和骶骨的形态,脊柱的组成、连结和形态,胸骨和肋的形态,胸廓的组成和形态。

3. 颅的分部,颅各面的形态构造,新生儿颅的特点,颞下颌关节的组成和构造。

4. 上肢骨的组成和各骨的位置形态,肩关节、肘关节的组成和构造特点,桡腕关节的组成。

5. 下肢骨的组成和各骨的位置形态,骨盆的组成和分部,髋关节、膝关节的组成和构造特点,距小腿关节的组成。

6. 全身主要的骨性标志。

【实训材料】

1. 人体骨架标本、全身骨标本。

2. 已打开关节囊的肩关节、肘关节、髋关节、膝关节、颞下颌关节、桡腕关节标本。

3. 脊柱标本,椎骨连结标本。

4. 颅骨、水平切面颅骨、矢状切面颅骨标本,鼻旁窦标本。

【实训内容和方法】

(一) 骨的分类和构造

1. 骨的分类和构造 在人体骨架标本上辨认各种形态的骨,观察它们的形态特点和分布。取股骨及其纵切标本观察区分长骨的骨干和两端,辨认髓腔和两端的关节面。

在股骨、跟骨和顶骨的剖面标本中,观察骨密质和骨松质的外形和配布形式。结合人体骨架标本,在股骨和跟骨内辨认与重力传导有关的骨小梁。

2. 骨的化学成分对骨物理特性的关系 取经稀盐酸脱钙后的骨标本和经煅烧除去有机质的骨标本,观察它们的外形并比较它们的物理性质,总结骨的化学成分对骨物理特性的关系。

(二) 骨连结的分类和构造

1. 直接连结 取脊柱腰段矢状切和颅的标本,分别观察椎间盘和缝,总结直接连结的形态特点。

2. 关节

(1) 关节的基本构造:取肩关节标本观察关节囊的构造(纤维膜和滑膜)、特性和附着部位;关节面的形状,关节面与关节软骨的关系;关节腔的构成。

(2)关节的辅助结构:取膝关节标本,先观察关节的韧带,注意韧带的外形、纤维的排列形式和它们与关节囊的关系。然后略屈膝关节,观察位于关节两骨之间的两块关节半月板,用镊子轻提关节半月板,查看它们上下两面的形态。

（三）躯干骨及其连结

1. 脊柱　在人体骨架标本上观察脊柱的位置和组成。

(1)椎骨:取胸椎进行观察,辨认椎体、椎弓、椎弓板、椎弓根、椎孔、横突、棘突和上、下关节突,观察椎管和椎间孔的形成和位置。取寰椎、枢椎、一般颈椎、胸椎和腰椎,分别查看它们的形态特点。在骶骨上观察骶骨的岬,4 对骶前、后孔,骶管裂孔,骶角以及骶骨两侧面上部的耳状面。在骶骨正中矢状切开的标本上观察骶管与骶前、后孔的交通关系。

(2)椎骨的连结:取脊柱腰段切除 1～2 个椎弓的标本和脊柱腰段正中矢状切面标本,观察以下结构:

1)椎间盘:观察它的位置、外形和构造,注意纤维环的位置,纤维环和髓核的形状。

2)韧带:观察前纵韧带和后韧带的位置,棘上韧带、棘间韧带和黄韧带的附着部位,韧带之间的邻接关系。

3)脊柱整体观:在人体骨骼标本或脊柱标本上进行观察。从前方观察椎体大小的变化,从后方观察棘突排列的方向,以及棘突之间距离大小的差别,从侧面观察 4 个生理性弯曲的部位和方向,以及椎间孔的距离。

2. 胸廓　在人体骨架标本上观察胸廓的组成,胸廓各骨的位置,以及各肋前、后端的连结关系。

(1)胸骨:取胸骨标本观察,区分胸骨的胸骨柄、胸骨体和剑突,辨认胸骨角形态结构。

(2)肋:取一较长的肋骨,先区分它的前端和后端,然后在它中部的内面近下缘处寻认肋沟。

(3)胸骨与肋的连结:取胸廓前壁的解剖标本,查看肋与胸骨的连结形式,以及肋弓的形成。

对照上述标本,在活体上摸、辨以下结构:第 7 颈椎棘突、胸骨角、肋弓、剑突。

（四）颅骨及其连结

1. 颅的组成　取颅的水平切、正中矢状切标本,对照图谱,观察颅的分部和各脑颅骨、面颅骨在整颅中的位置以及下颌骨的形态。

2. 颅的整体观　取颅的水平切和正中矢状切标本观察。

(1)颅的顶面:观察冠状缝、矢状缝、人字缝的位置和形态,辨认额结节和顶结节。取新生儿颅标本与成人的颅比较,观察各骨之间较宽的结缔组织膜和颅囟,比较前囟和后囟的位置、形状和大小。

(2)颅底内面:由前向后,依次观察颅前窝、颅中窝、颅后窝区分和位置,以及各窝内孔、裂、凹陷等重要结构的位置关系。

(3)颅底外面:在前区内辨认骨腭,以及骨腭前方和两侧的牙槽弓和牙槽。在后区,找到枕骨大孔后再观察其后上方的枕外隆凸。

(4)颅的侧面:由乳突向前,依次寻认外耳门、颧弓,颧弓内上方的颞窝,颞窝内侧壁的翼点,观察翼点的位置以及骨质的结构特点。

（5）颅的前面

1）眶：寻认位于眶缘及其附近的眶上切迹和眶下孔。在眶内侧壁的前部查看泪囊窝，以及与它相连续的鼻泪管。在眶外侧壁的后部查看眶上裂和眶下裂。用细铜丝检查视神经管、鼻泪管、眶上裂和眶下裂，观察它们各与何处相通。

2）骨性鼻腔：检查梨状孔、鼻后孔和骨性鼻中隔的位置。辨认骨性鼻腔外侧壁上的上、中、下鼻甲，以及相应鼻甲下方的上、中、下鼻道。检查骨性鼻腔上壁、下壁和外侧壁的毗邻。

3）鼻旁窦：包括额窦、筛窦、蝶窦和上颌窦。取颅的正中矢状切和显示各鼻旁窦的标本，观察各鼻旁窦的位置和形态。

整颅观察完毕后，对照标本，在活体上摸、辨以下结构：枕外隆凸、乳突、下颌角。

3. 颞下颌关节　取关节囊外侧壁已切除的颞下颌关节标本，观察颞下颌关节的组成，关节囊的结构特点，关节盘的形态。结合活体，验证颞下颌关节的运动。

（五）四肢骨及其连结

先在人体骨架标本上辨认四肢各骨的名称和邻接关系，寻认四肢骨与躯干骨的连结部位，然后在活体上分别说出各骨的所在部位。同时应用人体骨架标本，确认各骨的侧别和方位，然后再进行观察。

1. 上肢骨

（1）肩胛骨：区分肩胛骨的两面、三角和三缘。辨认肩胛骨前面的肩胛下窝，后面的肩胛冈、肩峰。确认外侧角上的关节盂。在人体骨架标本上查看下角与肋的位置关系。

（2）锁骨：分辨锁骨的内侧和外侧端，对照人体骨架标本，观察它们的邻接关系。

（3）肱骨：在上端，观察肱骨头的外形，寻认肱骨头外侧的大结节和前方的小结节，辨认上端与体移行部的外科颈。在肱骨体中部寻认三角肌粗隆和桡神经沟。在下端，自内侧向外侧依次寻认内上髁、肱骨滑车、肱骨小头和外上髁。

（4）桡骨：上端观察桡骨头，以及它与肱骨小头的关系。下端观察它与腕骨相接的关节面，与尺骨头相对的尺切迹，以及由外侧面下伸的茎突。

（5）尺骨：观察上端的鹰嘴、冠突和滑车切迹，以及滑车切迹与肱骨滑车的关系。在冠突的外侧面寻认桡切迹，观察桡切迹与桡骨头的关系。在下端辨认尺骨头和茎突。

（6）腕骨、掌骨和指骨：取手骨的串连标本或人体骨架标本观察。注意它们的邻接关系和名称。

上肢骨观察完毕后，对照人体骨架标本，在活体上摸、辨肩胛骨下角和桡骨的茎突。

2. 上肢骨的连结

（1）肩关节：取关节囊前壁或后壁已纵行切开的肩关节标本，观察其组成，两骨关节面的形状和大小的差别，关节囊的结构特点及肱二头肌长头腱。结合活体，验证肩关节的运动。

（2）肘关节：取关节囊前、后壁已横行切开和经鹰嘴矢状锯开的两种关节标本，观察肱桡关节、肱尺关节和桡尺近侧关节的组成；关节囊的形态结构特点以及与上述3个关节的关系；桡骨环状韧带的位置、形态以及它和桡骨头的关系。验证肘关节在做屈、伸运动时，其关节囊的形态特点。

（3）桡腕关节：取额状切开的桡腕关节标本，观察它的组成，并结合活体，验证它的运动。

3. 下肢骨

（1）髋骨：根据髋臼的位置，先判定髋骨的侧别和方位，明确髂骨、坐骨和耻骨在髋骨中的位置，然后在髋骨的上缘寻认髂嵴、髂前上棘和髂结节；在髋骨上部的内面辨认髂窝、耳状面和弓状线；在髋骨的前下部寻认耻骨梳、耻骨结节和耻骨下支，注意耻骨梳与弓状线的关系；在髋骨的后下部辨认坐骨结节，坐骨棘，坐骨大、小切迹和坐骨支。

（2）股骨：观察股骨头、股骨颈和大、小转子，注意股骨头与髋臼的关系和股骨上端的方向；检查股骨下端的内侧髁和外侧髁。

（3）髌骨：对照人体骨架标本观察它的位置。

（4）胫骨：上端较下端膨大。在胫骨上端检查内侧髁、外侧髁。寻认胫骨下端的内踝。

（5）腓骨：辨认上端膨大的腓骨头和下端略呈扁三角形的外踝。

（6）跗骨、跖骨和趾骨：取足骨的串连标本或人体骨架标本观察。注意各骨的排列关系。

下肢骨观察完毕后，对照人体骨架标本，在活体上摸、辨以下结构：髂嵴、髂前上棘、坐骨结节、耻骨结节、大转子。

4. 下肢骨的连接

（1）髋骨的连接：取骨盆标本或模型观察骶髂关节的组成，辨认骶结节韧带和骶棘韧带，检查坐骨大、小孔的围成、耻骨联合的位置。观察骨盆的组成，大、小骨盆的分界，小骨盆上、下口的围成，耻骨弓的构成，比较男、女骨盆的差异。

（2）髋关节：取环形切开关节囊的髋关节标本，观察其组成、两骨关节面的形态、关节囊的厚薄，验证其运动。

（3）膝关节：取关节囊前壁向下翻开、后壁横行切开的膝关节标本，观察其组成和两骨关节面的形态，髌韧带、前后交叉韧带的位置，内外侧半月板的位置和形态，验证其运动。

（4）距小腿关节：观察其组成，验证其运动。

（5）足弓：在足关节标本上，观察足弓的形态和维持足弓的韧带。

实训四 骨 骼 肌

【实训要点】

1. 肌的分类、构造和辅助结构。

2. 胸锁乳突肌、斜方肌、背阔肌、竖脊肌、胸大肌、肋间肌的位置和作用。

3. 膈的位置、形态和作用。

4. 腹前外侧壁各肌的名称、位置和肌间结构。

5. 三角肌、肱二头肌、肱三头肌、臀大肌、股四头肌、小腿三头肌的位置和作用。

6. 前臂肌、大腿肌、小腿肌的分群和作用。

【实训材料】

1. 全身肌标本。

2. 颅顶层次解剖标本。

3. 面肌标本。

4. 躯干肌标本。

5. 膈标本。

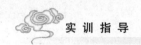

6. 四肢肌标本。

【实训内容和方法】

1. 肌的分类和构造　在全身肌标本上观察长肌、短肌、扁肌和轮匝肌的形态,辨认肌腹、肌腱与腱膜。

2. 头肌　在面肌和颅顶解剖标本上辨认枕额肌。观察眼轮匝肌、口轮匝肌和呈放射状分布的面肌。观察咬肌和颞肌的位置,并咬紧上、下颌,在自己身上触摸两肌的轮廓。

3. 颈肌　检查胸锁乳突肌的位置和起止点,在体表辨认它的轮廓,查看舌骨的位置以及由它分隔的舌骨上、下肌群。

4. 躯干肌

(1) 背肌:浅层上部是斜方肌,下部是背阔肌,深层是竖脊肌。确认各肌的起止点,理解它们的作用。

(2) 胸肌:胸前壁浅层是胸大肌,检查它的起止点和肌束方向与肩关节运动轴的关系,体验其作用;肋间肌位于肋间隙内,区别肋间内、外肌位置关系,体验它们的作用。

(3) 膈:检查膈附着于胸廓下口周缘的情况,膈肌质和肌腱的结构差别,并辨认膈上的3个裂孔和通过的结构。

(4) 腹肌:检查腹壁3层阔肌的位置和肌束走行方向,腱膜与腹直肌鞘的关系,腹直肌鞘包绕腹直肌的情况。辨认腹外斜肌腱膜与腹股沟韧带的关系,以及腹股沟韧带的附着部位。

5. 四肢肌

(1) 上肢肌

1) 肩肌:检查三角肌的位置和起止点,观察肩关节周围其他肌的位置。

2) 臂肌:检查肱二头肌、肱三头肌的位置和起止点。

3) 前臂肌:观察前臂各肌的位置、起止概况和肌腱的分布。

4) 手肌:检查手肌外侧群、内侧群和中间群的位置,体验它们的作用。

(2) 下肢肌

1) 髋肌:观察髂腰肌、臀大肌的位置和臀大肌的起止点,理解它们的作用。

2) 股肌:观察股前群、股内侧群、股后群肌的位置,缝匠肌、股四头肌的起止点和髌韧带的位置。

3) 小腿肌:观察小腿前群、外侧群和后群肌的位置以及它们与距小腿关节的位置关系,理解它们的作用。辨别跟腱的形成和抵止部位,并在自己身上确定具体部位。

实训五　消化管、消化腺

【实训要点】

1. 消化系统的组成,上、下消化管的范围。

2. 消化管各段的位置、形态结构及连接关系。

3. 消化腺的位置、形态结构,以及唾液、胆汁的排放途径。

【实训材料】

1. 消化系统概观模型。

2. 腹腔解剖标本。

3. 各类牙标本、模型。

4. 头颈部正中矢状切面标本。

5. 消化管各段离体切开标本。

6. 盆腔正中矢状切面标本。

7. 消化腺离体标本。

8. 腹膜后间隙器官标本、模型。

【实训内容和方法】

1. 在消化系统概观模型、腹腔解剖标本上,观察消化系统的组成及上、下消化管的范围,确认消化管各段的连接关系。

2. 口腔 对照标本模型和活体观察,在活体上采取对镜自照或互查的方法(可借助于压舌板)。

(1) 口唇和颊:观察唇的颜色,辨认人中和鼻唇沟,在颊黏膜上寻找腮腺管的开口。

(2) 腭:区分硬腭、软腭;辨认软腭游离缘、腭垂、腭舌弓、腭咽弓、腭扁桃体的位置、形态;说出咽峡的组成。

(3) 舌:观察舌的形态、分部,注意舌乳头、舌系带、舌下阜和舌下襞。

(4) 牙:活体观察牙的排列,牙冠和牙龈,计数牙的数目;结合牙模型辨认牙冠、牙颈、牙根、釉质、牙质、牙骨质、牙腔、牙髓。

3. 咽 用头颈部正中矢状切面标本、模型,确认咽的位置、分部;观察咽各部的结构,分析咽与鼻腔、口腔、食管、气管的通连关系。

4. 食管 结合离体食管标本,观察食管的形态、测量其长度;在消化系统标本上,观察食管的位置、毗邻,确认 3 个狭窄的位置;取食管的切开标本,观察食管的黏膜。

5. 胃 结合腹腔解剖标本观察胃的位置,胃与食管、十二指肠的接续,胃的前、后壁的毗邻结构;结合胃的离体标本、模型,观察胃的形态,确认胃的分部;在切开的胃标本上,观察胃的黏膜、皱襞和胃小凹等结构,胃壁肌的分层及幽门括约肌。

6. 小肠 结合腹腔解剖标本,观察小肠的位置、分部。

(1) 十二指肠:观察十二指肠的分部及各部的位置、毗邻,与胰头的关系;在十二指肠的切开标本上,观察胆总管和胰管的共同开口的情况及十二指肠大乳头。

(2) 空肠和回肠:观察小肠的分部,空肠、回肠的位置,回肠与盲肠的接续;提起肠管,观察肠系膜;在空肠、回肠的切开标本上,比较两者黏膜的特点。

7. 大肠 在腹腔解剖标本上,观察大肠的位置和分部。

(1) 盲肠和阑尾:观察盲肠的位置、形态及其与回肠的接续;观察阑尾的位置、形态,确认阑尾根部与结肠带的关系,在自身上确定麦氏点的位置及体表投影;在切开的标本上,观察回盲瓣的形态及阑尾的开口。

(2) 结肠:观察结肠表面的特征性结构,即结肠带、结肠袋和肠脂垂;观察结肠的位置、分部;在切开的标本上,观察其黏膜的特点。

(3) 直肠和肛管:结合盆腔正中矢状切面标本,观察直肠的位置、弯曲,注意直肠邻近器官的性别差异。

8. 腹膜 结合腹腔标本、腹膜标本和模型,观察脏腹膜、壁腹膜的配布和腹膜腔的形成,结合男、女性骨盆腔正中矢状切面标本观察男女性腹膜腔的特点。

9. 唾液腺 在头面部解剖标本上,观察 3 对大唾液腺的位置和形态,并确认其开口的

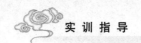

部位。

10. 肝　结合腹腔解剖标本,消化系统概观模型,观察肝的位置。在肝的离体标本上,观察:①肝的形态;②膈面、脏面的结构及肝的分部,辨认出入肝门的结构;③胆囊的位置、形态和分部;④输胆管道的组成。

11. 胰　结合腹腔解剖标本、胰的离体标本,观察胰的位置、形态和分部;胰头与十二指肠的关系,胰管的位置及其与胆总管的共同开口。

实训六　消化系统的微细结构

【实训要点】

1. 消化管的基本结构。
2. 消化管各段黏膜的结构特点。
3. 肝和胰的微细结构。

【实训材料】

1. 食管切片。
2. 胃切片。
3. 空肠、回肠切片。
4. 结肠切片。
5. 肝切片。
6. 胰切片。

【实训内容和方法】

1. 食管横切片(HE 染色)

(1) 肉眼观察:管腔呈不规则的缝隙状,管壁近腔面染成紫蓝色的部分胃黏膜,由内向外依次为粉红的黏膜下层、深红的肌层,外膜不易看清。

(2) 低倍镜观察:镜下辨认食管壁的 4 层结构。复层扁平上皮、食管腺、外膜和肌层的特点。

2. 胃底切片(HE 染色)

(1) 肉眼观察:表面不光滑并染成紫蓝色的部分为黏膜,向外依次是染成红色的黏膜下层、肌层,外膜不明显。

(2) 低倍镜观察

黏膜:辨认胃小凹、单层柱状上皮,上皮细胞染色淡,细胞界限清楚,核卵圆形,位于基底部。由于切面的原因,切片中胃底腺可呈多种形态。黏膜肌层分 2 层。

黏膜下层:染色较浅,为疏松结缔组织,内有血管和神经。

肌层:由 3 层平滑肌构成。

外膜:为浆膜。

(3) 高倍镜观察:注意观察胃底腺的主细胞和壁细胞。

主细胞:多位于腺的中、下部,数量多。细胞呈柱状,核圆形,位于基底部,细胞质呈淡蓝色。

壁细胞:多位于腺的上、中部。细胞较大,呈圆形或锥体形,核圆形位居细胞中央,细胞质呈红色。

3. 空肠和回肠横切面(HE 染色)

(1) 肉眼观察:凹凸不平染成淡红色的是黏膜。

(2) 低倍镜观察:主要观察黏膜层。黏膜表面细小的指状突起为绒毛,切片中其形状可不规则。单层柱状上皮细胞的纹状缘。吸收细胞之间夹有许多呈空泡状的杯状细胞。分辨绒毛中轴的中央乳糜管、毛细血管和平滑肌纤维。固有层内可见切成不同断面的肠腺。黏膜肌层分两层。

(3) 高倍镜观察:选择一个典型的绒毛,分辨上皮、固有层、杯状细胞、中央乳糜管、毛细血管和平滑肌纤维。

4. 肝切片(HE 染色)

(1) 低倍镜观察:观察肝的被膜、肝小叶、中央静脉、肝细胞索、肝血窦、门管区以及门管区内的 3 种管道:小叶间胆管、小叶间动脉、小叶间静脉。

(2) 高倍镜观察

肝细胞:体积较大,呈多边形。肝细胞核多为 2 个,圆形,位居细胞中央,核仁明显。

门管区:小叶间胆管的管腔小,管壁由单层立方上皮构成,细胞核圆形,染成紫蓝色;小叶间动脉的管腔小而圆,管壁厚,有少量染成红色的平滑肌纤维;小叶间静脉的管腔大而不规则,管壁薄。

5. 胰(HE 染色)

(1) 肉眼观察:染色较深的部分为外分泌部,其内有染色较浅的散在小岛,为胰岛。

(2) 低倍镜观察:辨认腺泡及腺泡细胞、胰腺导管、胰岛等结构。

(3) 高倍镜观察:腺细胞为锥体形,核圆形,位于细胞的基底部;导管由单层扁平或单层立方上皮构成;胰岛为着色浅淡的细胞团,大小不等,内有毛细血管。

实训七 呼吸道、肺、胸膜与纵隔

【实训要点】

1. 呼吸系统的组成和各器官的位置、形态及连通关系。

2. 胸膜的配布和胸膜腔的构成。

3. 纵隔的境界和分部。

【实训材料】

1. 呼吸系统概观标本。

2. 头颈部正中矢状切标本。

3. 鼻旁窦标本。

4. 喉(后壁垂直切开)及喉软骨标本。

5. 气管与主支气管标本。

6. 左、右肺标本。

7. 胸腔解剖标本。

8. 纵隔标本。

【实训内容和方法】 在呼吸系统概观标本上,观察呼吸系统的组成,注意各器官之间的连通关系。

1. 鼻 在活体上观察外鼻的外形。取头颈正中矢状面标本,观察鼻腔的位置、交通和

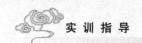

分部,辨认固有鼻腔外侧壁上的各鼻甲、鼻道。利用鼻旁窦标本辨认各窦,注意其与鼻腔的位置关系和开口部位。

2. 喉　在活体上观察喉的位置及吞咽时喉的运动。取喉软骨标本,观察各喉软骨的结构,并在喉标本上从喉口观察喉腔:①注意前庭襞和声襞的位置和形态;②比较前庭裂和声门裂的大小。对照标本,在活体上触摸辨认:甲状软骨及喉结;环状软骨前部。

3. 气管与主支气管　取气管与主支气管标本观察气管后壁形态,比较左右主支气管的形态差异。

4. 肺　取左右肺标本,观察肺的形态,裂隙及其分叶,注意左、右肺的对比。在胸腔解剖标本上观察肺前缘、肺尖的形态及毗邻关系。

5. 胸膜与纵隔　取胸腔解剖标本,观察胸膜的分部和各部的转折移行关系。取纵隔标本,检查纵隔的境界及分部。

实训八　呼吸系统的微细结构特点

【实训要点】

1. 气管的微细结构。

2. 肺的微细结构。

【实训材料】

1. 气管横切片。

2. 肺切片。

【实训内容和方法】

1. 气管横切片(HE 染色)

(1) 肉眼观察:标本呈环形,管壁内呈现浅蓝色的部分为气管软骨。

(2) 低倍镜观:靠近管腔呈淡紫红色区域为黏膜层。黏膜层与软骨之间染成粉红色的区域为黏膜下层。软骨及其外周的结构为外膜。

(3) 高倍镜观

黏膜层:上皮为假复层纤毛柱状上皮。染成淡紫红色,纤毛清晰,上皮内夹有杯状细胞。靠近上皮外周染成粉红色的固有层。

黏膜下层:为疏松结缔组织,内有许多腺体和血管的切面。此层与固有层无明显分界。

外膜:由透明软骨和结缔组织构成,软骨缺口处可见平滑肌束和结缔组织。

2. 肺切片(HE 染色)绘图

(1) 肉眼观察:结构疏松呈蜂窝状,其中较大腔隙为血管和支气管的断面。

(2) 低倍镜观察:视野中可见许多染色较深、大小不等、形态不规则的泡状结构,为肺泡的断面。肺泡之间的结缔组织为肺泡隔。在肺泡间可见一些细小的支气管断面。

细支气管:管腔小,管壁已无软骨。高倍镜下,上皮为单层柱状。有或无纤毛,无柱状细胞,平滑肌呈完整环形。

呼吸性细支气管:管壁不完整,与肺泡和肺泡管相连。高倍镜下,上皮为单层立方状,其外周有少量的结缔组织和平滑肌。

肺泡管:为弯曲而不规则的管道。高倍镜下,管壁连有许多肺泡,由几个肺泡囊共同汇合而成。管壁不连续,仅在相邻肺泡开口之间残留管壁痕迹,呈结节状膨大。

肺泡:高倍镜下,壁极薄。上皮的外形不明显。

肺泡隔:低倍镜下找到肺泡隔后换高倍镜观察。可见许多毛细血管断面和少许体积较大、形态不规则的巨噬细胞,有的巨噬细胞的胞浆内含有黑色灰尘颗粒,此即尘细胞。

绘制肺组织高倍镜下图,并注明呼吸性细支气管、肺泡管和肺泡。

实训九　泌尿系统

一、肾、输尿管、膀胱和尿道的形态结构

【实训要点】

1. 泌尿系统的组成。

2. 肾的位置、形态、毗邻、结构及各层被膜。

3. 输尿管的形态、行程和狭窄。

4. 膀胱的形态、位置和毗邻。

5. 膀胱三角的位置。

6. 女性尿道的形态特点、毗邻和尿道外口的开口部位。

【实训材料】

1. 男、女性泌尿生殖系统概观标本。

2. 离体肾及肾的剖面标本。

3. 腹膜后位的器官标本。

4. 通过肾中部的腹后壁横切标本。

5. 男性、女性骨盆腔正中矢状切面标本。

6. 离体膀胱标本。

【实训内容和方法】

1. 在男、女泌尿生殖系统概观标本上,观察泌尿系统的组成。

2. 在腹膜后位的标本上观察肾的位置、形态、毗邻和肾被膜。辨认出入肾门的结构,注意肾盂与输尿管的移行关系。

在肾的剖面标本上,分辨肾皮质和肾髓质。观察肾窦及其内容物,注意肾盂与肾大盏和肾小盏的连属关系。

3. 在腹膜后位的标本上,寻认输尿管,并追踪观察其形态、行程和位置,注意辨认其狭窄部位。

4. 取膀胱离体标本,结合男、女性骨盆腔正中矢状切面标本,观察膀胱的形态、位置和毗邻。寻认输尿管的开口和尿道内口,观察膀胱三角的形态特点及黏膜特点。

5. 取女性骨盆腔正中矢状切面标本,观察女性尿道的形态特点、毗邻和尿道外口的位置。

二、泌尿系统的微细结构

【实训要点】　肾单位各部分的微细结构。

【实训材料】　肾切片(HE 染色)。

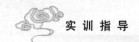

【实训内容和方法】

（一）肾切片

1. 肉眼观察区别染色较深的肾皮质和染色较浅的肾髓质。

2. 低倍镜观察辨认近端小管、远端小管、细段、集合管等结构。

3. 高倍镜观察

（1）肾小体：肾小球染成红色，为一团迂回弯曲的毛细血管。肾小囊外层由单层扁平上皮构成，内外两层之间的透亮腔隙是肾小囊腔。

（2）近端小管曲部：染成红色。管壁由单层立方上皮构成，相邻细胞间的界限不清晰，细胞的游离面有染成淡红色的刷状缘，管腔较小而不规则。

（3）远端小管曲部：染成浅红色。管壁为单层立方上皮，细胞界限较清晰，细胞核排列较密集，管腔较大且规则。

（4）细段：管壁薄，由单层扁平上皮构成，细胞核突向管腔，细胞质被染成淡红色。

（5）集合小管：管腔较大。上皮细胞因部位不同而可呈立方形或低柱状，细胞界限清晰，细胞核着色深。

在高倍镜下绘制皮质主要结构图，注明肾小囊外层、血管球、肾小囊腔、近端小管曲部和远端小管曲部。

（二）示教

1. 致密斑（肾切片、HE 染色）。

2. 球旁细胞（肾切片、HE 染色）。

实训十　男、女性生殖器官

一、男性生殖器官标本的观察

【实训要点】　男性生殖系统的组成以及各器官的位置、形态和结构。

【实训材料】

1. 男性生殖系统概观标本。

2. 男性盆腔正中矢状面标本。

【实训内容和方法】

1. 观察睾丸和附睾的位置和形态。

2. 观察输精管的起始和行程，触摸输精管，体会其硬度；观察精囊腺的位置和形态，以及射精管的形成。

3. 观察前列腺的形态，与膀胱尿生殖膈和直肠的位置关系；观察尿道前列腺部射精管的开口。

4. 观察阴茎头、阴茎体和阴茎根，阴茎海绵体的形态和位置关系；查看阴茎包皮的形成。

5. 观察男尿道的起始行程和分部，耻骨前弯和耻骨下弯的形成，以及 3 个狭窄处的部位。

二、女性生殖器官标本的观察

【实训要点】

1. 女性生殖系统的组成。

2. 女性生殖系统各器官和位置、形态和结构。

【实训材料】

1. 女性盆腔标本。

2. 女性盆腔正中矢状面标本。

3. 女性内生殖器游离标本。

4. 女阴标本。

5. 女性会阴及盆底结构标本。

【实训内容和方法】

1. 在髂总动脉分叉处下方找到卵巢,观察卵巢的形态以及与子宫阔韧带的关系。

2. 观察输卵管的分部、各部的形态特点以及输卵管腹腔口与卵巢的位置关系。

3. 观察子宫的位置、毗邻,子宫的形态和分部,子宫的内腔,子宫固定装置的位置关系。

4. 观察阴道的位置、形态和毗邻。

5. 辨认女阴各结构。注意尿道外口与阴道口的位置。

三、睾丸、卵巢和子宫微细结构的观察

【实训要点】

1. 睾丸精曲小管各级生精细胞的形态和位置。辨认睾丸间质细胞。

2. 卵巢中不同发育阶段的卵泡及变化。

3. 子宫内膜的结构,比较增生期和分泌期子宫内膜的不同。

【实训材料】

1. 睾丸切片。

2. 卵巢切片。

3. 子宫切片(增生期)。

4. 子宫切片(分泌期)。

【实训内容和方法】

1. 睾丸切片(HE 染色)

(1) 肉眼观察:较大的椭圆形或圆形组织是睾丸,睾丸实质表面红色带为白膜。睾丸旁的小块组织为附睾。

(2) 低倍镜观察:睾丸实质内的精曲小管被切成许多断面,精曲小管之间的结缔组织为睾丸间质。选一较好的精曲小管用高倍镜观察。

(3) 高倍镜观察:主要观察各阶段的生精细胞。管壁由多层细胞围成,周围有一层红线为基膜。紧靠基膜的细胞为精原细胞。精原细胞的腔面,可见初级精母细胞,特征是胞体较大,核也大,染色体呈粗线状。次级精母细胞存在时间较短,不易找到。在管壁近表层,可见精子细胞,其体积小,染色稍淡。在管壁的最内层或管腔内,可找到精子,头部形似针尖,呈深紫蓝色,尾部多被切断而不易看到。

在精曲小管之间的间质内,找出间质细胞。间质细胞呈圆形或多边形,单个或成群存在,胞体较大,胞质染成淡红色,核圆,核仁清楚。

2. 卵巢切片(HE 染色)

(1) 肉眼观察:切面呈卵圆形,皮质部分可见许多大小不等的空泡,即为不同发育阶段的卵泡。

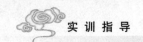

（2）低倍镜观察：观察卵巢表面的上皮和白膜，白膜染成红线状。在皮质浅层可见大量的原始卵泡。原始卵泡中央有一个较大的卵细胞，染色较淡，卵细胞周围有一层扁平或立方上皮，即卵泡细胞。浅层的深部可找到多个生长卵泡，大小不等，结构有所差异。依次辨认透明带、放射冠、颗粒细胞、卵泡腔、卵泡膜等。

由于在切片上不易切到具有完整结构的生长卵泡，请选择一个典型的卵泡于高倍镜下观察。

（3）高倍镜观察：在高倍镜下进一步观察上述结构。

3. 子宫切片（增生期 HE 染色）

（1）肉眼观察：子宫壁很厚。染成紫蓝色的薄层部分为子宫内膜，染成红色的部分主要是肌层。

（2）低倍镜观察：内膜的浅层为单层柱状上皮，染成淡紫色。上皮深面为固有层，可见较多的子宫腺，被切成不同形状的纵断面或横断面。固有膜内还可找到小动脉，常聚集存在，为螺旋动脉。子宫的肌层很厚，为平滑肌。肌的层次不明显，血管较多。

4. 子宫切片（分泌期 HE 染色）　在低倍镜下观察内膜的结构特点，与增生期子宫内膜进行比较。

实训十一　心

【实训要点】

1. 心的形态、位置，心各腔结构及其相互关系。
2. 冠状血管的起始、行径和分布，冠状窦。
3. 心的传导系统。
4. 心包的分布和心包腔的构成。

【实训材料】

1. 胸腔纵隔标本、十字形切开心包。
2. 完整的离体心标本和心模型。
3. 切开心房的离体心标本和模型。
4. 示心传导系统的牛心标本或模型。

【实训内容和方法】

1. 观察心的位置、心的外形及与周围的毗邻关系；营养心的血管；结合标本描述心的体表投影。
2. 结合模型观察心壁和心各腔的结构及相互关系。
3. 在标本上辨认心包的层次及心包腔。
4. 在标本和模型上指出心传导系统的位置和走行。

实训十二　全身主要血管

【实训要点】

1. 肺动脉、静脉的行径和流注关系。
2. 主动脉的行径、分布及各部的主要分支和营养范围。

3. 上、下腔静脉的合成、位置及主要属支的名称及收集范围。

4. 肝门静脉的组成、主要属支及收集范围,肝门静脉与上、下腔静脉系的吻合。

【实训材料】

1. 胸腔解剖标本。

2. 头、颈、上肢的动、静脉标本。

3. 躯干后壁的动、静脉标本。

4. 盆部和下肢的动、静脉标本,腹腔脏器动、静脉标本。

5. 肝门静脉模型。

【实训内容和方法】

1. 在胸腔标本上观察肺动脉的起始、行程及分支,肺静脉的行程和注入部位。

2. 在胸、腹腔后壁的标本上,观察主动脉的起始、行程、分支及分布;上、下腔静脉的属支及上、下腔静脉的行程、注入部位;肋间后动、静脉的行程。

3. 在头、颈、上肢标本上观察

(1)头、颈部动、静脉干及颈总动脉的分支和分布。

(2)头、颈部静脉的属支及收集范围。

(3)锁骨下动脉、腋动脉、肱动脉的起始行程、分支、分布。

(4)上肢深、浅静脉的行程和注入部位。

4. 在躯干后壁动、静脉标本和腹腔脏器动、静脉标本上观察

(1)腹腔干、肠系膜上动脉、肠系膜下动脉的起始及行程和分支分布。

(2)肾动脉、睾丸动脉、腰动脉的起始、行程。

5. 在盆部和下肢的动、静脉标本上观察

(1)髂总动脉、髂内动脉、髂外动脉的起始、行程、分支、分布及伴行静脉的回流途径。

(2)股动脉、腘动脉的行程、分支及分布。

(3)下肢浅、深静脉的行程和注入部位。

6. 在肝门静脉模型上辨认食管静脉丛、直肠静脉丛和脐周静脉网,并指出肝门静脉的属支及肝门静脉高压时血液侧支循环途径。

实训十三　全身主要淋巴器官

【实训要点】

1. 淋巴系的组成和功能。

2. 胸导管和右淋巴导管的行程、注入部位和收集范围。

3. 全身主要淋巴结群的名称,位置及其流注关系。

4. 脾的位置、形态和微细结构,淋巴结的形态和微细结构。

5. 淋巴结和脾的切片微细结构。

【实训材料】

1. 胸导管及右淋巴导管标本。

2. 全身浅淋巴结标本。

3. 胸、腹、盆腔淋巴结标本。

4. 脾的离体标本。

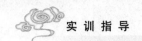

5. 淋巴结和脾的切片。

【实训内容和方法】

1. 在胸导管及右淋巴导管标本上辨认两导管起始、走行与周围结构的毗邻关系,寻找胸导管起始处膨大的乳糜池及接收的 3 条淋巴干和注入左静脉角处收集的 3 条淋巴干。寻找右淋巴导管注入右静脉角处及收集的 3 条淋巴干。

2. 在全身浅淋巴结标本和胸、腹、盆腔淋巴结标本观察并说出各淋巴结群的名称,以及收集淋巴液的范围。

3. 利用脾和胸腺的标本说明位置和形态。

4. 示教或观察淋巴结和脾的组织切片(HE)染色。

实训十四　中枢神经系统

【实训要点】

1. 脊髓的位置、外形。脊神经根的连接。脊髓灰、白质的位置及分部。脊髓白质中主要传导束的名称、位置和功能,脊髓网状结构的位置。

2. 脑的分部,脑干的组成、外形;第 3 ~ 12 对脑神经的连脑部位及有关核团在脑干内的位置。

3. 脑干内白质的组成和行经部位,内侧丘系交叉和内侧丘系的组成,锥体束的行径和锥体交叉的组成,脑干网状结构的位置。

4. 小脑的位置、外形、内部结构及功能。第四脑室的位置和沟通。

5. 间脑的位置和分部。背侧丘脑的位置及主要核团的名称。内、外侧膝状体的位置和功能。下丘脑的位置和组成,第 3 脑室的位置和沟通。

6. 大脑半球的外形和内部结构。

7. 脑、脊髓被膜的概况,硬膜外隙的位置及内容。侧脑室的位置和沟通关系。大脑镰、小脑幕的位置,各硬脑膜窦的位置、名称及沟通关系。

8. 蛛网膜的位置及蛛网膜下隙的位置。

9. 软膜的位置、分部及形态特点。

10. 颈内动脉、椎动脉的行程和分支。

【实训材料】

1. 离体脊髓标本和模型,脊髓横切面标本和模型。

2. 整脑标本和模型,脑正中矢状切面标本。

3. 脑干、间脑标本和模型,透明脑干模型或脑神经核模型。

4. 大、小脑水平切面标本,基底核模型。

5. 脑室标本、模型,包有蛛网膜的全脑标本。

6. 脑、脊髓的血管色素灌注标本,脑、脊髓被膜标本。

【实训内容和方法】

1. 脊髓

(1) 外形:取离体脊髓标本,观察脊髓的外形,自上而下的颈膨大、腰骶膨大、脊髓圆锥、马尾和终丝。辨认前正中裂、后正中沟、前外侧沟、后外侧沟及相连的脊神经根、脊神经节。

(2) 内部结构:在脊髓横切面标本及模型上观察脊髓灰、白质的分部,脊髓中央管的位置。

2. 脑

（1）脑的概况：取整脑标本和脑正中矢状切面标本，观察脑的分部：延髓、脑桥、中脑、间脑、端脑和小脑。注意各部的位置关系。

（2）脑干：取脑干标本和模型观察。

1）腹侧面：自下而上观察：①延髓：前正中裂、前外侧沟、锥体及下方的锥体交叉。前外侧沟与舌下神经。②脑桥：延髓脑桥沟，在此沟内由内侧向外侧依次辨认展神经、面神经和前庭蜗神经。基底沟、基底动脉。脑桥向两侧逐渐变细，向后连于小脑，在变细处寻找三叉神经根。③中脑：大脑脚、脚间窝及其内的动眼神经。

2）背侧面：①延髓：在后外侧沟内自上而下辨认舌咽、迷走神经和副神经根。在后外侧沟内、外侧寻认薄束结节和楔束结节。延髓上部中央敞开，形成菱形窝的下部。②脑桥：中下部敞开形成菱形窝的上部，脑桥上部缩细与中脑相连。③中脑：辨认上丘、下丘和滑车神经。

3）脑干的内部结构：利用脑神经核模型或电动脑干模型，观察脑干内第 3～12 对脑神经核及红核、黑质的位置。利用脑、脊髓的传导通路模型，观察上行和下行纤维束在脑干内的走行部位。

（3）小脑：在离体小脑标本上观察小脑蚓、小脑半球及小脑扁桃体。

（4）第四脑室：在脑的正中矢状切面上，观察第四脑室的位置、形态及其与中脑水管和中央管的沟通关系。

（5）间脑：取间脑、脑干正中矢状切面标本或模型，观察间脑的位置、形态和分部，背侧丘脑之间的矢状裂隙，即第 3 脑室；背侧丘脑后下方的一对小隆起，位于内侧的叫内侧膝状体，位于外侧的叫外侧膝状体。由前向后依次观察下丘脑的各组成部分。

（6）端脑：在整脑标本上观察大脑纵裂及裂底的胼胝体，大脑半球和小脑之间的大脑横裂。

大脑半球的外形：取大脑半球标本，辨认其上外侧面、内侧面和下面，依次观察：①大脑半球的三沟五叶：外侧沟、中央沟、顶枕沟；额叶、顶叶、枕叶、颞叶、岛叶。②大脑半球各面的主要沟回：上外侧面的中央前沟、中央前回、额上沟、额下沟，以及额上回、额中回、额下回。中央后沟、中央后回。在颞叶辨认颞上沟、颞上回、颞横回。辨认缘上回、角回。内侧面：距状沟、扣带回、中央旁小叶、侧副沟、海马旁回和钩等结构。下面：观察嗅球和嗅束的位置和形态。

大脑半球的内部结构：在大脑水平切面标本上观察：①大脑皮质：不同部位厚度有所差别；②基底核：用基底核模型观察豆状核、尾状核及杏仁体的形态及其与背侧丘脑的位置关系；③大脑髓质：主要观察胼胝体、内囊、联络纤维等结构；④侧脑室：取脑室标本观察侧脑室及脉络丛的形态。

3. 脑和脊髓的被膜、血管　脊髓和脑的被膜是相互延续的。

（1）脊髓的被膜：取切除椎管后壁的脊髓标本，由外向内逐层观察，脊髓的硬脊膜、蛛网膜、软脊膜，蛛网膜下隙和硬膜外隙。注意观察终池。

（2）脑的被膜：与脊髓的同名膜分别相续。取包有脑被膜的整脑标本观察，硬脑膜与颅骨内面的骨膜相愈合无硬膜外隙，寻认各硬脑膜窦。蛛网膜与软脑膜之间的空隙，即蛛网膜下隙。软脑膜紧贴脑的表面，不易分离。

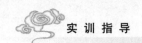
（3）脑和脊髓的血管：脑静脉直接或间接注入硬脑膜窦，脊髓的静脉与脊髓动脉伴行。本实训只观察脊髓和脑的动脉。①脊髓的动脉：取脊髓血管色素灌注标本，分别寻找脊髓前、后动脉；②脑的动脉：在脑的血管色素灌注标本上观察大脑中动脉、大脑前动脉、椎动脉及大脑动脉环的行程和分布。

实训十五 周围神经

一、脊神经和脑神经

【实训要点】

1. 脊神经的对数、分部、纤维成分和分支概况。
2. 颈丛、臂丛、腰丛、骶丛的组成、位置、分支和分布。
3. 胸神经前支的行程和分布。
4. 各对脑神经的名称、性质、连脑和出入颅的部位，分支与分布。
5. 交感干的组成、位置与脊神经的关系。
6. 交感神经的分布。
7. 副交感神经骶部与脊神经的关系。盆内脏神经的组成和分布。

【实训材料】

1. 脊神经标本或模型，头颈部神经标本或模型。
2. 上肢神经标本或模型。
3. 胸神经标本，腹下壁及腰部神经标本或模型。
4. 眶内结构标本或模型，三叉神经标本或模型。
5. 面部浅层结构标本或模型，切除脑的颅底标本。

二、脑和脊髓的传导通路

【实训要点】

1. 躯干和四肢的本体觉和精细触觉传导通路。
2. 躯干和四肢的痛、温、触（粗）、压觉传导通路。
3. 头面部的痛、温、触（粗）、压觉传导通路。
4. 视觉传导通路。
5. 运动传导通路。

【实训材料】

1. 本体觉传导通路模型。
2. 痛、温、触（粗）、压觉传导通路模型。
3. 视觉传导通路模型。
4. 运动传导通路模型。

【实训内容和方法】 分别在本体觉传导通路模型，痛、温及触（粗）、压觉传导通路模型，视觉传导通路模型和运动传导通路模型上观察：

1. 上述各传导通路的组成及各级神经元胞体的位置。
2. 各传导通路的交叉部位以及与脑和脊髓纤维束的关系。

3. 传导通路与感受器或效应器的关系。

实训十六　血液(涂片、瑞特染色)

【实训要点】　各种血细胞的形态结构。

【实训材料】　血液涂片(切片)。

【实训内容和方法】

1. 肉眼　涂片呈薄层粉红色。

2. 高倍镜　红细胞呈红色,圆形,偶见有核的白细胞。

3. 油镜　①红细胞染成淡红色,中央部色浅,周围部色深,无细胞核。②移动视野寻找有核的白细胞。中性粒细胞体积比红细胞大,胞质淡粉色,可见紫红色的细小颗粒,胞核紫蓝色,分成2~5叶不等,核叶间有细丝相连。淋巴细胞较小,胞质少,胞核圆形,往往一侧有凹陷,染成深蓝色。③血小板呈不规则的紫蓝色小体,成群分布。

4. 绘图　绘出红细胞、中性粒细胞、淋巴细胞、血小板。

实训十七　ABO 血型的鉴定

【实训目的】　学会用玻片法鉴定 ABO 血型,并说明注意事项,根据结果确定血型。

【实训原理】　用已知的标准血清的抗体去测受检者红细胞膜上未知的抗原,根据是否发生凝集反应来确定血型。

【实训材料】　A 型标准血清、B 型标准血清、生理盐水、采血针、小试管、吸管、玻片、玻璃蜡笔、75% 酒精棉球、干棉球、竹签、显微镜。

【实训方法和步骤】

1. 取一干净玻片,用玻璃蜡笔在两端分别标记 A、B 字样。

2. 在 A 端、B 端中央分别滴入 A 型和 B 型标准血清各一滴,注意不可混淆。

3. 消毒耳垂或指端后,用消毒采血针刺破皮肤。取 1~2 滴血加入盛有 1ml 生理盐水的小试管中混匀,制成红细胞混悬液。

4. 用吸管吸取红细胞混悬液,在 A、B 标准血清中各加 1 滴,并用竹签使其充分混匀。放置 10~15 分钟后,用肉眼观察有无凝集现象,如肉眼不易分辨,可用低倍显微镜观察(实图2)。

5. 根据有无凝集现象判定血型。

【注意事项】

1. 采血针和采血时必须严格消毒,以防感染。

2. 制备的红细胞混悬液不能过浓或过稀,以免出现假结果。

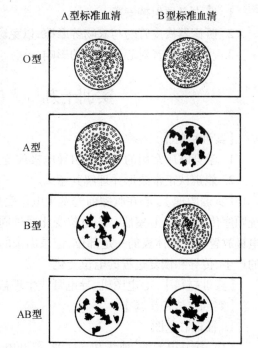

实图 2　ABO 血型检查结果判断

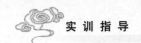

3. 滴标准血清的滴管和用于混匀的竹签各 2 支,必须专用,两种标准血清不要混淆。

4. 注意区别凝集现象与红细胞沉淀。发生红细胞凝集时,肉眼观察呈朱红色颗粒状,且液体变得清亮。

实训十八　正常人体心音听诊

【实训目的】

1. 了解听诊器的结构,学会听诊器的使用方法。

2. 了解心音的听诊部位。

3. 学会分辨第一心音和第二心音。

【实训原理】　心音是心动周期中由心肌收缩、心瓣膜关闭等引起振动所产生的声音,经组织传到胸壁。将听诊器置于心前区的胸壁上,在每一心动周期中可听见两个声音,即第一心音和第二心音。

【实训材料】　听诊器。

【实训方法和步骤】

1. 确定听诊部位　被检者坐在检查者对面,解开上衣。检查者观察或用手触诊被检者心尖搏动位置,对照图谱确定心音听诊部位。

2. 听心音　检查者戴好听诊器,注意听诊器耳件的弯曲方向与外耳道一致。用右手的食指、拇指和中指轻持听诊器胸件,紧贴于被检者胸壁,依次听取心音。通常顺序是二尖瓣区→主动脉瓣区→肺动脉瓣区→三尖瓣区。注意区分第一心音、第二心音,比较在不同部位上两心音的强弱。

【注意事项】

1. 室内必须保持安静。

2. 听诊器橡皮管勿与衣物等摩擦,以免影响听诊。

3. 注意呼吸音对心音听诊的影响。

实训十九　人体心电图的描记

【实训目的】

1. 学会临床常用的导联及引导电极放置的部位,初步学会测量方法。

2. 能辨认正常波形并理解其意义。

【实训原理】　心在收缩前先发生电位变化,其电位变化由窦房结开始,经心特殊传导系统顺序传遍心房、心室肌。心电位变化通过周围组织和体液传导到体表,将心电图机的引导电极放置在人体体表的一定部位,记录出来的心电位变化波形,称心电图。它是反映心兴奋的产生、传导和恢复过程的电位变化。

【实训材料】　心电图机、导电膏或生理盐水、分规和检查床。

【实训方法和步骤】

1. 描记心电图

(1) 接好电源线、地线和导联线,打开电源开关,预热 3~5 分钟。

(2) 被检者静卧检查床上,肌肉放松。在手腕、足踝和胸前安好引导电极。在放置电极处,涂少许导电膏或盐水,以保证导电良好。

(3) 导联线连接方法按规定:红色-右手,黄色-左手,绿色-左足,黑色-右足,白色-胸壁。

(4) 调整心电图机放大倍数,以 1mV 标准电压,推动描笔向上移动 10mm,即心电图纸的 10 个小格。走纸速度选择 25mm/s。

(5) 按压导联键,依次记录 Ⅰ、Ⅱ、Ⅲ、aVR、aVL、aVF、V_1、V_3、V_5 9 个常用导联的心电图。

(6) 记录完毕,关机,切断电源。

(7) 取下心电图纸,标明导联和被检者的姓名、性别、年龄、日期。

2. 分析心电图　选标准Ⅱ导联的波形作以下分析:

(1) 辨认波形:认出 P 波、QRS 波群、T 波、PR 间期和 QT 间期。

(2) 测量波幅和时间:用分规测量 P 波、QRS 波群、T 波的时间和电压,测定 PR 间期和 QT 间期的时间。

(3) 计算心率:心率=60/RR 间期(次/分钟)。心电图中最大的 R-R 间期和最小 R-R 间期相差在 0.12 秒以上,称为心律不齐。

实训二十　人体动脉血压的测量

【实训目的】

1. 了解血压计的结构,学会测量人体动脉血压的方法。

2. 能准确测量出人体肱动脉的收缩压和舒张压。

【实训原理】　主要根据血管音的变化来测量血压。通常血液在血管内连续流动时没有声音,当将空气打入缠绕于上臂的袖带时,使其压力超过收缩压,便可完全阻断肱动脉的血流,此时,用听诊器在其远端听不见声音。此后缓慢放气以逐渐降低袖带内的压力,当外加压力稍低于肱动脉收缩压而高于舒张压时,血液可断续流过血管,形成涡流而发生声音,所听见的第一声音时水银柱所对的刻度作为收缩压值。如继续放气,袖带继续减压。当袖带内压力刚低于舒张压时,血管内的血流由断续变为连续,声音突然由强变弱或消失,此时的外加压力作为舒张压值(实图 3)。

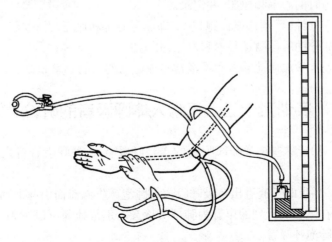

实图 3　人体动脉血压测量

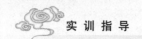
【实训材料】 血压计、听诊器。

【实训方法和步骤】

1. 熟悉血压计的结构 血压计由水银检压计、袖带和气球三部分组成。检压计是一个标有刻度的玻璃管,上端与大气相通,下端与水银槽相通。袖带是一个外包布套的橡皮囊,借橡皮管分别与检压计的水银槽和气球相通。气球是一个带有螺丝帽的橡皮球,供充气和放气用。测量前应检查血压计是否完好,水银是否充足,气球是否漏气等。

2. 作测量准备 被检者脱去一侧衣袖,靠桌旁静坐,前臂平放在桌上,掌心向上,使上臂、检压计的零刻度线与心处于同一水平。将袖带缠绕于上臂,其下缘应在肘关节上 2cm。在肱动脉搏动处,放置听诊器胸件。

3. 测量收缩压 用气球向袖带内打气加压,使检压计上的水银柱升到 180mmHg 左右。随即稍松开气球螺丝帽,徐徐放气,逐渐降低袖带内压力,使水银柱缓慢下降。同时仔细听诊,当开始听到"崩"样的第一声时,检压计上所示水银柱刻度,即为收缩压。

4. 测量舒张压 继续缓慢放气,声音逐渐增强,而后突然变弱,随后消失。在声音由强突然变弱这一瞬间,检压计上所示水银柱刻度即代表舒张压。血压记录常用"收缩压/舒张压"mmHg。

5. 测量结束后,及时放出袖带内气体,关闭开关。

【注意事项】

1. 室内保持安静,被测者应先休息,并且心境要平静。

2. 不要将听诊器胸件置于袖带底进行测量。

实训二十一 运动前后心率、血压的变化

【实训目的】 比较运动前后心率和血压的变化,了解心率和血压的影响因素。

【实训原理】 运动时交感神经兴奋,可使心活动加强、加快,心输出量增加,心率加快和血压升高。

【实训材料】 听诊器、血压计、计时器(或手表)。

【实训方法和步骤】

1. 先测量安静时的心率和血压,并记录。

2. 激烈运动 3 分钟(登楼梯或快跑)后立即测量心率和血压,并记录。

3. 休息 5 ~ 10 分钟后再测量心率和血压,并记录。

4. 分析比较经常参加运动的人和不经常参加运动的人的心率和血压,并解释为何不同。

实训二十二 正常人体呼吸音的听诊

【实训目的】 初步掌握正常肺部听到的 3 种呼吸音;3 种呼吸音各自的特点及一定的分布区域。

【实训原理】 呼吸时气流进出各级呼吸道及肺泡产生涡流而引起振动,发生声音,经过肺组织传至胸壁,在体表所听到的声音为肺部听诊音。正常肺部可以听到支气管呼吸音、肺泡呼吸音、支气管肺泡呼吸音。

【实训材料】 听诊器。

【实训方法和步骤】

1. 受检者取坐位在检查者对面,解开上衣。

2. 听取支气管呼吸音　听诊区在喉部、胸骨上窝,背部6、7颈椎及第1、2胸椎附近。特点是:①声音颇似将舌抬高后,在呼气时发出的"哈——"音;②呼气相较吸气相长;③呼气比吸气音强且调高。

3. 听取肺泡呼吸音　听诊区除支气管呼吸音部位和支气管肺泡音部位外,其余肺部均为肺泡呼吸音部位。特点是:①声音很像上齿咬下唇吸气时发出的"夫——"音,声音较软似有吹风性质,形若微风声;②吸气相较呼气相长;③吸气音较呼气音强,声调高。

4. 听取支气管肺泡音　听诊区在胸骨附近,肩胛间区的第3、4胸椎水平。特点是:①吸气音的性质与肺泡呼吸音的吸气音性质相似,但音响略强,音调略高。呼气音的性质与支气管呼吸音的呼气音相似,但音响较弱,音调较高。②吸气与呼气的时相大致相等。

【注意事项】

1. 室内保持安静、温暖。

2. 体位舒适,肌松弛,以避免因肌紧张而产生杂乱声音。听诊器胸端必须与皮肤紧贴,中间不得有任何物体相隔,如衣服等。听诊器的皮管或其他部分不得接触任何物品或身体,以免摩擦音的干扰。

3. 受检者自然呼吸,避免自口部发出任何音响。有时可深吸气或咳嗽一声自行深吸气,这样更易得知呼吸音的变化。

实训二十三　肺通气的测定

在肺通气过程中,肺容量随着进出肺的气量而变化,因而测定肺容量可在一定程度上反映肺的通气功能

一、肺活量的测定

【实训目的】　学习简单肺量计(肺活量计)的使用及肺活量测定的方法。

【实训原理】　肺通气可稳定肺泡的成分,保证气体交换和机体新陈代谢的正常进行。

【实训对象】　人。

【实训材料】　简单肺量计、75%酒精棉球。

【实训方法和步骤】　受试者先练习做几次深呼吸运动(鼻吸气,口呼气),然后在深吸气之末,迅速捏鼻,向肺量计吹嘴内,从容缓慢做最大呼气至不能再呼气时为止,此时指针所指的数值即为肺活量。如此可连测3次,取其中最大值为标准。

二、肺容量和肺通气量的测定

【实训目的】　学习肺量计的使用和测定肺容量、肺通气量的方法。

【实训对象】　人。

【实训材料】　改良式肺量计(或肺功能机)、75%酒精棉球、钠石灰等。

【实训方法和步骤】　受试者闭目静立(或坐),口衔橡皮接口,并用鼻夹夹鼻,练习用口呼吸2~3分钟后,进行下列各项测定。

1. 肺容量的测定

（1）潮气量：开动慢鼓（纸速每分钟为50mm），记录平静呼吸约30秒。各次呼气量或吸气量的平均值即为潮气量。

（2）补吸气量：即在一次平静吸气之末，再继续吸气直至不能再吸气为止所吸入的气量。

（3）肺活量：受试者尽力做最大吸气后，随即从容做最大呼气所呼出的气量，即为肺活量。前三者气量总和应大致与所测肺活量相等。

2. 时间肺活量的测定

（1）在肺量计内重新充灌新鲜空气4～5L，受试者按前述方法，用慢鼓记录平均呼吸数次。

（2）然后做最大吸气，屏气1～2秒，并加快鼓速（每秒25mm），立即尽力最快地将气体呼出，直至不能呼出为止，随即停鼓。分别计算第1、2、3秒的时间肺活量。

3. 每分通气量测定　将已测得的潮气量乘以呼吸频率（次/分钟）即得静息每分通气量（L/min）。

【注意事项】

1. 排气时，应先打开浮筒顶端活塞，下压浮筒速度不宜快，以免水从筒内外溢。

2. 测量时，受试者应立于肺量计的正前方，勿使皮管扭转，保证气流畅通。如发现皮管内有水泡声，应排除管内水分后重测。

3. 每进行一测量项目，都须将指针调整到"0"位。

实训二十四　人体体温的测量

【实训目的】　掌握人体体温的正确测量方法。

【实训原理】　体温是指人体深部的平均温度。实际工作中通常测量直肠、口腔或腋窝的温度来代表体温。人的体温是相对恒定的，肌活动后体温可略有升高。

【实训材料】　水银体温表（口表、腋表）、75%酒精棉球、消毒纱布。

【实训内容和方法】

1. 水银体温表的结构及使用注意事项　水银体温表是由一根标有刻度的真空玻璃毛细管构成，其下端贮有水银。水银遇热膨胀，沿毛细管上升，可从毛细管上的刻度读取实测温度。在水银端与毛细管的连接处有一狭窄结构，可防止上升的水银在体温表离开体表后遇冷下降。水银体温表分为口表、腋表和肛表3种。口表的水银端细而长；腋表的水银端扁而长；肛表的水银端粗而短。

测量体温前，应将体温表水银柱甩至35℃以下，甩表时不要碰撞它物，以免破碎；进食冷、热饮后，不要马上测量口温；测腋温时应保持腋窝干燥无汗，且不能用热或冷的毛巾擦拭过；读取温度时，手持毛细管一端，不要触及水银端。

2. 测量体温

（1）口温测量方法：将浸泡于消毒液中的体温表取出，用酒精棉球擦拭，纱布擦干，将水银柱甩至35℃以下，然后把口表水银端放在受检者舌下，闭口但勿用牙咬，用鼻呼吸。3分钟后取出，读取温度并记录。

（2）腋温测量方法：解开上衣，有汗时擦干腋窝，将体温表放在腋窝深处紧贴皮肤，屈臂内收夹紧体温表。10分钟后取出，读取温度并记录。

（3）比较运动前后的体温变化：受检者静坐 10 分钟后，按上述方法测量口温并记录。然后让受检者室外运动（跑步、打球、弹跳等）20 分钟，接着立即测量口温并记录，与运动前体温比较。

实训二十五　影响尿生成的因素

【实训目的】　通过尿量的观察，分析各种因素对尿生成的影响。

【实训原理】　尿的生成过程，包括肾小球的滤过、肾小管和集合管的重吸收与分泌。凡能影响上述过程的因素，均能影响尿的生成而改变尿量。

【实训对象】　家兔。

【实训材料】　兔手术台、哺乳类动物手术器械、二道生理记录仪、常用记录装置、计滴装置、电磁标、保护电极、塑料输尿管导管或膀胱插管、试管、试管架、酒精灯、试管夹、小烧杯、班氏试剂、20% 氨基甲酸乙酯溶液、20% 葡萄糖溶液、1∶1000 去甲肾上腺素、垂体后叶素、呋塞米（速尿）、等渗盐水、丝线、纱布等。

【实训内容和方法】

1. 动物麻醉与固定　兔的麻醉、固定、颈部手术、直接测定血压及描记。

2. 引流尿液　可选用输尿管插管法或膀胱插管法。

（1）输尿管插管法：自耻骨联合上缘沿腹正中线做一长约 5cm 切口，切开腹壁，暴露膀胱，并将膀胱轻拉向下翻转，找到膀胱三角，仔细辨认输尿管，用线将输尿管近膀胱端结扎，在结扎之上部剪一斜口，把充满等渗盐水的细塑料管向肾脏方向插入输尿管内，用线结扎固定，导管另端开口连至计滴装置上，以便计滴。

（2）膀胱插管法：在耻骨联合上缘，沿腹正中线做一长约 3cm 的切口，切开腹壁，将膀胱轻移腹外。在膀胱顶部做一荷包缝合，在缝合中心剪一小口，插入膀胱插管，收紧缝线关闭切口。手术完毕后，用温盐水纱布覆盖切口，将膀胱插管通过塑料管与计滴装置相连，以便计滴。

3. 实训观察

（1）开动记录装置，描记一段正常血压曲线和尿液滴数。

（2）静脉注射 37℃生理盐水 20ml，观察与记录血压和尿量的变化。

（3）静脉注射 20% 葡萄糖溶液 20ml，观察和记录血压及尿量的变化。（在注射前与注射效应后要收集尿液，分别做尿糖定性试验）

（4）刺激一侧迷走神经，使血压降低 50mmHg（6.6kPa）左右，维持 30 秒，观察和记录血压和尿量的变化。

（5）静脉注射 1∶10 000 去甲肾上腺素 0.5ml，观察和记录血压及尿量的变化。

（6）静脉注射垂体后叶素 2U，观察和记录血压及尿量的变化。

（7）静脉注射速尿（5ml/kg），观察和记录尿量的变化。

（8）由颈动脉插管处（或股动脉插管处）放血，使血压下降并维持在 50mmHg，（6.6kPa）左右，观察和记录尿量变化；然后，再迅速输入生理盐水，观察和记录血压及尿量的变化。

【注意事项】

1. 为保证动物有足够尿量，实训前一天给兔多吃新鲜蔬菜。

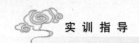
2. 手术过程中操作应轻巧、仔细,避免损伤血管过多,造成出血较多影响手术视野;避免由于刺激输尿管而引起痉挛或插入管壁夹层,造成无尿现象。

3. 采取输尿管插管法,以两侧同插为好,插好后接上 Y 型管,经此管流出的尿液滴在计滴器上,便于尿液滴数观察和记录。取膀胱插管法,要对准输尿管出口,膀胱回纳腹腔时,注意不要扭曲。

4. 为注射方便,可将注射针头固定在耳缘上供多次使用。若多次进行静脉注射,应保护耳缘静脉,即静脉注入部位先从耳尖部开始,逐步移向耳根部。

5. 注射麻醉药速度宜慢,以免造成动物死亡,注射生理盐水和高渗葡萄糖溶液的速度宜快,并注意勿将空气推入造成气栓。

6. 各项实训必须在血压及尿量恢复后才能继续进行。

实训二十六　视器(眼)、前庭蜗器(耳)

一、视器(眼)的形态结构

【实训要点】

1. 眼球壁的层次、分部和各部的形态、结构。

2. 眼球内容物的组成和形态。

3. 眼副器的形态和结构。

【实训材料】

1. 眼球标本或模型。

2. 新鲜的猪或牛眼球冠状面和矢状切面标本。

3. 眼副器的标本或模型。

【实训内容和方法】

1. 眼球

(1) 取眼球冠状切面的前半部分,由后向前观察,可见玻璃体充满眼球内。移除玻璃体,露出晶状体。晶状体周围的眼球壁呈环形增厚的黑色突出部为睫状体。用镊子轻轻提起晶状体,可见连于晶状体与睫状突之间的细丝状纤维,即睫状小带。移除晶状体,观察其前方的虹膜和瞳孔。观察眼房及分部。

(2) 取眼球后半部分,透过玻璃体。可见乳白色的视网膜(活体上呈棕红色),它是眼球壁的最内层。视网膜后部偏鼻侧处可见视神经盘,正好与视神经连接处相对,从视神经盘向四周有呈分支状走行于视网膜中的视网膜小动、静脉。移除玻璃体和视网膜,可见一层黑褐色的脉络膜。剥除脉络膜,最外层较厚的乳白色膜即巩膜。

(3) 取眼球的矢状切面标本,先观察眼前房、眼后房、晶状体和玻璃体,再由前向后观察眼球各层结构。

(4) 在活体辨认角膜、巩膜、虹膜、瞳孔和眼前房等结构。

2. 眼副器

(1) 在活体上观察睑缘、内眦、外眦、泪点、球结膜和睑结膜等结构。

(2) 在眼附属器标本或模型上观察泪腺、泪小管、泪囊、鼻泪管。观察眼球外肌各肌的位置和肌束的方向。

二、前庭蜗器(耳)的形态结构

【实训要点】

1. 外耳道的形态。

2. 鼓膜的位置和形态,乳突小房和咽鼓管的连通关系,听小骨的连接。

3. 骨迷路及膜迷路的位置、分部和结构。

【实训材料】

1. 耳的解剖标本及模型。

2. 听小骨标本。

3. 内耳模型。

【实训内容和方法】

1. 利用标本并结合活体观察耳郭形态,外耳道的分部和弯曲,鼓膜的形态、松弛部、紧张部和光锥。

2. 观察鼓室的位置与形态,在鼓室内侧壁辨认前庭窗和蜗窗,各听小骨的位置及连接关系。找到乳突窦、乳突小房和咽鼓管,并观察它们与鼓室的连通关系。

3. 内耳

(1) 辨认骨迷路的骨半规管、骨壶腹,观察3个互成直角的半规管的位置。观察前庭的形态及前庭窗和蜗窗。观察耳蜗的形态、蜗螺旋管和骨螺旋板。

(2) 观察膜迷路的膜半规管,在膜壶腹壁上辨认壶腹嵴。在前庭内观察椭圆囊和球囊,注意它们的连通关系。在耳蜗内辨认蜗管、基底膜和螺旋器,观察前庭阶和鼓阶的位置以及连通关系。

4. 利用耳和内耳的模型,依次观察声波传导的途径。

实训二十七 视力测定

【实训目的】 学会视力测定方法,理解其测定原理。

【实训原理】 正常眼分辨两点之间的最小距离,此时的视角大约等于1分度,则认定此眼具有正常视力。在标准对数视力表上5.0行的"E"字符号,在距5m处看,其每一笔画的宽度和每两笔画间空隙的宽度各形成1分度视角。所以,能正确辨认这一行的字符,就表明此时能分辨的视角等于1分度,具有正常视力。

【实训材料】 标准对数视力表,指示杆、遮眼板及米尺。

【实训内容和方法】

1. 将视力表挂在光线充足均匀的墙上,受试者在距离5m的地方测试。视力表上第10行(5.0)与受试者的眼在同一高度。

2. 受试者用遮眼板遮住一只眼,两眼分别测试。

3. 检查者用指示杆从上向下,逐行指示表上字符,每指一字,令受试者说出或以手指表示字符缺口的方向。受试者所能看清楚的最后一行字符首端的数字为该眼的视力值。

实训二十八 色觉测定

【实训目的】 检查眼的辨色力,学会检查方法。

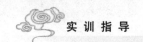

【实训材料】 色盲检查图。

【实训内容和方法】 在明亮均匀的自然光线下,检查者逐页翻开色盲检查图,受试者尽快回答所看到的数字或图形。如回答错误或超过规定的时间不能辨认。可查阅色盲检查图中说明,确认为何种色盲。

实训二十九　声波的传导

【实训目的】 比较空气传导和骨传导的听觉效果,了解临床意义。

【实训原理】 正常听觉的产生主要依靠空气传导,骨传导的作用极微。当气导途径发生障碍时,骨传导仍然存在。临床常以比较气导和骨导,鉴别传导性耳聋和神经性耳聋。

【实训材料】 音叉(频率256Hz或512Hz)、橡皮锤、棉球、秒表。

【实训内容和方法】

1. 气导、骨导比较试验(任内试验)

(1) 室内保持安静,受检查者坐位。检查者用橡皮锤敲响音叉,立即将音叉柄置于颞骨乳突部,此时受检查者可借骨导听到音叉响声。以后声音逐渐减弱。当受检者听不到声音时,立即将音叉移至同侧外耳道口,受检查经气导又可重新听到音叉声,直到听不到为止。记下骨导与气导的时间。正常人气导优于骨导,气导时间比骨导时间长约2倍,临床上称此为任内试验阳性。

(2) 用蘸水的棉球塞住同侧外耳道,重复上述实训步骤,则气导时间缩短,等于或小于骨导时间,临床上称为任内试验阴性。

(3) 思考用上述试验如何鉴别传导性耳聋和神经性耳聋?

2. 骨导偏向试验(韦伯试验)

(1) 将震动的音叉柄置于受检者前额正中发际处,比较两耳的声音强度。正常人两耳听到的声音强度相同。

(2) 用棉球塞住受检者一侧外耳道,重复上述步骤。这时,两耳听到的声音强度有何变化?若传导性耳聋则声音偏向患侧,神经性耳聋声音偏向健侧。

【注意事项】

1. 音叉不可在坚硬的物体上用力敲打,以免损坏。

2. 音叉置于外耳道口时,要使音叉振动方向正对外耳道口,同时注意不要触及耳郭和头发等。

【结果分析】 将试验结果填入下表,分析其原因和意义。

实训项目	任 内 试 验		韦伯试验
	左耳	右耳	
测试两耳听觉效果			
用棉球塞右耳道口			

实训三十 内分泌系统

一、内分泌腺的形态结构

【实训要点】

1. 甲状腺的形态和位置。

2. 甲状旁腺的形态和位置。

3. 肾上腺的形态和位置。

4. 垂体的形态和位置。

【实训材料】

1. 颈部的解剖标本。

2. 离体的喉、气管和甲状腺的标本。

3. 腹膜后间隙的器官标本。

4. 头部的正中矢状断面标本。

5. 颅底标本。

【实训内容和方法】

1. 甲状腺 取颈部的解剖标本,观察甲状腺的形态和位置。

2. 甲状旁腺 取离体的喉、气管和甲状腺的标本,在甲状腺左、右叶的后缘查寻甲状旁腺,注意甲状旁腺的形态、数量以及与甲状腺的关系。

3. 肾上腺 取腹膜后间隙的器官标本,观察肾上腺的位置和形态。

4. 垂体 取头部正中矢状切面标本,结合颅底标本,观察垂体的位置、形态以及与视交叉的毗邻关系。

二、主要内分泌腺的微细结构

【实训要点】

1. 甲状腺的微细结构。

2. 肾上腺的微细结构。

3. 腺垂体的微细结构。

【实训材料】

1. 甲状腺切片。

2. 肾上腺切片。

3. 垂体切片。

【实训内容和方法】

1. 甲状腺切片(HE 染色)

(1) 低倍镜观察:可见许多大小不等的甲状腺滤泡的断面,泡腔内有染成红色的胶状物质。滤泡之间为结缔组织。

(2) 高倍镜观察:滤泡壁由单层立方形上皮细胞构成。在滤泡上皮细胞之间和滤泡之间的结缔组织内,观察滤泡旁细胞,其数量较少,体积较大,呈卵圆形。

2. 肾上腺切片(HE 染色)

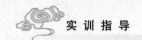

（1）低倍镜观察：表面为结缔组织构成的被膜，染成红色。被膜的深面为实质，分为浅表的皮质和深部的髓质。观察皮质，由浅入深依次分为球状带、束状带和网状带。

（2）高倍镜观察

1）肾上腺皮质

A. 球状带：位于皮质浅层，较薄。细胞呈低柱状，排列成球状团块。

B. 束状带：位于球状带的深面，最厚。细胞呈立方形，排列成索状。

C. 网状带：位于皮质的内层，较薄。细胞呈多边形，排列成索，相互连接成网。

2）肾上腺髓质：位于肾上腺的中央部，染成紫蓝色。主要由髓质细胞构成。髓质细胞大，呈多边形。

3. 示教　腺垂体（垂体切片，HE 染色）。

主要参考书目

1. 刘春波. 人体解剖生理学. 第 3 版. 北京：人民卫生出版社, 2014.
2. 盖一峰. 人体解剖学. 第 2 版. 北京：人民卫生出版社, 2010.
3. 岳利民, 崔慧先. 人体解剖生理学. 第 6 版. 北京：人民卫生出版社, 2011.
4. 曲英杰. 人体功能学. 北京：中国医药科技出版社, 2012.
5. 郭少三, 武天安. 人体解剖生理学. 北京：人民卫生出版社, 2009.
6. 柏树令. 系统解剖学. 第 6 版. 北京：人民卫生出版社, 2007.
7. 钟国隆. 生理学. 第 4 版. 北京：人民卫生出版社, 2003.
8. 龚茜玲. 人体解剖生理学. 第 4 版. 北京：人民卫生出版社, 2003.
9. 刘英林. 正常人体学基础. 北京：人民卫生出版社, 2003.
10. 彭波. 生理学. 北京：人民卫生出版社, 2004.
11. 高明灿. 人体解剖生理学基础. 北京：人民卫生出版社, 2003.

复习思考题答案要点与模拟试卷

《人体解剖生理学》教学大纲

56桥

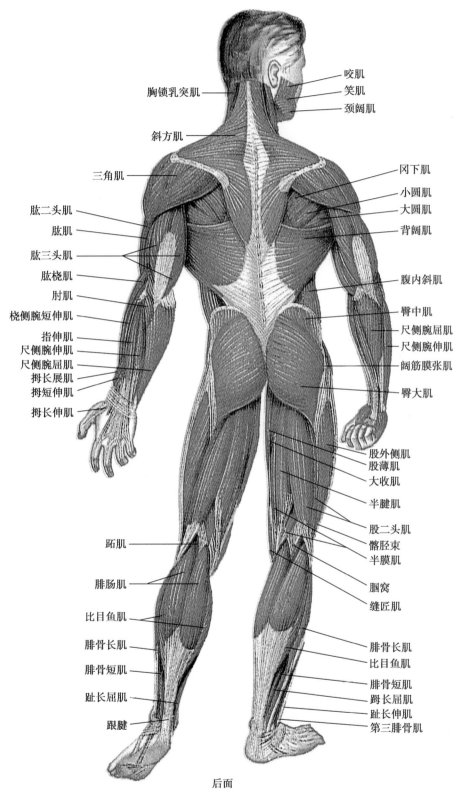

胸锁乳突肌

咬肌
笑肌
颈阔肌

斜方肌

三角肌

冈下肌
小圆肌
大圆肌
背阔肌

肱二头肌
肱肌
肱三头肌
肱桡肌
肘肌
桡侧腕短伸肌
指伸肌
尺侧腕伸肌
尺侧腕屈肌
拇长展肌
拇短伸肌
拇长伸肌

腹内斜肌

臀中肌
尺侧腕屈肌
尺侧腕伸肌
阔筋膜张肌

臀大肌

股外侧肌
股薄肌
大收肌
半腱肌
股二头肌
髂胫束
半膜肌
腘窝
缝匠肌

跖肌

腓肠肌

比目鱼肌

腓骨长肌
腓骨短肌
趾长屈肌
跟腱

腓骨长肌
比目鱼肌
腓骨短肌
𧿹长屈肌
趾长伸肌
第三腓骨肌

后面

文末彩图 1　人体全身肌（后面观）

1

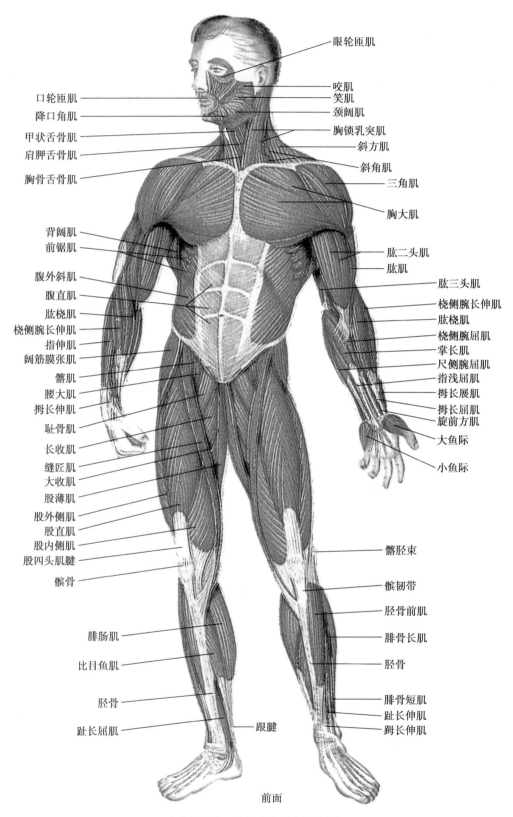

眼轮匝肌

口轮匝肌
降口角肌
甲状舌骨肌
肩胛舌骨肌
胸骨舌骨肌

咬肌
笑肌
颈阔肌
胸锁乳突肌
斜方肌
斜角肌
三角肌
胸大肌

背阔肌
前锯肌

腹外斜肌
腹直肌
肱桡肌
桡侧腕长伸肌
指伸肌
阔筋膜张肌
髂肌
腰大肌
拇长伸肌
耻骨肌
长收肌
缝匠肌
大收肌
股薄肌
股外侧肌
股直肌
股内侧肌
股四头肌腱
髌骨

肱二头肌
肱肌
肱三头肌
桡侧腕长伸肌
肱桡肌
桡侧腕屈肌
掌长肌
尺侧腕屈肌
指浅屈肌
拇长展肌
拇长屈肌
旋前方肌
大鱼际
小鱼际

髂胫束

髌韧带
胫骨前肌
腓骨长肌
胫骨

腓肠肌
比目鱼肌

胫骨
趾长屈肌

跟腱

腓骨短肌
趾长伸肌
踇长伸肌

前面

文末彩图2　人体全身肌(前面观)

2

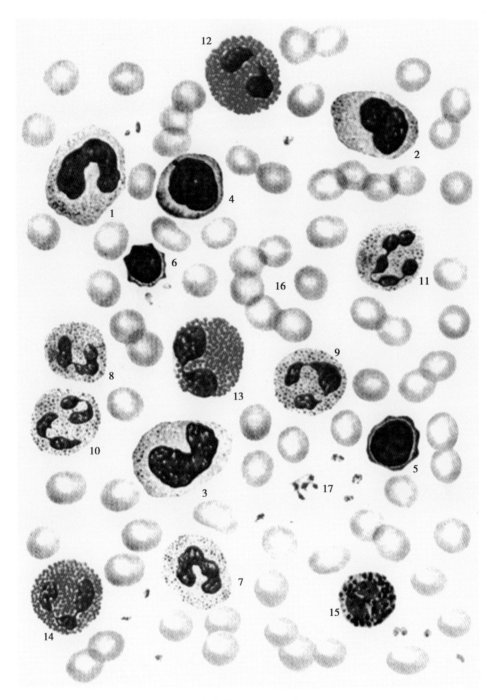

文末彩图 3　血细胞